Borderline – Die andere Art zu fühlen

T0201977

Alice Sendera
Martina Sendera

Borderline – Die andere Art zu fühlen

Beziehungen verstehen und leben

2. Auflage

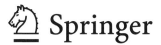

Alice Sendera
Martina Sendera
Trausdorf/Wulka, Österreich

Ergänzende Videos finden Sie auf http://link.springer.com/book/10.1007/978-3-662-48003-8 beim jeweiligen Kapitel.

ISBN 978-3-662-48002-1   ISBN 978-3-662-48003-8 (eBook)
DOI 10.1007/978-3-662-48003-8

Die Deutsche Nationalbibliothek verzeichnet diese Publikation in der Deutschen National-bibliografie; detaillierte bibliografische Daten sind im Internet über http://dnb.d-nb.de abrufbar.

© Springer-Verlag Berlin Heidelberg 2016
Das Werk einschließlich aller seiner Teile ist urheberrechtlich geschützt. Jede Verwertung, die nicht ausdrücklich vom Urheberrechtsgesetz zugelassen ist, bedarf der vorherigen Zustimmung des Verlags. Das gilt insbesondere für Vervielfältigungen, Bearbeitungen, Übersetzungen, Mikroverfilmungen und die Einspeicherung und Verarbeitung in elektronischen Systemen.
Die Wiedergabe von Gebrauchsnamen, Handelsnamen, Warenbezeichnungen usw. in diesem Werk berechtigt auch ohne besondere Kennzeichnung nicht zu der Annahme, dass solche Namen im Sinne der Warenzeichen- und Markenschutz-Gesetzgebung als frei zu betrachten wären und daher von jedermann benutzt werden dürften.
Der Verlag, die Autoren und die Herausgeber gehen davon aus, dass die Angaben und Informationen in diesem Werk zum Zeitpunkt der Veröffentlichung vollständig und korrekt sind. Weder der Verlag noch die Autoren oder die Herausgeber übernehmen, ausdrücklich oder implizit, Gewähr für den Inhalt des Werkes, etwaige Fehler oder Äußerungen.

Umschlaggestaltung: deblik Berlin
Fotonachweis Umschlag: © Dmitry, fotolia.com

Gedruckt auf säurefreiem und chlorfrei gebleichtem Papier

Springer-Verlag GmbH Berlin Heidelberg ist Teil der Fachverlagsgruppe Springer Science+Business Media
(www.springer.com)

Borderline – Die andere Art zu fühlen

Beziehung verstehen und leben

» Dich

Dich
dich sein lassen
ganz dich

Sehen
daß du nur du bist
wenn du alles bist
was du bist
das Zarte
und das Wilde
das was sich anschmiegen
und das was sich losreißen will

Wer nur die Hälfte liebt
der liebt dich nicht halb
sondern gar nicht
der will dich zurechtschneiden
amputieren
verstümmeln

Dich dich sein lassen
ob das schwer oder leicht ist?
Es kommt nicht darauf an mit
wieviel
Vorbedacht und Verstand
sondern mit wieviel Liebe und mit
wieviel
offener Sehnsucht nach allem –
nach allem
was *du* ist

Nach der Wärme
und nach der Kälte
nach der Güte
und nach dem Starrsinn
nach deinem Willen
und Unwillen
nach jeder deiner Gebärden
nach deiner Ungebärdigkeit
Unstetigkeit
Stetigkeit

Dann
ist dieses
dich dich sein lassen
vielleicht
gar nicht so schwer

(Erich Fried)[1]

---

1   Fried E. (1996) Es ist was es ist. Wagenbach, Berlin

Geleitwort

Das vorliegende Buch gibt einerseits sehr viel praxisrelevante Information über Ursachen, Erscheinungsbild, Diagnostik und Therapie bei Borderline-Störung und gibt andererseits wichtige Einblicke in die subjektiven Erfahrungen von Betroffenen, Partnern und anderen Angehörigen. Im Vordergrund der Beschreibungen stehen die Schilderung von allgemeinen Beziehungserfahrungen und spezifischen Beziehungsschwierigkeiten bei Menschen mit Borderline-Störung. Dieses Buch soll helfen, Vorurteile zu reduzieren, gesunde Anteile und Stärken besser wahrzunehmen und eine optimistischere Sichtweise im Umgang mit Schwierigkeiten von Menschen mit dieser Erkrankung zu ermöglichen.

Selbstverletzungen und andere selbstschädigende Verhaltensweisen, Wutausbrüche, Stimmungsschwankungen, Angst vor dem Verlust und vor dem Verlassenwerden und ein Wechsel zwischen Wunsch nach Nähe und schroffer Ablehnung verunsichern Partner, Angehörige und die Umgebung.

Der reiche Erfahrungsschatz der Autorinnen in diesem Buch gibt Hilfestellung und Anleitung wie Betroffene und Angehörige einen guten Umgang finden und auch in bedrohlichen Situationen zurechtkommen können. Dazu verbinden sich subjektive Schilderungen von Betroffenen, Angehörigen und TherapeutInnen zu einem eindrucksvollen Gesamtbild, welches zu einem besseren Verständnis von Menschen mit dieser Erkrankung beitragen wird.

Ich wünsche diesem Buch und den Autorinnen, dass damit Betroffenen und Angehörigen neue Hoffnung und Inspiration für eine bessere Bewältigung von Alltagsproblemen, Krisensituationen und Beziehungsproblemen gegeben wird.

Univ. Prof. Dr. Gerhard Lenz
Wien, August 2009

Vorwort zur 2. Auflage

An dieser Stelle möchten wir uns bei allen Patienten und Angehörigen, aber auch Therapeuten und Ärzten sowie den vielen interessierten Menschen bedanken, die uns kontaktiert, Rückmeldungen gegeben und das Gespräch mit uns gesucht haben.

Wir alle gemeinsam können es schaffen, Menschen mit einer Borderline-Diagnose zu entstigmatisieren und ihnen die Möglichkeit zu geben, das Leben zu leben, das ihnen zusteht und das sie verdient haben. Denn, wie Marsha Linehan 1996 in ihren Grundannahmen über Borderline-Patienten so treffend sagt:

- Borderline-Patientinnen wollen sich ändern.
- Borderline-Patientinnen haben im Allgemeinen ihre Probleme nicht selbst herbeigeführt, müssen sie aber selbst lösen.
- Borderline-Patientinnen müssen sich stärker anstrengen, härter arbeiten und höher motiviert sein als andere. Das ist ungerecht!
- Das Leben suizidaler Borderline-Patientinnen ist so, wie es ist, nicht auszuhalten und unerträglich.
- Borderline-Patientinnen müssen im Allgemeinen in allen Lebensbereichen neues Verhalten lernen.

Wie in allen unseren Büchern bedanken wir uns bei unseren Kindern, die unsere Freude und unser Stolz sind. Diesmal möchte ich mich auch bei einer ganz kleinen, aber sehr bedeutenden Persönlichkeit bedanken, die mein Leben bereichert und immer für mich da ist.

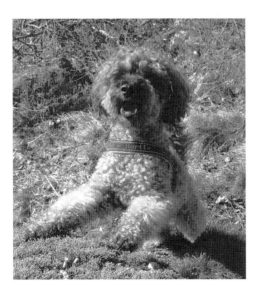

» Mein Mio

Mein kleiner Pudel besteht aus viel Fell,
zwei großen Ohren, dunkel und hell.
Augen wie Sterne,
sie leuchten so warm,
doch wenn sie blitzen,
haben sie Charme.
Seine Beine sind hoch,
er ist nicht sehr schwer,
doch sein Herz ist riesig
und niemals mehr
möchte ich ohne ihn sein,
allein.
Doch fragt Ihr mich, woraus er wirklich besteht –
es ist – Liebe, Treue und Loyalität.[1]

---

1   Sendera M. (2013) Gedichte vom Leben und Sterben und dem Dazwischen. Re Di Roma, Remscheid

Alice Sendera, Eva Martina Sendera
Perchtoldsdorf, im Januar 2015

Vorwort zur 1. Auflage

Trotz vieler Aufklärungskampagnen und neuer Literatur über das Thema Borderline hat es den Anschein, dass die zahlreichen Mythen und Horrorbilder, die es dazu gibt, noch immer in Medien propagiert werden und im Glauben der Menschen verhaftet sind. Bei der Recherche im Internet zum Thema Borderline und Beziehung mussten wir mit Entsetzen feststellen, wie viele Artikel, Ratgeber und Chatrooms die Menschen, die mit dieser Diagnose leben müssen, diskriminieren und völlig realitätsfremd darstellen. Verwandte, Partner und Freunde werden verunsichert und bleiben mit ihren Fragen und Ängsten auf der Strecke.

Ratschläge wie „Finger weg, bloß nicht auf solche Menschen einlassen" oder gar „verlassen Sie einen Borderliner nie ohne Polizeischutz", haben uns motiviert, unsere Erfahrungen einerseits und den wissenschaftlichen Hintergrund andererseits in einem Buch zusammenzufassen.

Während es in unserem ersten Buch *Skills-Training bei Borderline- und Posttraumatischer Belastungsstörung* hauptsächlich um Information über Therapiemöglichkeiten, Dialektisch-Behaviorale Therapie und Skills-Training geht, soll das vorliegende Buch schulenunabhängig, die Beziehungsaspekte und Probleme von Menschen mit Borderline-Störung und posttraumatischer Belastungsstörung beleuchten und verständlich machen.

Auch konkrete Ratschläge für Angehörige sind wichtig, sollen aber aus einem grundlegenden Verständnis resultieren: für Menschen, die einen besonders schwierigen Lebenskampf führen, hochsensibel und verletzlich sind, Achterbahnen der Gefühle ertragen und Ambivalenzen leben müssen und trotzdem wie wir alle die Sehnsucht nach einer harmonischen Beziehung in sich tragen.

» Die Idee von Dir

> Es kommt die Zeit, der Tag und die
> Minute,
> wo der Schmerz zu groß, das Loch
> zu tief und die Nacht zu schwarz ist.
> Es kommt die Zeit,
> wo die Kraft zu Ende und die Hoff-
> nung vergangen ist.
> Es kommt die Zeit,
> wo der Nebel zu dicht und der Weg
> zu Ende ist.
> Kein Licht am Ende,
> keine Hand, die Dich hält,
> keine Wärme, die Dich birgt,
> vergangen und verloren,
> die Idee von Dir,

> die Idee von Liebe,
> die Idee von Geborgenheit.
> Was im Dunklen bleibt,
> ist die Erinnerung an Dich
> und die Idee.
>
> (M. Sendera)[1]

---

1 Sendera M. (2013) Gedichte vom Leben und Sterben und dem Dazwischen. Re Di Roma, Remscheid

Das Ziel jeder Therapie mit Borderline-Patienten ist unter anderem diese Beziehungsfähigkeit und die Möglichkeit trotz der ein Leben lang bestehenden erhöhten emotionalen Verletzlichkeit ein erfülltes Leben zu führen.

Dem Therapeuten sind jedoch Grenzen gesetzt, die nur Partner, die dem Patienten nahe stehen, überschreiten können. Die Sicherheit einer haltbaren therapeutischen Beziehung soll eines Tages die Chance eröffnen, Geborgenheit und Liebe in einer Partnerschaft geben und zulassen zu können.

Wir bedanken uns an diese Stelle bei alles Mitgliedern der Österreichischen Gesellschaft für Dialektisch Behaviorale Therapie und Skills-Training (ÖDBT), die uns geholfen haben, den Verein aufzubauen, ein Borderline-Netzwerk zu errichten und die Dialektisch Behaviorale Therapie so zu verbreiten, dass möglichst viele Patienten Zugang dazu finden können.

Herzlichen Dank an unsere Freundin Sylvia Pinteritsch für ihre Zeit und Geduld beim Korrekturlesen.

Besonderer Dank gilt auch Herrn Univ. Prof. Dr. Gerhard Lenz für die Zusammenarbeit und ständige Bereitschaft, neue Wege mit uns zu gehen.

Ein ganz persönlicher Dank geht an Herrn Dr. Robert Schigutt, der mit viel Geduld, Humor und Zaubersprüchen seit vielen Jahren ein verlässlicher Wegbegleiter ist.

Unseren Kindern danken wir für ihre Liebe, ihr Vertrauen und dafür, dass sie so sind, wie sie sind.

Aus Gründen der Lesbarkeit wird auf eine geschlechtsneutrale Formulierung verzichtet und alternierend die männliche und weibliche Form verwendet. Das andere Geschlecht ist dabei immer mitgemeint.

Alice Sendera, Eva Martina Sendera
Perchtoldsdorf, 2009

Inhaltsverzeichnis

Borderline im Wandel der Gesellschaft

A. Sendera, M. Sendera

A. Sendera, M. Sendera, *Borderline – Die andere Art zu fühlen*,
DOI 10.1007/978-3-662-48003-8_1, © Springer-Verlag Berlin Heidelberg 2016

Bereits Seneca postulierte „kein Genie ohne Beimischung von Wahnsinn" und auch Platon spricht von „göttlicher Verrücktheit" als Grundlage für Kreativität. Wenn wir den Bogen in unsere moderne Gesellschaft spannen, finden wir das Zitat von Borwin Bandelow, Facharzt für Psychiatrie, in einem Interview in der Zeitschrift *Der Spiegel* mit dem Titel „Der Wahn der Kreativen – Applaus ist Koks für die Seele", indem er über berühmte Borderline-Menschen spricht, über große Egos und Selbstzerstörung im Showbusiness, Bühne als Therapie und die Liebe des Publikums zu psychisch kranken Superstars (Lakotta und Wellershoff 2011).

Seine Theorie dafür ist, dass die mangelnde Endorphinausschüttung bei Borderlinern diese süchtig nach dem Kick macht, den sie im Rampenlicht finden (Bandelow 2006). Entgegen der Meinung, dass Stars durchdrehen, weil sie den Ruhm nicht verkraften, vertritt er die umgekehrte Ansicht.

SPIEGEL: Wollen Sie damit sagen, eine kranke Persönlichkeit sei hilfreich, wenn man berühmt werden will?

Bandelow: Ganz recht. Die meisten Menschen glauben, dass Stars durchdrehen, weil sie in Drogenkreise geraten oder den Ruhm schlecht verkraften. Ich behaupte: Es ist genau umgekehrt. Erst ist man verrückt, dann wird man berühmt – nicht trotzdem, sondern gerade deswegen.

SPIEGEL: Woher rührt der unbändige Drang des Künstlers mit Borderline-Syndrom nach Rampenlicht und Beifall?

Bandelow: Jeder Mensch strebt nach einer Erhöhung seines Glückshormonpegels. Dafür ist im menschlichen Gehirn das sogenannte Belohnungssystem zuständig. Es regelt die Ausschüttung von Endorphinen. Dieses neuronale System ist, wenn Sie so wollen, das Bindeglied zwischen Sex, Drogen und Rock'n Roll – alles drei Aktivitäten, die unmittelbar glücklich machen. Ich behaupte, dass Borderliner entweder zu wenig Endorphine haben oder zu wenige Rezeptoren für diese Endorphine. Deswegen verlangen sie mehr als andere nach Glückshormonausschüttungen.

SPIEGEL: Der Gefühlssturm während des Applauses ist vergleichbar mit dem Glücksgefühl, das Drogen auslösen?

Bandelow: Genau. Wenn Sie mich fragen: „Wie werde ich glücklich?", würde ich antworten: Spritzen Sie sich Heroin in die Vene! Das geht direkt an die Glückshormonrezeptoren. Beifall wirkt ähnlich – wie Koks für die Seele (Lakotta und Wellershoff 2011).

Es werden Künstler und Künstlerinnen zitiert wie Klaus Kinski, Robbie Williams, Madonna, Britney Spears, Michael Jackson, Janis Joplin, Angelina Jolie, Winona Ryder, Kurt Cobain, Marilyn Monroe, James Dean, Naomi Campbell, Kate Moss, Drew Barrymore und viele mehr.

■ **Ist Borderline eine Modediagnose oder ein Symptom unserer Gesellschaft?**
Andreas Heinz, Chef der Berliner Charité, meint, dass sich jeder Kranke Symptome sucht, die kulturell anerkannt sind. In der Persönlichkeitsstörung könne man den Wandel der Gesellschaft erkennen. Impulsivität war früher negativ stigmatisiert. Dagegen fordere die heutige Kultur, impulsiv zu sein und zu tun, was Spaß macht.

Immer mehr Menschen finden den Mut, mit ihrer Diagnose, ihren Erfahrungen und dem Leid ihres Lebens an die Öffentlichkeit zu gehen – sei es, um ihre Probleme künstlerisch aufzuarbeiten, um Verständnis in der Außenwelt zu suchen, um Missstände aufzuzeigen oder Leidensgenossen Mut zu machen, zu helfen und aufzuzeigen, dass es Hilfe geben kann.

Im Film *Durchgeknallt* zeigen Winona Ryder und Angelina Jolie sowie Vanessa Redgrave und Whoopi Goldberg mit hohen Sympathiewerten und großer Überzeugungskraft die Störung als jugendtauglich und „in". Sowohl im zugehörigen Buch als auch im Film wird deutlich, wie wichtig Freundschaften für Borderline-Betroffene sind.

Mangels Verständnis und Einfühlvermögen Außenstehender ist es meist so, dass Freundschaften untereinander geschlossen werden, eine Peergroup entsteht, ein Zusammengehörigkeitsgefühl, das einerseits stützt und Sicherheit vermittelt, andererseits häufig typisches Borderline-Verhalten verstärkt und gerade im Bereich der Selbstverletzung durch Nachahmung und Austausch über Methoden negative Einflüsse ausübt. Auch die Wahrscheinlichkeit, sich in der parallelen Welt mit Gleichgesinnten besser zurechtzufinden und den Wunsch nach Normalität und Heilung zurückzudrängen, ist groß.

Dies zeigt, dass die Bedeutung von Freundschaften mit Nicht-Betroffenen groß ist, und dass es wichtig ist, dass sie neben den „Bordie"-Freundschaften, deren Wert keinesfalls geschmälert werden soll, bestehen.

Susanna, die Hauptperson des Filmes, erkennt schließlich, dass Neurobiologen, Ärzte, Psychologen, Psychotherapeuten verschiedener Schulen, Sozialarbeiter und Pflegepersonal ein Team sein können, das in einem Land arbeitet und gemeinsam den Patienten zurück ins Leben helfen will.

Neurobiologische Erkenntnisse helfen, die Störung besser zu verstehen und störungsspezifische psychotherapeutische Ansätze zu finden. Es hat sich auch gezeigt, dass Medikamente in der Borderline-Therapie nur einen geringen Stellenwert im Vergleich zur Psychotherapie aufweisen.

Das Interview der *Süddeutschen Zeitung* mit Brigitte Schwaiger – Erfolgsautorin und Borderline-Persönlichkeit – erhielt den Titel „Heillose Traurigkeit". Die Interviewerin, Brigitte Lahann, beschreibt auch ihre eigenen Gedanken und Gefühle dazu:

» Das fängt ja gut an. Borderliner sind schwere Kaliber. Ihre Welt ist schwarz-weiß, ihre Stimmungen schlagen in Sekunds um, sie idealisieren und verteufeln, sind impulsiv und fordernd, neigen zum Suizid, verletzen sich die Haut, hören Stimmen, leben zwischen Chaos und Leere. Ich habe mir die Borderline-Persönlichkeit von einem Psychoanalytiker erklären lassen und weiß, dass ich auf alles gefasst sein muss (Lahann 2008).

Brigitte Schwaiger spricht offen über ihre Höhen und Tiefen, über Psychiatrie, über Borderline. Sie wollte so stark wie Elfriede Jelinek sein. Diese habe ihr einmal geschrieben: „Brigitte, sauf nicht so viel! Nimm Psychopharmaka und schreib! Du kannst es."

Dem ersten Erfolg *Wie kommt das Salz ins Meer* folgten viele andere wie zum Beispiel *Der Himmel ist süß*, *Ich suchte das Leben und fand nur Dich*, *Die Galizierin*. Schon Jahre vor dem Erfolg habe sich Schwaiger Wunden zugefügt – „damit die Seele nicht so weh tut", schreibt sie, „damit man das Seelenkleid zumindest vorübergehend einmal nicht spürt" (Lahann 2008).

In ihrem Buch *Fallen lassen* aus dem Jahr 2006 setzt sich Brigitte Schwaiger mit ihren Aufenthalten in diversen psychiatrischen Abteilungen, mit ihrem Leben und mit der Krankheit auseinander. Ihrer Meinung nach bedeutet beim Psychiater landen, beim Psychiater enden ein unentrinnbares Schicksal, das gesellschaftliche „Out" und Stigmatisierung. Andererseits berichtet sie fasziniert davon, dass alle Schichten betroffen wären und dort aufeinander träfen.

Peter Detert, Borderline-Betroffener und Autor, möchte mit seinem autobiografischen Buch *Auf der Kippe die Gesellschaft* (Detert 2008) wachrütteln, über seine Störung aufklären und Leidensgefährten dabei helfen, möglichst früh zur richtigen Diagnose und entsprechender Therapie zu kommen.

Detert erzählt aus seiner Kindheit – von einer Mutter, die die Familie ohne Ankündigung plötzlich verlässt, von einem überforderten Vater, von Verwahrlosung, Heimen, Pflegeeltern, von Selbstschädigung, Schneiden, dem ersten Selbstmordversuch mit achtzehn Jahren und von psychiatrischer Behandlung. Es folgen weitere spektakuläre Suizidversuche, mit Rattengift, Bremsflüssigkeit und vielem mehr.

Sein Weg in die Kriminalität beginnt mit einem Einbruch in eine ärztliche Ordination, um sich Medikamente zu beschaffen. Von verschiedenen Psychiatrien gelingt ihm immer wieder die Flucht. Um seinen Plan sich zu erschießen möglich zu machen, entwendet er von einer Polizeistation Waffen und wird dadurch zum gesuchten Verbrecher.

Monatelang ist er auf der Flucht, muss drei Jahre Gefängnis absitzen, findet aber einen verständnisvollen Richter, der den Zugang zu einer Therapie ermöglicht. In der Westfälischen Klinik Warstein wird ihm geholfen und er beschließt, seine Erfahrungen und seinen Leidensweg zu Papier zu bringen.

> **Borderline und Gesellschaft**
> Möglicherweise ist Borderline eine Modediagnose, ein Symptom unserer Gesellschaft, in der Kommunikation durch Internet und Computer ersetzt wird, Kleinkinder mit oft nicht altersentsprechenden Videos ruhiggestellt werden, Eltern ihrer Karriere Priorität geben, alte Menschen abgeschoben werden, wenn sie dem Motto „forever young and beautiful" nicht mehr entsprechen und Sprachlosigkeit zwischen den Generationen herrscht.

Erfreulicherweise ist es aber auch so, dass durch Aufklärung und Medieninteresse am Thema Missbrauch vermehrt hingesehen wird, immer öfter Misshandlungen und Missbrauch von Kindern angezeigt werden und eine Therapie frühzeitig einsetzen kann.

Ebenso ist in Forschung und Fachliteratur das Thema Borderline in den letzten Jahren zunehmend behandelt worden, sodass es mehr Information, bessere Diagnostik und daher häufigere entsprechende Diagnosestellungen gibt.

All dies hat es vielen Menschen mit der Diagnose Borderline möglich gemacht, sich damit auseinanderzusetzen, dazu zu stehen, sich ihrem Umfeld verständlich zu machen. Aber auch Angehörige und Freunde haben eine Chance bekommen, das Störungsbild zu verstehen und ihren Partnern, Kindern, Eltern und Freunden zu helfen.

Die Autoren, die den Mut haben, über ihre Erlebnisse authentisch zu berichten, können zusätzlich bewirken, dass die Gesellschaft aufhorcht und mit wachsendem Interesse auch das Verständnis und damit die Integration der Betroffenen in den Alltag, in das Berufsleben und in funktionierende Beziehungen möglich wird.

■ **Borderline und Emo**

Da wir bereits mehrfach in Weiterbildungskursen gefragt wurden, ob Emos eigentlich so etwas wie Borderliner seien, möchten wir kurz darauf eingehen und unsere persönliche Einschätzung dazu geben.

Emo war ursprünglich eine Musikrichtung, eine Art des Hardcore-Punk, in der vor allem Gefühle wie Trauer und Verzweiflung mit gesellschafts- und sozialkritischen Themen verbunden wurden. In den letzten Jahren ist daraus eine Jugendströmung geworden, in der zur Musik ein bestimmter Dresscode (meist schwarze Kleidung, ein charakteristischer Schmink- und Frisurenstil) gekommen ist.

Der Hang zu Selbstverletzung, Schneiden, Ritzen, Suizidphantasien, depressiven Texten und Äußerungen haben dazu beigetragen, in der Emo-Szene ein Borderline ähnliches Bild zu vermitteln. In den Medien wird dieses Phänomen unterschiedlich interpretiert, teils wird es mit Sorge, teils mit Verachtung und Abwertung kommentiert.

Als Therapeutinnen können wir zwar zur Kenntnis nehmen, dass sicherlich viele Emos nur einer Stilrichtung folgen, ohne wirklich gefährdet zu sein und sich nach der Pubertät vermutlich weitgehend davon distanzieren. Sicher sein kann man allerdings nie – Selbstverletzung kann ein Alarmsignal und Hilfeschrei sein, egal ob ein bestimmter Dresscode befolgt wird oder nicht.

> Jedes Kind bzw. jeder Jugendliche, der sich selbst verletzt und Suizidgedanken äußert, muss ernst genommen werden. Eltern, Lehrer und letztlich auch die Gesellschaft haben die Pflicht, hinzusehen und dort einzugreifen, wo Gefahr im Verzug ist – lieber einmal zu oft als einmal zu wenig!

Literatur

Bandelow B (2006) Celebrities. Vom schwierigen Glück, berühmt zu sein. Rowohlt Verlag, Reinbek
Detert P (2008) Auf der Kippe: Wenn Ärzte, Justiz und Gesellschaft versagen – mein extremes Leben mit der Border-line-Krankheit. Heyne, München
Kaysen S (2000) Durchgeknallt. Das Buch zum Film. Columbia Pictures. Weltbild, Augsburg (Genehmigte Lizenz-ausgabe)
Lahann B (2008) Heillose Traurigkeit. Portrait Brigitte Schwaiger. In: Süddeutsche Zeitung 1. 11. 2008
Lakotta B, Wellershoff M (2011) Der Wahn der Kreativen – Applaus ist Koks für die Seele. Der Psychiater Borwin Bandelow über große Egos und Selbstzerstörung im Showbusiness, die Bühne als Therapie und die Liebe des Publikums zu psychisch kranken Superstars. Der Spiegel (6):142
Linehan MM (1996) Dialektisch-Behaviorale Thereapie der Borderline Persönlichkeitsstörung. CIP, München, S 78–80
Schwaiger B (2006) Fallen lassen. Czernin, Wien
Sendera M (2013) Gedichte vom Leben und Sterben und dem Dazwischen. Re Di Roma, Remscheid

Borderline-Störung

A. Sendera, M. Sendera

A. Sendera, M. Sendera, *Borderline – Die andere Art zu fühlen*,
DOI 10.1007/978-3-662-48003-8_2, © Springer-Verlag Berlin Heidelberg 2016

2.1 Begriff

Der Begriff „Borderline" hat seine Wurzeln in der Psychoanalyse und in der Psychopathologie. Er wurde in den 30er-Jahren von dem Psychoanalytiker Stern für ein Krankheitsbild geprägt, das Ärzte, Therapeuten und Wissenschaftler weder der Gruppe der Neurosen noch der Psychosen zuordnen konnten (Stern 1938).

Nach dem Verständnis der damaligen psychiatrischen Krankheitslehre wurden Geisteskrankheiten den Psychosen, entwicklungsbedingte Erkrankungen den Neurosen und Persönlichkeitsstörungen den Psychopathien zugeordnet. In den 70er- und 80er-Jahren des 20. Jahrhunderts wurde der Borderline-Begriff als Sonderform der schizophrenen Psychose verstanden. Patienten in diesem Grenzbereich wurde ein Krankheitsbild zugeordnet, das bereits vor mehr als 100 Jahren unter dem Begriff „Hysterie" beschrieben worden war. Ursprünglich wurden damit vor allem Störungen benannt, die durch emotionale Konflikte ausgelöst werden.

In der heutigen Zeit spiegelt Borderline das zunehmende Interesse der Menschen an einem Störungsbild, das angesichts seiner Komplexität und Schwierigkeit die Suche nach Erklärungsmodellen fordert. Der Begriff selbst wird zunehmend inflationär verwendet. Fehlendes Wissen und mangelnde Informationen über Ursachen, Symptomatik und Behandlungsmöglichkeiten haben einen hohen Preis.

Der Trend, den Borderliner plakativ zu beschreiben, so genannte selbst- und fremdgefährdende Verhaltensmuster in den Vordergrund zu rücken und das Aufzeigen von chaotischen Beziehungen lässt Mythen, Vorurteile und Stigmatisierung erkennen.

Der Aufklärungsbedarf ist groß, denn zunehmend lassen Studien über die Krankheitshäufigkeit (Prävalenz) aufhorchen. So ist die Borderline-Störung in der allgemeinen Bevölkerung häufiger vertreten als bisher angenommen. Die Lebenszeit-Prävalenz beträgt, je nach Studie, 1,6 bis 5,9 %, wobei kein Unterschied bezüglich der Prävalenzrate zwischen Männern und Frauen festgestellt wurde (Grant et al. 2008).

Von den Betroffenen suchen 80 % psychiatrische und/oder psychotherapeutische Hilfe auf, davon stehen ca. 20 % in ambulanter und 15 % in stationärer Behandlung. Die Prävalenz kann im Alter abnehmen. Die Neigung zu Suizidversuchen ist sehr hoch und liegt bei 60 %, das Suizidrisiko bei 7 %.

Suizidversuche sind nicht immer als Impulsdurchbrüche zu sehen, Borderline-Patienten leben oftmals in einer Form der chronischen Suizidalität, die das Leben unerträglich macht.

- **Entwicklung der Borderline-Störung (BLS)**

Der Beginn fällt meist in das junge Erwachsenenalter, in dem Phasen mit schwerer Instabilität, Kontrollverlust, Impulsdurchbrüchen und Suizidalität vorherrschen. Mit zunehmendem Alter wird ein Nachlassen der akuten Symptomatik beobachtet.

Borderline ist nicht heilbar, die biologisch bedingte Vulnerabilität bleibt bestehen, doch Intensität und Häufigkeit schwerer Phasen können abnehmen. Ab dem 30. bis 40. Lebensjahr nimmt die Stabilität zu, manche Patienten erfüllen die Borderline-Kriterien nicht mehr, vorausgesetzt es finden keine neuen Traumatisierungen statt.

2.2 Kriterien der Borderline-Störung (BLS)

Das Bemühen, die Borderline-Störung in Kriterien zu fassen, die sich auf wiederholt beobachtbare Interaktionsmuster beziehen, wird gegen Ende 1970 vorangetrieben. Das Klassifikationssystem – Diagnostic and Statistical Manual of Mental Disorders (Diagnostisches und Statistisches Handbuch Psychischer Störungen – DSM) wird von der amerikanischen psychiatrischen Vereinigung in den USA herausgegeben. Der Inhalt des DSM wird von Experten festgelegt, um Diagnosen reproduzierbar und behandelbar zu gestalten.

1980 erfolgt die Aufnahme der Borderline-Persönlichkeitsstörung in das DSM-III. Eine Erweiterung erfolgt durch die deutsche Publikation und durch ein zusätzliches Item, die kurze, situativ bedingte paranoide oder dissoziative Symptomatik sowie die Hierarchisierung der diagnostischen Kriterien im DSM-IV (1994). Der jetzt gültige Kodex ist das DSM-5.

Die **Diagnose „Borderline-Persönlichkeitsstörung"** kann anhand eines Kriterienkataloges von neun Kriterien gestellt werden, wobei für eine Diagnosestellung fünf Kriterien erforderlich sind.

DSM-5, diagnostische Kriterien

A. Ein tiefgreifendes Muster von Instabilität in zwischenmenschlichen Beziehungen, im Selbstbild und in den Affekten sowie von deutlicher Impulsivität. Der Beginn liegt im frühen Erwachsenenalter, und das Muster zeigt sich in verschiedenen Situationen. Mindestens fünf der folgenden Kriterien müssen erfüllt sein:

1. Verzweifeltes Bemühen, tatsächliches oder vermutetes Verlassenwerden zu vermeiden (**Beachte**: Hier werden keine suizidalen oder selbstverletzenden Handlungen berücksichtigt, die in Kriterium 5 enthalten sind).
2. Ein Muster instabiler und intensiver zwischenmenschlicher Beziehungen, das durch einen Wechsel zwischen den Extremen der Idealisierung und Entwertung gekennzeichnet ist.
3. Identitätsstörung: ausgeprägte und andauernde Instabilität des Selbstbildes oder der Selbstwahrnehmung.
4. Impulsivität in mindestens zwei potentiell selbstschädigenden Bereichen (Geldausgaben, Sexualität, Substanzmissbrauch, rücksichtsloses Fahren, „Essanfälle") (**Beachte**: Hier werden keine suizidalen oder selbstverletzenden Handlungen berücksichtigt, die in Kriterium 5 enthalten sind).
5. Wiederholte suizidale Handlungen, Selbstmordandeutungen oder -drohungen oder Selbstverletzungsverhalten.
6. Affektive Instabilität infolge einer ausgeprägten Reaktivität der Stimmung (zum Beispiel hochgradige episodische Dysphorie, Reizbarkeit oder Angst, wobei diese Verstimmungen gewöhnlich einige Stunden und nur selten mehr als einige Tage andauern).
7. Chronisches Gefühl der Leere.
8. Unangemessene, heftige Wut oder Schwierigkeiten, die Wut zu kontrollieren (zum Beispiel häufige Wutausbrüche, andauernde Wut, wiederholte körperliche Auseinandersetzungen).
9. Vorübergehende, durch Belastungen ausgelöste paranoide Vorstellungen oder schwere dissoziative Symptome.

Der Abdruck erfolgt mit Genehmigung vom Hogrefe Verlag Göttingen aus dem Diagnostic and Statistical Manual of Mental Disorders, Fifth Edition, © 2013 American Psychiatric Association, dt. Version © 2015 Hogrefe Verlag.

DSM-5 (Diagnostisches und Statistisches Manual Psychischer Störungen) ist die deutsche Ausgabe der 5. Auflage des Diagnostic and Statistical Manual of Mental Disorders der APA (American Psychiatric Association).

Als zugehörige Merkmale zur Diagnosesicherung beschreibt der DSM-5 die Verhaltensweise, sich genau dann selbst zu untergraben, wenn das Ziel nahe ist. Psychoseähnliche Symptome sind bei starker Belastung möglich.

Eine hohe Selbstmordwahrscheinlichkeit besteht bei komorbider Depression und/oder Substanzmissbrauch. Komorbidität mit Essstörungen, PTSD, ADHS und anderen Persönlichkeitsstörungen kommt häufig vor.

Die **ICD-10** übernimmt die phänomenologische, deskriptive Sichtweise des DSM und charakterisiert die emotional instabile Persönlichkeitsstörung vom Borderline-Typus und vom impulsiven Typus. Der ICD-10 beschreibt die Tendenz zu Impulsivität ohne Berücksichtigung der Folgen sowie eine Tendenz zu wechselhafter Stimmung. Beschrieben werden u. a. eine geringe Planungsfähigkeit, spontane Wutausbrüche sowie Gewaltbereitschaft. Es gibt zwei Erscheinungsformen, wobei in beiden Formen Impulsivität und mangelnde Selbstkontrolle auftreten.

Impulsiver Typus Bei diesem Typus dominieren emotionale Instabilität und ein Mangel an Impulskontrolle. Ausschluss: dissoziale Persönlichkeit.

Borderline-Typus Symptome sind v. a. emotionale Instabilität sowie Probleme mit dem Selbstbild. In den meisten Fällen leiden die Betroffenen an chronischer innerer Leere. Es finden sich intensive, aber unbeständige Beziehungen und emotionale Krisen, gekennzeichnet durch übertriebene Bemühungen, nicht verlassen zu werden, Selbstmorddrohungen oder selbstschädigendes Verhalten.

Die Vielfalt der Borderline-Symptomatik erschwert die Diagnosestellung, doch Untersuchungen mit der International Personality Disorder Examination (IPDE), ein strukturiertes Experteninterview, gilt für die Erfassung der Borderline-Störung als Instrument der Wahl, da es die Kriterien des DSM-IV und ICD-10 integriert (Loranger 1999)

Um eine genaue spezifische Diagnostik der Borderline-Störung zu gewährleisten, wurde eine Reihe von Instrumenten entwickelt. Wissenschaftlicher Standard ist das Diagnostische Interview für Borderline-Syndrome, DIB-R. Im DIB-R werden maximal zehn Punkte vergeben, ab acht Punkten spricht man vom Vorliegen einer Borderline-Persönlichkeitsstörung.

Zur Erfassung des Schweregrades der Borderline-Störung wurde die Borderline Symptomliste, ein Selbstbeurteilungsfragebogen zur Quantifizierung der intrapsychischen Belastung von Borderline-Patienten, erstellt (Bohus 2002).

Weiters stehen das SKID-I zur Diagnostik der Komorbiditäten und eines eventuellen Ausschlusses von schizophrenen Störungen sowie das SKID-II zur Diagnostik von Persönlichkeitsstörungen als diagnostisches Instrumentarium, wie es derzeit an eine wissenschaftlich fundierte Psychotherapieforschung gestellt wird, zur Verfügung (Dulz et al. 1997).

Doch die Forschung steht nicht still. Weiterhin werden Subgruppen-Klassifizierungen und die Zuordnung der Borderline-Störung diskutiert. Fest steht, dass es ein breites Spektrum von Borderline-Störungen gibt, die genaue diagnostische Unterteilung ist noch nicht abgeschlossen. So weisen Daten darauf hin, dass zwischen 62 und 89 % der Borderline-Patientinnen traumatisiert sind und daher auch an einer posttraumatischen Belastungsstörung leiden können (Bohus 2000).

Von klinischer und therapeutischer Relevanz ist die Unterscheidung in Subgruppen, da Beziehungsgestaltung, Abbruchrisiko, Auswahl der Veränderungsstrategien und Verlaufsprognose davon abhängig gemacht werden können, ob Patientinnen der dependenten, ängstlich-unsicheren oder der narzisstischen Subgruppe angehören.

2.3   Komorbidität

Die hohe Komorbidität mit anderen psychischen Erkrankungen erfordert eine Erweiterung und Ergänzung der Therapie. Fünf Achsen werden zur Diagnosestellung herangezogen:

Achse I: Klinische Störungen und andere klinisch relevante Probleme: Zustandsstörungen und schwere mentale Fehlstörungen wie zum Beispiel Angststörungen, Schizophrenie, Essstörungen.

Achse II: Persönlichkeitsstörungen wie Borderline-, schizoide, schizotypische oder paranoide, narzisstische, vermeidende, selbstunsichere, dependente, zwanghafte, antisoziale Persönlichkeitsstörung

Achse III: Medizinische Krankheitsfaktoren wie körperliche Probleme, die bedeutsam für die psychische Erkrankung sein können.

Achse IV: Psychosoziale und umgebungsbedingte Probleme

Achse V: Globale Beurteilung des Funktionsniveaus

Viele Patientinnen mit Borderline-Störung weisen zusätzliche psychiatrische Störungen auf. Sie beinhalten zum einen klinische Syndrome im Sinne von Achse-I-Störungen nach DSM-III bis IV sowie eine Kombination mit anderen Persönlichkeitsstörungen.

Im Vordergrund stehen

- depressive Erkrankungen,
- Angststörungen,
- dissoziative Störungen,
- Schlafstörungen,
- Störung des Essverhaltens,
- posttraumatische Belastungsstörung,
- Substanzmissbrauch,
- somatoforme Störungen.

2.3.1   Langzeitverlauf

Im Langzeitverlauf konnte nachgewiesen werden, dass sich mit einer Rückbildung der Borderline-Störung in den meisten Fällen, mit Ausnahme der dysthymen Störungen, die komorbide Symptomatik der Achse-I-Störungen zurückbildet (Zanarini et al. 1998).

Pope et al. (1983) erforschten komorbide Diagnosen („major depression") bei Borderline-Patienten und deren Einfluss auf Therapieergebnisse.

Borderline-Patienten mit Depression zeigten im Verlauf ein besseres Funktionsniveau, das soziale Funktionsniveau und die Abwesenheit von Symptomen betreffend. Die Annahme ist, dass diese Patienten besser auf die pharmakologische Behandlung angesprochen hätten.

Zanarini et al. (1990) stellten fest, dass sich verschiedene Bereiche der Borderline-Pathologie unterschiedlich rasch verändern. Affektive Symptome sind die stabilsten, kognitive und interpersonelle Symptome können schneller und impulsive Symptome am raschesten veränderbar sein.

2.3.2   Komorbidität mit anderen Persönlichkeitsstörungen

Häufig besteht Komorbidität mit anderen Persönlichkeitsstörungen. Die Persönlichkeitsstörungen sind nach DSM-5 (Falkai et al. 2015) in drei Cluster geordnet.

- Cluster A:
  - Schizoide Persönlichkeitsstörung
  - Schizotype Persönlichkeitsstörung
  - Paranoide Persönlichkeitsstörung
- Cluster B:
  - Narzisstische Persönlichkeitsstörung
  - Antisoziale Persönlichkeitsstörung
  - Histrionische Persönlichkeitsstörung
  - Borderline-Persönlichkeitsstörung
- Cluster C:
  - Vermeidend-selbstunsichere Persönlichkeitsstörung
  - Dependente Persönlichkeitsstörung
  - Zwanghafte Persönlichkeitsstörung

Nicht näher bezeichnete Persönlichkeitsstörungen erfassen Veränderungen, die Symptome aus mehreren Clustern enthalten oder in diesen nicht aufgeführt sind. Eine **Persönlichkeitsstörung aufgrund eines anderen medizinischen Krankheitsfaktors** bezeichnet überdauernde Veränderung einer Persönlichkeit nach somatischen Erkrankungen, zum Beispiel Frontalhirnschäden.

Die Erfassung der körperlichen Symptomatik (somatische Anamnese) darf bei der Erfassung von Komorbiditäten – trotz der erheblichen psychischen Symptomatik – nicht außer Acht gelassen werden. Auf dieser Ebene finden wir auch altersbedingte Symptome und Beschwerden.

2.4 Diagnose und Differenzialdiagnose

Identitätskrisen- und unsicherheit im Jugendalter, die nicht das Ausmaß einer psychischen Störung erreichen, werden von der BLS-Diagnose abgegrenzt.

Die klassifikatorische Diagnostik der Borderline-Störung ist im klinischen Alltag oftmals nicht zufriedenstellend gelöst. Vor allem die klare Grenzziehung zu Erkrankungen des schizophrenen Formenkreises erweist sich als schwierig. Noch immer werden Pseudohalluzinationen und dissoziative Symptome als psychotisch diagnostiziert und borderlineähnliche Symptome während einer schweren depressiven Episode der Borderline-Störung zugeordnet.

Differenzialdiagnostisch muss die Borderline-Störung von anderen psychischen Störungen, wie Psychosen, Angst- und depressiver Störung, PTSD, Essstörung, ADHS und Substanzkonsum abgegrenzt werden.

> Es ist wichtig, zwischen Halluzinationen und Pseudohalluzinationen zu unterscheiden. Halluzinationen sind Erscheinungen, die ausschließlich vom Patienten selbst wahrgenommen werden, unkorrigierbar sind und vom Patienten als real eingestuft werden, in der Realität aber nicht existieren. Die ich-syntone (zu mir gehörige-das bin ich-stimmige) halluzinatorische Symptomatik wird bei Borderline-Störung unter Hochstress ausgelöst, kann von Minuten bis zu einigen Tagen dauern und geht bei Stressreduktion (Spannungsabfall) zurück.

Bei den meist akustischen oder optischen Pseudohalluzinationen ist sich der Betroffene der Irrationalität seiner Wahrnehmung bewusst. Es handelt sich nicht um echte Wahrnehmungsstörungen, sie haben keine vollständige sensorische Qualität.

So berichten Patienten, dass sie bestimmte Personen oder Dinge sehen, diese als real wahrnehmen, aber gleichzeitig wissen, dass das nicht stimmen kann (einige der Patientenaussagen sollen auf Wunsch der Betroffenen anonym bleiben, deshalb Bezeichnungen mit Buchstaben des Alphabets):

> » Ich sehe meine Mutter in der Küche und höre wie sie mich beschimpft – ich weiß, dass sie nicht hier sein kann, ich glaube ich bin verrückt (A.).

Der Betroffene merkt selbst, dass die Erscheinung und die Stimme keine echten Wahrnehmungen sind. Argwohn, magisches und paranoides Denken findet sich bei fast allen diagnostizierten Borderline-Patienten. Eine besonders hohe Suizidrate findet sich bei Borderline-Patienten mit komorbider depressiver Störung und Substanzkonsum.

2.4.1 Diagnosestellung

Für eine sorgfältige Diagnosestellung sind außer den Kriterien der Borderline-Störung die Erfassung der psychischen und körperlichen Komorbiditäten (Essstörungen, Angst- und Zwangsstörungen, andere Persönlichkeitsstörungen, Depressionen, PTSD mit dissoziativer Symptomatik, Schlafstörungen usw.) sowie die Erfassung des Schweregrades der Störung von Bedeutung. Wie erwähnt, weisen viele Patienten mit einer Borderline-Störung zusätzliche psychiatrische Störungen auf.

Die sorgfältige Differenzialdiagnose ist vor allem für die Entscheidung, welche psychotherapeutischen Verfahren für die Patienten indiziert sein könnten, von Bedeutung. Ein individueller Therapieplan kann nur nach einer sorgfältig durchgeführten psychodiagnostischen, neurologischen und allgemeinmedizinischen Untersuchung sowie aufgrund der aktuellen Symptomatik erstellt werden.

Borderline-Patientinnen suchen häufig primär wegen Panikattacken, depressiven Episoden oder somatoformen Schmerzstörungen therapeutische Hilfe. In diesen Fällen verführt die scheinbare Kompetenz der situationsbedingten augenblicklichen Problematik dazu, dass bei der Diagnosestellung die Borderline-Störung nicht erkannt wird.

Oft wird aufgrund der vordergründigen Symptomatik wie Angst und Panik diesem Krankheitsbild der diagnostische Vorrang eingeräumt. Therapiemaßnahmen wie zum Beispiel Expositionsverfahren ohne ausreichende Stabilisierung, die bei diesen Störungsbildern durchaus sinnvoll und hilfreich sind, können bei Borderline-Patientinnen zu einem Aufflammen der Borderline-Symptomatik und zur Dekompensation führen. Das kann zum Beispiel bei Patientinnen mit Missbrauchserfahrungen ein bei Panikattacken durchaus hilfreiches Atem- und Entspannungstraining sein.

> ❯❯ Gerade die typischen verhaltenstherapeutischen Vorgehensweisen bei Agoraphobie und Zwangsstörungen (Exposition, „flooding") können zu heftigen Emotionen führen, die ein Patient mit Borderline-Persönlichkeitsorganisation nicht mehr regulieren kann (Trautmann-Sponsel und Gleich 2001).

Doch auch für jene Borderline-Patientinnen, die wegen akuter Krisen im privaten oder beruflichen Umfeld, aber auch wegen Selbstverletzungen und Suizidgedanken zur Behandlung in psychiatrische und psychotherapeutische Einrichtungen kommen, ist eine sorgfältige Diagnosestellung erforderlich. Borderline-Patientinnen brauchen ein klares Setting.

Die komplexe und vielfältige Symptomatik erfordert eine Therapie, in der die medikamentöse Therapie, das innerpsychische Erleben und die aktuellen sozialen und zwischenmenschlichen Problembereiche ihren Platz haben müssen. Wird das nicht beachtet, verschlechtert sich in der Regel die Problematik und es kommt zur Chronifizierung.

Für viele Borderline-Patientinnen ist das der Beginn einer immer tiefer in das Problemverhalten führenden Spirale, wo Krisen einander ablösen, dysfunktionale Verhaltensweisen, die zur Symptomerleichterung eingesetzt werden, einander verstärken und Suizidversuche, aber auch Suizid der letzte Ausweg sind.

In den dargestellten Klassifikationssystemen findet sich die Auflistung von Symptomen, die eine Patientin mit folgenden Worten beschreibt und auf die im folgenden Kapitel näher eingegangen wird.

Beispiel
Meine Freunde will ich immer ganz für mich haben, so ganz toll und eng. Doch dann ist von einer Sekunde auf die andere alles anders. Ich merke, dass ich wieder nur Dreck bin. Ich versuche alles zu tun, damit es nicht so ist, und dass ich nicht verlassen werde. Ich kann und will nicht allein sein, das überlebe ich nicht. Ich bin hilflos und fühle mich unsicher, das macht mich total wütend. Dann kommen dieser namenlose Schmerz und die Leere in mir drinnen. Dann will ich nur noch sterben (B.).

2.4.2 Diagnosestellung bei Kindern und Jugendlichen

Symptome und Auffälligkeiten im Verhalten und im inneren Erleben können bereits in der Kindheit und im Jugendalter beginnen und manifestieren sich dann in ausgeprägter und typischer Form im frühen Erwachsenenalter. Aufgrund des Entwicklungsaspektes wird eine psychiatrische Diagnose vor Abschluss der Pubertät und Eintritt in das Jugendalter, das heißt vor dem 16. bis 17. Lebensjahr nur dann gestellt, wenn die geforderte Mindestzahl der Kriterien für die jeweilige Störung erfüllt ist und die Verhaltensmuster bereits in diesem Alter andauernd, durchgehend und situationsübergreifend auftreten. Die jeweiligen Zustandsbilder dürfen nicht auf andere psychiatrische Störungen zurückzuführen und nicht die Folge einer organischen Schädigung oder Erkrankung sein (Trautmann-Sponsel und Gleich 2001).

Die Diagnose einer Borderline-Störung im Jugendalter kann dann gestellt werden, wenn mindestens zwei der folgenden Kriterien überdauernd zutreffen
- mangelhafte oder fehlende Impulskontrolle,
- Affektinstabilität,
- unzureichende Handlungsplanung,
- Neigung zu aggressivem oder streitsüchtigem Verhalten,
- Wutausbrüche, insbesondere wenn impulsives Verhalten behindert oder kritisiert wird.

Zusätzlich muss ein weiteres Kriterium erfüllt werden
- Unsicherheit über das eigene Selbstbild und die Identität (einschließlich der sexuellen),
- intensives, unbeständiges (in heterosexuellen Beziehungen häufig promiskuitives) Beziehungsverhalten, das nicht selten Auslöser emotionaler Krisen ist,
- parasuizidale oder selbstverletzende Handlungen.

Jugendliche mit einer Borderline-Störung haben ein sehr hohes Selbstmordrisiko. Selbstmordandeutungen müssen stets ernst genommen werden. Bei Anzeichen für eine Borderline-Störung sollte auf jeden Fall professionelle Hilfe in Anspruch genommen werden.

2.5   Symptomatik und Problembereiche

2.5.1   Emotionsregulation und kognitive Beeinträchtigung

In der Beschreibung basiert die bizarre Welt der Borderline-Patienten im Wesentlichen auf einer gestörten Affektregulation und Selbstwahrnehmung, einer Beeinträchtigung der Beziehungsgestaltung, begleitet von extrem starken fehlgeleiteten (dysfunktionalen) Informations- und Verarbeitungsmustern – affektiven und kognitiven Schemata (▶ Kap. 6) sowie selbstschädigenden Verhaltensweisen.

2.5.2   Emotionsregulation (Affektregulation)

Das zentrale Problem ist die Störung der Affektregulation. Eine für die Störung typische, extrem niedrige Reizschwelle führt zur Auslösung von Emotionen, die sich auf sehr hohem Erregungsniveau halten und nur langsam abklingen.

Autoren wie Cowdry et al. (1991) und Coid (1993) zeigen in ihren Arbeiten eine erhöhte Sensitivität gegenüber emotionalen Reizen, eine verstärkte emotionale Auslenkung und eine verzögerte Rückkehr auf das emotionale Ausgangsniveau auf. Die Grundlagenforschung widmet sich derzeit psychophysiologischen, kognitiven und neurobiologischen Aspekten der Affektregulation bei Borderline-Patienten.

 Die unterschiedlichen Emotionen werden von den Betroffenen nicht differenziert wahrgenommen und verursachen aversive Spannungszustände. Dazu kommt die Schwierigkeit Gefühle zu steuern, die mangelnde Impulskontrolle und eine enorme Angst vor Gefühlen.

Borderline-Patienten reagieren meist impulsiv und wesentlich heftiger als andere Menschen in ähnlichen Situationen. Es scheint, dass Borderline-Patienten ganz ihre Gefühle sind. Wie im Buch *Skills-Training bei Borderline- und Posttraumatischer Belastungsstörung* (Sendera und Sendera 2012) ausführlich dargestellt wird, gibt es hier gezielte Hilfestellungen. So erfahren Borderline-Patienten, dass Gefühle differenziert wahrgenommen, beschrieben und zugeordnet werden können. Die daraus resultierenden Handlungen unterliegen der freien Entscheidung, auf diese Weise entsteht das Gefühl der Kontrolle und der emotionalen Stabilität.

Patienten selbst beschreiben diesen Zustand als extrem belastend, verbunden mit einer durchgängig hohen Anspannung. Man vermutet heute, dass chronischer Stress dabei eine entscheidende Rolle spielt, so finden sich in der Lebensgeschichte vieler Borderline-Patienten auffallende Zusammenhänge mit traumatischen Erfahrungen. Wie schon erwähnt, leiden viele Borderline-Patienten gleichzeitig unter einer posttraumatischen Belastungsstörung (Traumafolgestörung).

2.5.3 Dissoziative Symptome

> Dissoziative Symptome lassen sich zumeist von traumatischen Erfahrungen und Erlebnissen herleiten und werden durch intrapsychischen Stress ausgelöst.

Unter extrem hoher Anspannung wird das Flucht- und Kampfpotential des Körpers bis hin zum Totstellreflex („freezing") aktiviert. Es entsteht ein Zustand von Emotionsüberflutung und ein Gefühlswirrwarr, verbunden mit Körperwahrnehmungsstörungen, Wahrnehmungsverzerrungen, Hyperästhesie (Schmerzüberempfindlichkeit) oder Analgesie (Schmerzunempfindlichkeit), Veränderung der Sinneswahrnehmung und somatoformen Veränderungen.

Das psychische und körperliche Erleben im Hier und Jetzt löst sich auf. Das Dissoziationspotential des Körpers wird ausgeschöpft, sensibilisiert und konditioniert. Selbstauflösung, Sprachlosigkeit und Kommunikationsschwierigkeiten, das Gefühl der Leere und Realitätsverlust lassen das Leben so wie es ist für viele Borderline-Patienten als nicht lebbar erscheinen.

2.5.4 Angst

Der eigene Körper wird als fremd empfunden, Geräusche werden nur mehr entfernt wahrgenommen, optische Konturen lösen sich auf. Die Angst steigert sich zur Panik und verstärkt das Gefühl der Unwirklichkeit, der Fremdheit und der Bedrohung, begleitet von überdimensionalen Gefühlen, die plötzlich da sind, unerträglich sind und nicht abklingen wollen.

Selbstverletzungen und die Vorstellung von Suizid helfen, um aus dieser Situation herauszukommen. Handlungen werden oft als fremd (ich-dyston) erlebt – „Das passiert nicht mir" – bis hin zu einem Nicht-erinnern-Können (Amnesie) gesetzter Handlungen, da diese nicht im Kurzzeitgedächtnis gespeichert werden.

Ungeschulte Beobachter können oft von außen keine sichtbaren Veränderungen wahrnehmen, für die Betroffenen selbst bedeutet das einen Kontrollverlust, der das Gefühl der Ohnmacht und Hilflosigkeit entstehen lässt.

Es kann aber auch Wut zur Überlebensstrategie werden, um unerträgliche Gefühle oder ein Trauma (im Sinne von Wiedererinnern, Flashback) nicht nochmals durchleben zu müssen. Bei zwischenmenschlichen Konflikten stehen vor allem Wut, Selbsthass und dysfunktionale Bewältigungsstrategien im Vordergrund. Diese Strategien stehen in einem engen Zusammenhang mit der für die Borderline-Störung zentralen Emotion – dem Schamgefühl.

> Scham ist laut Linehan Primärgefühl und Auslöser für das sekundäre Gefühl Wut, da dieses meist leichter auszuhalten ist.

Scham- und Schuldgefühle stehen wieder in einem engen Zusammenhang mit dem Selbstwert und der Selbstabwertung (▶ Kap. 5, Selbstwert und Beziehungen) und werden zum Motor für inneres Chaos, chronische Suizidalität und zwischenmenschliche Probleme. Scham- und Schuldgefühle lassen die Welt und die anderen Menschen als richtig handelnd erscheinen, der Patient selbst entwickelt dadurch die Grundannahme: „Ich bin nicht in Ordnung" (▶ Kap. 6).

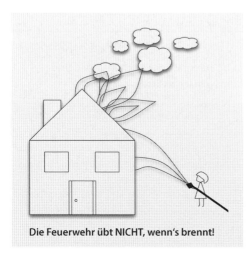

Die Feuerwehr übt NICHT, wenn's brennt!

2.5.5 Hochstress und kognitive Beeinträchtigung

Die mit Hochstress in Zusammenhang stehenden Symptome beeinträchtigen die Fähigkeit, neue Erfahrungen zu machen, denn Realität kann oft nicht situationsadäquat wahrgenommen werden. Dissoziative Phänomene, Scham- und Schuldgefühle erschweren die Gesprächsführung bzw. machen sie in diesem Augenblick unmöglich.

Neurobiologische Studien haben ergeben, dass unter Hochstress die Lernfähigkeit deutlich herabgesetzt ist, sodass in diesen Situationen kein neues Verhalten gelernt oder eingeübt werden kann. Linehan verwendet im Skills-Training dafür die Metapher der Feuerwehr, die auch nur dann übt, wenn es **nicht** brennt (■ Abb. 2.1).

Bei der Beziehungsgestaltung muss daher sowohl der Hochstresssymptomatik als auch der Selbstverletzung Beachtung geschenkt werden, denn die Motivation, sich selbst zu verletzen, ist auch unter dem Aspekt des Kontrollverlustes zu sehen. Wie schon beschrieben, unterbricht sie einerseits unerträgliche Spannungszustände, andererseits unterliegt sie auch einer mystisch-magischen Vorstellung von Selbstbestrafung und Kontrolle.

Viele Betroffene haben Erfahrungen mit Ohnmacht und Kontrollverlust gemacht. Der daraus resultierende niedrige Selbstwert, die leichte Kränkbarkeit, der Selbsthass und die Selbstverachtung lassen wenig Handlungsspielraum. Durch Selbstverletzung kann möglicherweise der Kontrollverlust unterbrochen werden. In der Therapie sollten jedoch andere Möglichkeiten erarbeitet werden, das gleiche Ziel zu erreichen.

Das für jede Beziehung notwendige Vertrauen muss in vielen Fällen erst aufgebaut werden. Der achtsame Umgang mit sich selbst sowie den eigenen Gefühlen und Bedürfnissen gegenüber ist sicher ein Weg für ein positives Gelingen.

2.5.6 Spannungszustände

❯ Wir können davon ausgehen, dass keinem anderen Störungsbild das klinische Leitsymptom der intensiven äußerst unangenehmen Anspannung (Spannung) zugeordnet werden kann.

Betroffene setzen unterschiedliche – oft selbstschädigende – Maßnahmen ein, um die Anspannung zu beenden und unangenehmen Gefühle zu verbessern. Sie berichten von sportlicher Betätigung (Schwimmen und Laufen bis zum Umfallen), Hochrisikoverhalten (Autorasen, gefährliche Balanceübungen …), bis hin zu Essstörungen (Hungerphasen, Essanfälle, Ess- und Brechsucht) und Selbstverletzungen.

2.5.7 Schmerzwahrnehmung

Forschungsberichte zeigen, dass Borderline-Patienten Schmerzen in der Regel weniger intensiv wahrnehmen als gesunde Personen. Sie fügen sich unter Hochstress selbst Verletzungen zu und berichten dabei von reduzierter Schmerzwahrnehmung. Im Zustand hoher Anspannung kann sich die Schmerzempfindlichkeit bis hin zu völliger Schmerzlosigkeit reduzieren. Selbstverletzendes Verhalten dient bei einem Teil der Patienten dazu, den unangenehmen Zustand der Anspannung und die Unfähigkeit der Schmerzwahrnehmung zu beenden, sich selbst wieder zu spüren.

» … und dann schneide ich mich, tief, sehr tief und wenn der Schmerz endlich kommt, wird es wieder erträglich, ich spüre mich wieder … (C.)

Betroffene berichten, dass sie sich oft schon im Volksschulalter selbst verletzt haben. Im Laufe der Zeit gewöhnt sich der Körper an den Schneideeffekt, es muss immer tiefer geschnitten werden, um die Spannungsreduktion zu erreichen. Zu erwähnen ist, dass die Selbstverletzung nicht immer Verlust der Impulskontrolle ist, Patienten nehmen sich oft Zeit für die genaue Vorbereitung.

» … Es ist wie ein Ritual, ich richte mir alles her: Klopapier, das Messer, Verbandzeug, Desinfektionsmittel und dann schneide ich mich, tief, sehr tief … ich sehe das Blut fließen und beruhige mich … (D.)

Forschungsergebnisse zeigen, dass bei Borderline-Patienten die Entstehung von Schmerzempfindung im Gehirn aktiv unterdrückt wird. Nicht nur während der oft tranceartigen Zustände, in denen Selbstverletzungen ausgeführt werden, ist die Schmerzempfindlichkeit dieser Patienten reduziert, auch experimentelle Schmerzreize, beispielsweise von Forschern applizierte Hitze- oder Druckreize, erzielen eine vergleichsweise geringe Wirkung.

Anspannung auf der einen und dissoziative Zustände auf der anderen Seite konnten nachgewiesen werden. Je stärker diese – für das Borderline-Syndrom typischen – Zustände ausgeprägt waren, desto unempfindlicher waren die Patienten gegenüber den Schmerzreizen.

Es konnte festgestellt werden, dass der Bereich der kognitiven Bewertung im Frontalhirn nach einem Schmerzreiz eine erhöhte Aktivität aufweist, während in zwei anderen Hirnregionen, nämlich dem vorderen Cingulum und der Amygdala, die Aktivität zurückgeht. Von diesem Hirnzentrum aus wird offenbar die emotionale Bewertung der Schmerzen unterdrückt.

Das Forscherteam Schmahl et al. (2004) untersuchten die Schmerzleitung und die schmerzverarbeitenden Nervenzellen im Gehirn. Ihre Studie bestätigte die vermutete reduzierte Schmerzwahrnehmung, konnte jedoch eine generelle Beeinträchtigung der sensorisch-diskriminativen Schmerzverarbeitung erstmals vollständig ausschließen.

Die beiden Forscher beschreiben einen völlig neuartigen, aktiven neurobiologischen Mechanismus der Schmerzunterdrückung, ein Ansatz, der sowohl für das Verständnis der Borderline-Störung als auch für die Therapie des chronischen Schmerzsyndroms von Bedeutung ist.

2.5.8   Zwischenmenschliche Beziehungen

Bei den Kriterien zur Erfassung der Borderline-Störung im DSM-5 steht an erster Stelle das verzweifelte Bemühen, ein tatsächliches oder vermutetes Verlassenwerden zu vermeiden. Allgemein kann gesagt werden, dass wir auf der einen Seite schwierige Beziehungsmuster mit häufig wiederkehrenden Trennungs- und Wiederannäherungs-Prozessen, begleitet von einer ausgeprägten Angst vor dem Alleinsein und dem Verlassenwerden, finden. Auf der anderen Seite zeigen Langzeitverläufe, dass viele Borderline-Beziehungen selten ganz aufgelöst werden, lange bestehen, jedoch sehr turbulent sind.

Zu den so genannten typischen destruktiven (zerstörerischen) Beziehungsmustern zählen Idealisierung und Entwertung, Spaltung, Projektion und projektive Identifizierung, die in der psychoanalytischen Literatur ausführlich beschrieben werden (Kernberg 1998). Ferner finden sich in der Literatur detaillierte, oft stigmatisierende, Beschreibungen über die Unberechenbarkeit, Aggressivität, das Misstrauen, die Depressivität und das manipulative Verhalten von Borderline-Patienten.

Doch neben den etikettierenden Beschreibungen der Borderline-Beziehungsmuster finden wir auch viele ermutigende und positive Eigenschaften. Seine Fähigkeit zu Leidenschaft, seine Offenheit, sein ausgeprägter Gerechtigkeitssinn und sein gutes Gespür für zwischenmenschliche und emotionale Prozesse machen den Borderline-Menschen zu einem Partner, der facettenreich ist und den man nicht missen möchte.

> ❯❯ Borderline-Menschen sind wie Seismographen für die Gefühle und Bedürfnisse anderer.

Die Forscher Kuhl und Kazén (Kuhl und Kazén 1997) konnten die Spontaneität als positive Ressource der Borderline-Menschen erfassen und benennen. Wichtig ist es daher, nicht zu stigmatisieren und die Eigenschaften hervorzuheben, die zwischenmenschliche Beziehungen erschweren, sondern die Destruktivität und Unkontrollierbarkeit negativer Tendenzen zu erkennen und zu durchbrechen.

So kann es sein, dass überlebensnotwendige destruktive Strategien in bestimmten Situationen geholfen haben. Der weitreichende Mangel an Akzeptanz von Geborgenheits- und Anerkennungsbedürfnissen und/oder auch Missbrauchserfahrungen haben zu einem verminderten Selbstwertgefühl und verminderter Selbstakzeptanz geführt. Das schließt eine Störung der Beziehung zu sich selbst und zu anderen mit ein. Wie in ▶ Kap. 6 (Schemata) näher erklärt wird, finden sich häufig Selbstüberzeugungen wie:

- „Ich bin nichts wert".
- „Allein bin ich schwach und hilflos. Andere Menschen sind gefährlich und wollen mich verletzen".
- „Ich muss mich anpassen und verstellen, um geliebt zu werden. Wenn jemand erfährt, wie ich wirklich bin, wird er mich sofort verlassen".

Diese Überzeugungen, die früheren Erfahrungen entsprechen können, stimmen meist mit der gegenwärtigen Realität nicht mehr überein. Dennoch wird unbewusst so gehandelt, als hätten sie auch noch in der Gegenwart Gültigkeit.

Die Angst vor dem Alleinsein und die Überzeugung „allein bin ich nicht überlebensfähig" ist der Motor bei der Suche nach dem verständnisvollen Partner, der Stabilität gibt und die innere Leere füllt, einem Partner, der immer da ist, einen umsorgt und einen immer so liebt, wie man ist.

So kann es sein, dass Menschen mit einer Borderline-Störung dem Partner zuliebe alles mit sich geschehen lassen, um ein Verlassenwerden zu verhindern. Es kann aber auch sein, dass nur die totale Kontrolle über den Partner – bis hin zur Suiziddrohung – Sicherheit gibt. Allein die Abwesenheit von wichtigen Bezugspersonen, die häufig als Verlassenwerden interpretiert wird, aktiviert unerträgliche Spannungszustände.

» Enttäuschung

> Es war einmal, ich dachte, echt.
> Es war einmal, ich dachte, schön,
> es war einmal, doch ich weiß nicht recht,
> kann Echtes denn so schnell vergeh'n?
>
> Du hast geschworen, versprochen,
> mir alles gesagt,
> was Glück und Vertrauen schafft.
> Zu kurz war die Zeit,
> die Versprechen gebrochen,
> am Ende die Nacht.
>
> Was bleibt, ist Enttäuschung, Trauer und Wut
> keine Zeit heilt die Wunden,
> unzählige Stunden,
> einsam, verraten und ohne Mut.
>
> (Sendera 2013)

> **Die Entweder-oder-Haltung, d. h. die borderlinetypische Kompromisslosigkeit, die zu Schwierigkeiten im sozialen Bereich, in zwischenmenschlichen Beziehungen, Schule, Beruf und Leistungsfähigkeit führt, ist oft der einzig mögliche Kompensationsversuch, um die innere Spannung zu verhindern.**

Die aktive Demonstration von Hilflosigkeit und Leid, die aktive Passivität resultiert aus der Vorstellung: „Wenn mein Gegenüber erkennt, wie schlecht es mir geht, hat es auch die Macht, mein Befinden zu verbessern".

Die Beziehungsgestaltung wird sowohl von Betroffenen als auch von Bezugspersonen als Achterbahn der Gefühle erlebt. Das Gefühl, nicht verstanden zu werden auf der einen Seite und das Gefühl, nicht verstehen zu können auf der anderen, bringt beide Seiten an die Grenzen der Belastbarkeit.

Dabei kommt es zu Problemen mit Nähe- und Distanzregulation. So dominiert auf der einen Seite der Wunsch nach Nähe und Verschmelzung und gleichzeitig wird die Angst, verletzt und ausgelöscht zu werden, aktiviert. Erschwert wird die Situation durch eine mangelnde Wahrnehmung der eigenen Emotionen, fallweise durch eine Verzerrung des Raum-Zeit-Gefühls sowie einen kurzzeitigen Kontroll- und Realitätsverlust, verbunden mit Depersonalisations- und Derealisationserleben.

Borderline-Patientinnen trauen der eigenen Gefühlswahrnehmung nicht, sie haben gelernt, diese entweder als falsch zu interpretieren oder zu unterdrücken. Wichtige Bezugspersonen reagieren auf dieses Verhalten oft intolerant. Sie vermitteln den Betroffenen, dass Gefühle und Reaktionen nicht stimmig, das heißt falsch, seien. Negative Gefühlsäußerungen werden als Überreaktion, Überempfindlichkeit und als verzerrte Sichtweise bezeichnet oder auf eine mangelnde positive Einstellung zurückgeführt.

Viele Patienten haben wiederholte traumatische Beziehungserfahrungen, in denen sie als Kind physischen und emotionalen Misshandlungen ausgesetzt waren, vernachlässigt wurden, nicht geschützt wurden, ständig wechselnde Bezugspersonen hatten oder Zeugen von Gewalt und Missbrauch wurden.

In der Folge versuchen sie, weitere Verletzungen und Traumatisierungen zu verhindern. Zu diesen Schutzmechanismen zählen magische Rituale, Zwänge, psychosomatische Symptome, depressive Verstimmung, pathologische Regression und, wie schon erwähnt, Selbstverletzung und Kontrollversuche (Voitsmeier 2001).

2.5.9   Die andere Seite von Borderline

Wir schreiben im Titel dieses Buches bewusst „Die andere Art zu fühlen", da wir von der Pathologie der Borderline-Gefühlswelt wegkommen möchten.

Vulnerabilität

Borderline ist nicht nur eine psychische Störung, sondern dahinter verbergen sich Menschen, die mit ihrer emotionalen Verletzlichkeit jeden Tag leben und in Beziehungen stehen.

Es gibt Borderline- und/oder traumatisierte Menschen, die im sozialen Leben voll integriert sind und im Gegensatz zu dem bekannten Borderline-Bild nicht auffallen. Borderline-Betroffener zu sein bedeutet auch, eine enorme Sensitivität, eine besondere Emotionalität, sowie ein großes Einfühlungsvermögen zu haben und Menschen gegenüber absolut loyal zu sein, die es geschafft haben, ihr Vertrauen zu gewinnen.

Die besondere Kreativität und Sprachgewandtheit gehören bei ihnen genauso dazu wie ein facettenreiches Persönlichkeitsbild, sie sind häufig sehr charmant, sehr phantasievoll, hilfsbereit, flexibel und oftmals überdurchschnittlich intelligent. Sie erkennen den Kern einer Sache sofort und erfassen Situationen intuitiv, sie geben nicht auf und haben einen ausgeprägten Gerechtigkeitssinn.

Die Österreichische Gesellschaft für Dialektisch-Behaviorale Therapie und Skills-Training (ÖDBT) hat als Logo einen Kaktus mit einer wunderschönen Blüte gewählt (◨ Abb. 2.2).

Charakteristik

Der Kaktus symbolisiert das charakteristische Verhalten von Abwehrbereitschaft und Angst, durch andere verletzt und enttäuscht zu werden, die Blüte die Sehnsucht nach Nähe, Geborgenheit, Sicherheit und Liebe, aber auch die Anziehungskraft, die Borderline-Menschen oft auf andere ausüben.

■ **Abb. 2.2** Kaktus

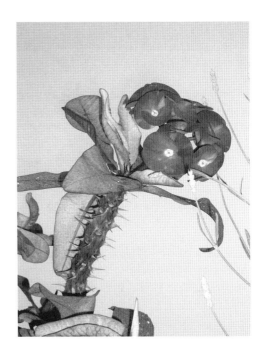

Der Kaktus

Sie lernen einen wunderschönen, blühenden „Kaktus" kennen. Seine strahlende Schönheit und Einzigartigkeit ziehen Sie stärker an, als Sie es jemals für möglich gehalten hätten, er scheint Sie schier zu blenden und Sie wollen ihn kennen lernen, Sie wollen ihm nahe sein. Je näher Sie ihm kommen, desto größer scheint die Glückseligkeit zu werden, in der Sie schweben, desto berauschender ist das Gefühl, in gemeinsamer Umarmung scheinbar in den siebenten Himmel hinauf zu fliegen.

Doch dann passiert, was Sie niemals für möglich gehalten hätten: in Ihrem Glück haben Sie übersehen, dass dieser Kaktus gefährlich spitze Stacheln hat, die sich nun tief in Ihr Fleisch bohren. Erschrocken lassen Sie den Kaktus jäh los, verwirrt, wütend und traurig. Was war passiert? Haben Sie etwas falsch gemacht? Waren Sie zu nahe, haben Sie den Kaktus zu fest gedrückt? So wie Sie gemeinsam in das höchste Glück hinauf gestiegen sind, so fallen Sie nun beide getrennt voneinander hinunter auf den harten, kalten Boden. Sie sehen, dass Sie bluten und können nicht verstehen, wie Ihnen der schöne Kaktus das antun konnte. Sie wenden sich ab, möchten ihn zurücklassen (wie er Sie im Stich gelassen hat). Doch nach einer Weile blicken Sie noch einmal zurück und sehen ihn. Diesen wunderschönen, blühenden Kaktus, der wie Sie zu Boden gefallen und verletzt ist, verstörter wahrscheinlich noch als Sie selbst. Er kann nicht begreifen, warum er das getan hat, fühlt sich schuldig und gleichzeitig selbst verdammt. Er hat Angst verlassen zu werden, will vor dem Chaos in seinem Inneren fliehen, einfach nur noch sterben.

Während Sie zurücksehen, beginnen sich Ihre Wunden bereits zu schließen, der Schmerz verblasst zu einer Erinnerung, diese zu einem Nichts. Sie sehen nur noch diesen hilfsbedürftigen, bezaubernden blühenden Kaktus, strahlend wie die Sonne, welche uns die Sterne nicht sehen lässt und verspüren den Wunsch, ihm nahe zu sein, ihn in den Arm zu nehmen und … die Geschichte wiederholt sich. Mag sein, dass es beim nächsten Mal bereits länger dauert, bevor sie zurück sehen und wieder auf den herrlichen Kaktus zugehen. Sie haben Angst, wieder und wieder verletzt zu werden, glauben, nun aus Erfahrung klug geworden zu sein – schließlich müssen Sie sich selbst schützen und verhindern, dass Sie eines Tages nicht mehr die Kraft haben, zurückzuspringen und an den Stacheln verbluten. Oder Sie verschließen Ihr Herz und werden wütend, lernen, sich zu wehren und dem Kaktus Ihrerseits Schaden zuzufügen.

Sie beginnen zu kämpfen. Gut möglich, dass Sie gewinnen – viel mehr Schutz als seine Stacheln hat der Kaktus nicht. Wenn Sie dann aber sehen, um welchen Preis sie gewonnen haben, die Zerstörung des geliebten und bewunderten Kaktus, wird dieser Sieg bitter werden und Sie wahrscheinlich verzweifelter als vorher zurück lassen. Die sich immer wiederholende Schleife mag wie eine ausweglose Situation erscheinen und die einzige Lösung ein Vermeiden jeglichen Kontaktes zu sein und auf das erfahrene Glück zu verzichten. Vielleicht gibt es aber einen anderen Weg – vielleicht können Sie dem Kaktus zeigen, dass er auf seine Stacheln verzichten kann, wenn Sie bei ihm sind. Vielleicht können Sie selbst lernen, die Stacheln schon im Vorhinein zu sehen und aufzupassen, sich nicht zu verletzen … (Sonja K. Sutor).

Vielleicht können wir Ihnen in diesem Buch Möglichkeiten und Ansätze zeigen, wie Sie und Ihr Kaktus Ihr Glück leben können ohne an den Stacheln zu verbluten. Eine Garantie, dass keiner von Ihnen verletzt wird, gibt es nicht, aber eine Chance auf ein erfülltes – garantiert nie langweiliges – Leben.

2.6 Neurobiologie

In allen unseren Kursen, aber auch in Einzeltherapien, erklären wir Patienten und oft auch – auf deren Wunsch – Angehörigen die Grundlagen neurophysiologischer Vorgänge und die entsprechenden Veränderungen, die im Gehirn von Borderline- und traumatisierten Menschen stattfinden. Wie schon erwähnt, kann dies eine enorme Entlastung bringen, Schuldgefühle reduzieren und Verhalten plausibel machen.

Die Entschuldigung bedeutet jedoch nicht, dass der Patient nicht Verantwortung trägt, sein Wissen und seine Kraft einzusetzen, um Veränderung zu erreichen – für sich selbst, seine Lebensqualität, aber auch die Menschen in seinem Umfeld.

In der Neurobiologie wurden vor allem in den letzten Jahren enorme Fortschritte gemacht. Für die Arbeit in der Borderline-Forschung sind vor allem die Bereiche des limbischen Systems mit all seinen Verbindungen wichtig.

2.6.1 Mandelkern (Nucleus amygdalae)

Der Mandelkern setzt sich aus mehreren Anteilen zusammen, steht einerseits mit dem olfaktorischen System (Riechhirn) in Verbindung, wird andererseits mit seinen medialen und zentralen Anteilen dem limbischen System zugeordnet. Über die Striae terminales bestehen Verbindungen zum Thalamus, dem Tor zum Bewusstsein.

Wie man im sensorischen Regelkreis sehen kann (◘ Abb. 2.3), ist der Mandelkern sozusagen die Emotionszentrale. Die andere Art der Borderline-Menschen zu fühlen findet hier ihr anatomisches beziehungsweise physiologisches Substrat.

Die Verbindung vom Thalamus zum Mandelkern ist vor allem bei der Emotion Furcht wichtig, da auf diesem Weg eine wesentlich raschere Informationsvermittlung erfolgt. Schädigungen des Mandelkernes oder lokale Infusionen von Anxiolytika (Angst lösenden Medikamenten) blockie-

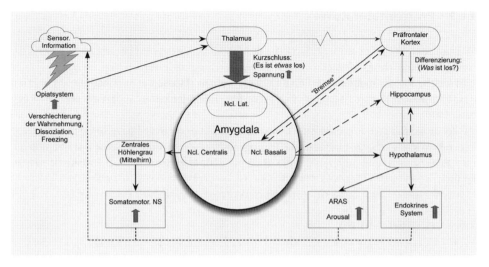

■ **Abb. 2.3** Regelkreis

ren die üblichen, angeborenen Reaktionen auf Angst auslösende Reize. Eine elektrische Reizung des Mandelkernes ruft beim Menschen Gefühle von Furcht und unheilvollen Ahnungen hervor.

Im Hippocampus und Mandelkern befindet sich nicht nur das Zentrum der Gefühle, sondern auch das emotionale Gedächtnis. Die allgemeine Funktion des limbischen Systems besteht in der Bewertung dessen, was das Gehirn tut. Dies geschieht nach dem Grundprinzip Lust und Unlust.

In Hochstress- oder Grenzsituationen, in denen ein rasches Reagieren das Überleben sichert, findet nicht der normale Weg der Erregungsleitung über das Großhirn und den Hippocampus statt, sondern ein so genannter „Kurzschluss" führt direkt vom Thalamus zum Mandelkern, der den Verstand umgeht und so eine sofortige adäquate Reaktion ermöglicht. Auf diese Weise kann Überleben gesichert werden.

Bei Patienten mit posttraumatischer Belastungsstörung und Borderline-Symptomatik war dieser Mechanismus zur Zeit der Traumatisierung notwendig, um physisches und psychisches Überleben zu sichern. Wird dieses Verhalten chronifiziert, dann findet die Reaktion auch im späteren Leben, wenn die reale Gefahr nicht mehr vorhanden ist, statt.

Wird ein entsprechender Trigger gesetzt, fällt die kognitive Kontrolle aus, die Gefahr wird nicht als real oder nicht real erkannt, die Erregungsleitung geht direkt zum Mandelkern und erzeugt dort ein unspezifisches Panikgefühl, das oft nicht zugeordnet werden kann.

2.6.2 Hippocampus

Der Hippocampus (Ammonshorn) hat die höchste Krampfbereitschaft des gesamten Gehirnes. Er ist verantwortlich für psychomotorische Anfälle, Dämmerzustände, Absenzen, Entfremdungserlebnisse sowie Déjà-vu. Häufig stehen diese im Zusammenhang mit Geruchssensationen und anderen Auren. Dies kann experimentell durch Reizung, aber auch durch Erkrankung oder Verletzung dieses Gebietes hervorgerufen werden.

In Studien konnte festgestellt werden, dass bei Patienten mit Borderline-Störung und PTSD eine Volumenreduktion des Hippocampus stattfindet. Über Zusammenhänge mit genetisch bedingten Veränderungen im Serotoninsystem wird zurzeit eingehend geforscht.

2.6.3 Präfrontaler Kortex

Der präfrontale Kortex ist bedeutend für das Überleben, hier wird entschieden, welche Informationen frisch ins Gedächtnis oder Bewusstsein gerufen werden, welche abgespeichert und welche Muster dementsprechend aktiviert werden (Henson et al. 1999). Eine Funktion des präfrontalen Kortex ist auch das so genannte Hineindenken in andere Menschen (Rugg et al. 1996).

All diese erlangten Ergebnisse aus der Neurobiologie sind für die Borderline-Forschung von enormer Wichtigkeit, um einerseits die Pathogenese dieses Störungsbildes neu zu überdenken und zu verstehen, und andererseits die Therapiemethoden dementsprechend ausrichten zu können.

2.6.4 Hirnforschung

Moderne Verfahren ermöglichen Untersuchungen zur Morphologie und Funktion des Gehirns. Hochauflösende anatomische Bildgebung ermöglicht die computerunterstützte Analyse morphologischer Hirnstrukturen.

In Studien bei Patienten mit posttraumatischer Belastungsstörung (PTSD) konnten durch verschiedene Untersuchungstechniken Abläufe im Gehirn, die durch traumatische Erlebnisse hervorgerufen wurden, dargestellt werden.

Während die Patienten über ihr Trauma sprechen, verändern sich die dargestellten Muster im Gehirn, sodass man die Areale erkennen kann, die dabei aktiviert werden. Das oft erwähnte „namenlose Grauen", der sprachlose Terror, der das Erleben intensivster Gefühle widerspiegelt, konnte in diesen Studien gezeigt werden (Rauch et al. 1996).

Durch den Nachweis der tatsächlich vorhandenen unterschiedlichen Erregungsabläufe von Borderline-Patienten und Patienten mit posttraumatischer Belastungsstörung zu einer Kontrollgruppe konnten bisher oft unverständliche Emotionen und Handlungsweisen erklärbar gemacht und Therapeuten und Patienten eine große Bürde abgenommen werden. Für Therapeuten bedeutet es, leichter verstehen und sich einfühlen zu können, für Patienten, nicht mehr als verrückt angesehen zu werden und ihre eigene Welt und die Ursachen für ihr Anderssein begreifen zu können.

Nachfolgende Abbildung zeigt die Unterschiede im Erregungsablauf bei Borderline-Patienten und Patienten mit PTSD und Kontrollpersonen (◨ Abb. 2.4).

Neuropsychologische Studien haben gezeigt, dass der Erregungsablauf bei Patienten mit Borderline-Störung und posttraumatischer Belastungsstörung zum Beispiel beim Lesen aversiver Texte oder Anschauen entsprechender Bilder wesentlich anders verläuft als bei einer entsprechenden Kontrollgruppe. Die Erregungskurve schießt rascher hoch, der Anstieg ist steil, das Maximum ist schnell erreicht. Das Abfluten der Erregung ist deutlich langsamer, sodass der Zustand hoher Spannung oft sehr lange, über das auslösende Ereignis hinaus, erhalten bleibt.

Studien bei Patienten mit Spinnenphobien haben gezeigt, dass der im Regelkreis (◨ Abb. 2.3) beschriebene „Kurzschluss" über den Thalamus mit 80 ms 5-mal so schnell abläuft wie bei den Vergleichspersonen, bei denen Werte zwischen 400 und 500 ms gemessen wurden (Miltner 2009). Die Vorgänge bei PTSD- und Borderline-Patienten können damit auch in Zahlenwerten vermittelt und anschaulich gemacht werden.

Ein weiteres Phänomen, das in der Neurobiologie eine große Rolle spielt, zeigt uns die Forschung über die Economo-Neurone. Constantin von Economo (1876–1931) beschrieb erstmals

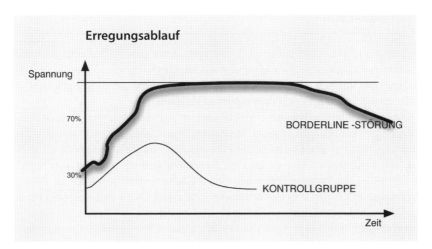

Erregungsablauf

Abb. 2.4 Erregungsablauf

Spindelneuronen, die, wie wir heute wissen, bei Menschen, einigen Menschenaffen, großen Meeressäugern und Elefanten vorkommen. Sie sind unter anderem verantwortlich für soziales Bewusstsein und Sozialverhalten.

Beim Menschen spricht man von circa 200.000, bei Primaten von circa 7000 solcher sogenannter Von-Economo-Neurone. Diese Neurone entwickeln sich bis zum vierten Lebensjahr und finden sich im anterioren cingulären sowie im frontoinsulären Kortex.

Forschungen bezüglich psychiatrischer Krankheitsbilder, die mit Abnormitäten dieser Neurone einhergehen, sind im Gange. Bereits beschrieben ist die frontotemporale Degeneration, eine Form der Demenz, bei der es durch die Degeneration der Von-Economo-Neurone zum Verlust des sozialen Verhaltens und der sozialen Verantwortung kommt.

Bud Craig beschreibt auch die Beteiligung in allen subjektiven Gefühlen und spricht von der anterioren Inselrinde als möglichem Korrelat des Bewusstseins (Craig 2009). Das Phänomen der Spiegelneurone beschreiben wir in ▶ Kap. 5.

- Die Borderline-Störung ist vor allem eine Emotionsregulationsstörung.
- Menschen haben Probleme, mit den unerträglichen Spannungsgefühlen umzugehen.
- Selbstschädigende Verhaltensweisen sind oft der verzweifelte Versuch, mit den schmerzhaften Gefühlen umzugehen.
- Die emotionale Sensitivität ist angeboren (biologischer Faktor).
- Das soziale Umfeld hat einen bedeutenden Einfluss bei der Entstehung der Borderline-Störung (sozialer Faktor).
- Alle Faktoren beeinflussen sich gegenseitig und halten die Problematik aufrecht.

2.6.5 Genetik

Die Inzidenz der Borderline-Persönlichkeitsstörung ist bei Verwandten ersten Grades 5-mal so hoch wie in der Allgemeinbevölkerung. Ein erhöhtes familiäres Risiko findet man auch für die antisoziale Persönlichkeitsstörung, für die depressive, bipolare Störung und den Substanzmissbrauch.

2.7   Psychoedukation

Der Begriff Psychoedukation gewinnt in der Psychotherapie immer mehr an Bedeutung. Gerade bei Krankheitsbildern, die sowohl für Betroffene als auch für Angehörige eine Vielzahl von Verwirrungen und unverständlichen Handlungen bereithalten, ist es besonders wichtig, Ursachen und Abläufe klar zu machen, um Verständnis erreichen zu können.

Bei Menschen mit Borderline-Diagnose spricht man oft vom „namenlosen Grauen", weil Worte nicht beschreiben können, was in diesen Menschen vorgeht. Auch den Betroffenen selbst ist es meist nicht möglich, sich anderen mitteilen und verständlich machen zu können.

Die Dialektisch-Behaviorale Therapie geht auf dieses Problem ein und bietet nicht nur Theorien, sondern klärt die Patienten über neurobiologische Grundlagen und die Besonderheit der Vorgänge im Gehirn von Borderline-Patienten auf. Dies kann eine ungeheure Entlastung sein, da sich damit vieles logisch erklären lässt. Mit diesem Verständnis können sowohl Patienten als auch Angehörige und Therapeuten ganz anders an die Problembereiche herangehen.

Im Modul der Achtsamkeit lernen die Patienten zuerst Dinge, später auch Gedanken und Gefühle, bewertungsfrei zu beschreiben und zu benennen. Auch in Angehörigengruppen und Gesprächen kann es wertvoll sein, Achtsamkeit zu vermitteln – nicht nur, um Betroffene besser unterstützen zu können, sondern auch für die eigene Befindlichkeit und Ausgeglichenheit von Angehörigen. Daher wollen wir auch in diesem Buch auf die Achtsamkeit eingehen, hier vor allem auf die Möglichkeiten, die Menschen für sich entdecken können, die im ständigen Umgang mit Borderline-Patienten und -Angehörigen Unterstützung brauchen.

Eine ausführliche Beschreibung der DBT, des Skills-Trainings und seiner Module, des Konzeptes der TFP sowie neurophysiologische Grundlagen finden Interessierte in dem Buch *Skills-Training bei Borderline- und Posttraumatischer Belastungsstörung* (Sendera und Sendera 2012). Trotzdem soll hier in kurzer Form auf diese Themen eingegangen werden, da vieles davon sowohl in Patienten- als auch in Angehörigengruppen gebraucht wird.

In Patientengruppen erfolgt die Psychoedukation im Rahmen des therapeutischen Konzeptes, für Angehörige gemeinsam mit Erfahrungsaustausch, Besprechen der Umsetzbarkeit und praktischen Übungen im Bereich Achtsamkeit und Kommunikation.

2.8   Psychopharmakotherapie

Psychotherapie

Bei BLS und posttraumatischer Belastungsstörung ist Psychotherapie das erste Mittel der Wahl.

Eine gleichzeitige Pharmakotherapie ist bei schwereren Störungen, v. a. ausgeprägten depressiven Stimmungsschwankungen, schweren Störungen der Impulskontrolle und psychotischen Symptomen, sinnvoll. Für die bei Borderline-Patienten möglichen kurzfristigen **psychotischen Episoden** haben sich Olanzapin und Quetiapin bewährt, wobei gerade bei jungen Frauen das Problem der Gewichtszunahme nicht außer Acht gelassen werden darf. In diesen Fällen wäre die Gabe von Aripiprazol günstiger.

Bei **Schlafstörungen** wird oft Trazodon empfohlen. Bei im Allgemeinen guter Wirksamkeit muss darauf geachtet werden, dass eventuell vermehrt Albträume auftreten können.

Impulsdurchbrüche, ein typisches Symptom von Borderline-Patienten, können am besten durch niedrige Dosierung von typischen Neuroleptika und atypischen Neuroleptika, weniger durch SSRI (Serotonin-Wiederaufnahmehemmer) beeinflusst werden.

Bei der Behandlung einer **emotionalen Dysregulation** und verstärkten Stimmungslabilität im Rahmen der Borderline-Störung ist der Einsatz von Antidepressiva sinnvoll (vor allem SSRI und SNRI).

Auch Stimmungsstabilisatoren können hier zum Einsatz kommen: Valproat und Lamotrigin zeigen günstige Effekte auf Impulsivität, Ärger, Irritabilität und Dysphorie. Topiramat ist wirksam bei Ärger und Feindseligkeit.

Bei typischen **depressiven Episoden** ist die Gabe von Antidepressiva indiziert (vor allem SSRI und SNRI). In der Behandlung akuter ausgeprägter Angstzustände sind Benzodiazepine wirksam, sollten aber auf Notfallsituationen beschränkt werden.

Missbrauch und Gewöhnung kommen häufig vor, bei bekannten Abhängigkeitsproblemen besteht eine klare Kontraindikation. Bei längerer Einnahme können kognitive Störungen verursacht werden, es kann auch das Fortschreiten der Therapie durch Hemmung von Lernprozessen gestört werden. Vor allem unter Benzodiazepinen mit kürzerer Halbwertszeit wie zum Beispiel Alprazolam können unkontrollierte Impulsdurchbrüche auftreten.

Bei lang anhaltenden oder dauerhaften **dissoziativen Zuständen** und traumabedingten Flashbacks kann der Opiatantagonist Naltrexon zur Unterbrechung gegeben werden.

Clonidin, eine aus der Therapie des Bluthochdruckes bekannte Substanz, kann in niedriger Dosierung gegen **Spannungszustände** eingesetzt werden.

Besonders bei **suizidgefährdeten Patienten** ist darauf zu achten, dass bei der Verordnung von Medikamenten keine lebensgefährliche Menge verschrieben wird.

Das Horten von Medikamenten wird nicht immer zu verhindern sein, doch kann die Verschreibung einer zu großen Menge den Patienten in einer Krisensituation dazu verleiten, eine Überdosis zu nehmen. Bei **Abhängigkeit** von Medikamenten kann, vor allem bei Tranquilizerabhängigkeit, ein stationärer Entzug oder eine ambulante Suchtbehandlung notwendig sein.

In **Angehörigengruppen** werden zu Beginn dieses Kapitels die Medikamente, die möglicherweise gegeben werden können, vorgestellt sowie Vor- und Nachteile besprochen.

> ❯ Medikamente können Psychotherapie nicht ersetzen. Psychotherapie ist das erste Mittel der Wahl. Es ist jedoch fallweise, vor allem im Rahmen von Komorbiditäten, psychotischen Episoden und Suizidgefährdung, eine Medikation unumgänglich.

Gefahren und Nebenwirkungen der Medikamente sollten Angehörigen genauso wie den Patienten bekannt sein.

2.8.1 Antidepressiva

Man unterscheidet zwischen trizyklischen Antidepressiva und SSRI (Serotonin-) bzw. SNRI (Serotonin-Noradrenalin-), NaRI (Noradrenalin-) und SNDRI (Serotonin-Dopamin-Noradrenalin)-Reuptake-Inhibitoren (Wiederaufnahmehemmern)

Trizyklische Antidepressiva werden bei schweren Depressionen gegeben, die auf SSRI nicht ansprechen. Als häufige Nebenwirkungen finden sich Mundtrockenheit, Obstipation,

Sehstörungen, Herzrhythmusstörungen und Harnverhalten. Die Gefahr eines letalen Ausganges bei Überdosierung ist groß, daher ist prinzipiell zu Beginn den modernen Antidepressiva der Vorzug zu geben.

SSRI/SNRI/NaRI/SNDRI können bei Stimmungsschwankungen, Depressionen, Angst- und Zwangssymptomen gegeben werden. Der Wirkungseintritt ist im Allgemeinen zwei bis drei Wochen nach Einnahmebeginn, eine Mindestzeit von sechs Monaten ist sinnvoll, eine Dauerbehandlung von mehreren Jahren ist möglich, ohne eine körperliche Abhängigkeitsproblematik zu erzeugen.

Mögliche Nebenwirkungen

- Schlafstörungen, vor allem zu Beginn der Therapie,
- Übelkeit,
- sexuelle Dysfunktionen, auch bei Frauen (SNDRI haben den Vorteil, dass sie keine Nebenwirkungen bzgl. Libido haben),
- bei noradrenergen Medikamenten zusätzlich Unruhe, Schwitzen und beschleunigte Herztätigkeit.

> **❯** Bei der nicht selten vorkommenden Kombination von posttraumatischer Belastungsstörung und Migräne ist auf die Gefahr der Entwicklung eines Serotoninsyndroms zu achten.

Serotonin

Das Serotoninsyndrom kann im Ernstfall zum Tode führen.

Aufgrund der hohen Komorbidität von Depression, PTSD, Borderline-Störung und Migräne werden oft SSRI in Kombination mit Triptanen verschrieben. Da beide Medikamente in den Serotoninhaushalt eingreifen, kann es zu Wechselwirkungen kommen.

Dabei ist auch zu beachten, dass auch Amitryptilin, das immer noch häufig in der Migräneintervalltherapie gegeben wird, und Opioide, wie zum Beispiel Tramadolhydrochlorid zur Schmerzbekämpfung, auf den Serotoninhaushalt wirken (Sendera und Sendera 2015).

Antiepileptika in der Verwendung als sogenannter „mood-stabilizer", mit stimmungsaufhellender Wirkung, wie zum Beispiel Lamotrigin, Carbamazepin und Valproinsäure, können bei aggressiven Impulsdurchbrüchen, starken Stimmungsschwankungen und Suizidalität hilfreich sein. Als Nebenwirkung sind Sedierung, Blutbildveränderungen, Magen-Darmbeschwerden und fallweise allergische Reaktionen bekannt (vor allem bei Lamotrigin, das aus diesem Grund sehr langsam aufdosiert werden muss).

Lithium ist ebenfalls bei Stimmungsschwankungen empfohlen, muss allerdings sehr genau dosiert werden und kann unangenehme Nebenwirkungen wie Tremor, deutliche Gewichtszunahme, Schilddrüsenunterfunktion, Blutbildveränderungen und Übelkeit haben. Bei komorbidem MDK (manisch-depressivem Kranksein) ist eine Langzeitgabe notwendig.

Pflanzliche Psychopharmaka wie **Johanniskrautpräparate** können bei leichten Verstimmungszuständen gegeben werden. Zu beachten ist vermehrte Lichtempfindlichkeit und Interaktionen mit anderen Medikamenten.

Monoaminooxidasehemmer (MAO-Hemmer) und **tetrazyklische Antidepressiva** werden nur in Ausnahmefällen bei schweren, sonst therapieresistenten Fällen verwendet.

2.8.2 Neuroleptika

Neuroleptika werden vor allem in der Behandlung der Schizophrenie verwendet. Bei der Borderline-Störung können sie im Rahmen von psychotischen Episoden eingesetzt werden, fallweise auch bei extremem selbst- oder fremdgefährdendem Verhalten.

Man unterscheidet einerseits klassische und atypische, andererseits niedrig-, mittel- und hochpotente sowie Depot-Neuroleptika. Hochpotente Neuroleptika werden vor allem bei Wahnvorstellungen und Halluzinationen verwendet, niedrigpotente eher zur Beruhigung.

Bei Patienten mit Borderline-Störung verwendet man primär atypische Neuroleptika, um Nebenwirkungen möglichst gering zu halten. Mögliche Nebenwirkungen:

- bei vielen Neuroleptika Appetit- und Gewichtszunahme,
- Bewegungsstörungen, vor allem bei hochpotenten Präparaten im Sinne von Früh- oder Spätdyskinesien und parkinsonartiger Symptomatik,
- Müdigkeit und Konzentrationsstörungen,
- Verwirrtheitszustände,
- Blutdrucksenkung, Pulsanstieg,
- erhöhte UV-Empfindlichkeit,
- Unruhe, Schlaflosigkeit bei einigen der atypischen Präparate.

Da die Nebenwirkungen mit Art des Medikamentes und der Dosierung sehr schwanken und divergieren können, ist es in jedem Fall notwendig, ein ausführliches Gespräch mit dem verschreibenden Arzt zu führen.

Literatur

APA – American Psychiatric Association (2000) Diagnostic and statistical manual of mental disorders, 4. Aufl. APA, Washington, DC (Textrevision (DSM-IV))

Bohus M (2000) Die Dialektisch-Behaviorale-Therapie für Borderline-Störung – ein störungsspezifisches Behandlungskonzept. In: Katschnig H (Hrsg) Die extrovertierten Persönlichkeitsstörungen. Borderline, Histrionische, Narzisstische und Antisoziale Lebensstrategien. Facultas, Wien

Bohus M (2002) Die Borderline-Störung. Hogrefe, Göttingen

Bohus M, Limberger MF, Frank U, Chapman A, Kühler T, Stieglitz RD (2007) Psychometric properties of the borderline symptom list (BSL). Psychopathologie 40:

Coid JW (1993) An affective syndrome in psychopaths with borderline personality disorder. British Journal of Psychiatry 162:

Cowdry R, Gardner D, O'Leary K, Leibenluft E, Ribinow D (1991) Mood variability: A study of four groups. American Journal of Psychiatry 148:

Craig AB (2009) Perspektiven. Wie fühlst du dich – jetzt? Die vordere Insula und das menschliche Bewusstsein. Nature Reviews Neuroscience 10:

Dammann G, Janssen PL (Hrsg) (2001) Psychotherapie der Borderline-Störungen. Krankheitsmodelle und Therapiepraxis – störungsspezifisch und schulenübergreifend. Thieme, Stuttgart

Dulz B, Jensen M (1997) Vom Trauma zur Aggression – von der Aggression zur Delinquenz. Einige Überlegungen zu Borderline-Störungen. Persönlichkeitsstörungen – Theorie und Therapie 1:189–198

Falkai P, Wittchen HU, Döpfner M, Gaebel W, Maier W, Rief W, Saß H, Zaudig M (Hrsg) (2015) Diagnostisches und Statistisches Manual Psychischer Störungen DSM-5. American Psychiatric Association, Hogrefe, Göttingen

Grant BF, Chou SP, Goldstein RB, Huang B, Stinson FS, Saha TD, Smith SM, Dawson DA, Pulay AJ, Pickering RP, Ruan WJ (2008) Prevalence correlates, disability, and comorbidity of DSM-IV borderline disorder: results from the wave 2 national epidemiologic survey on alcohol and related conditions. J Clin Psychiatry 69:

Henson RN, Shallice T, Dolan RJ (1999) Right prefrontal Cortex and episodic memory retrieval: a functional MRI test of monitoring hypothesis. Brain 122:

Kernberg OF (1998) Borderlinestörung und pathologischer Narzissmus, 10. Aufl. Suhrkamp, Frankfurt/Main

Kuhl J, Kazén M (1997) Persönlichkeitsstil- und Störungsinventar (PSSI). Testzentrale, Göttingen

Loranger AW (1999) International Personality disorder (IPDE): DSM-IV and ICD-10 modules. Psychological Assessment Resources, Odessa, FL

Miltner W (2009) Hauptvortrag, Neurobiologische Korrelate der Psychotherapie von Angststörungen. Kongress Neurobiologie der Psychotherapie, Salzburg.

Pope HG, Jonas JM, Hudson JI et al (1983) The validity of DSM-III borderline personality disorder. Arch Gen Psychiat 40:23–30

Rauch SL, van der Kolk BA, Fisler RE, Alpert NM, Orr SP, Savage CR, Fischman AJ, Jenike MA, Pitman RK (1996) A symptom provocation study of posttraumatic stress disorder using positron emission tomography and script driven imagery. Archives of General Psychiatry 53:

Rugg MD, Fletcher PC, Frith CD et al (1996) Differential activation of the prefrontal cortex in successful and unsuccessful memory retrieval. Brain 119:

Saß H, Wittchen HU, Zaudig M, Houben I (Hrsg) (2003) Diagnostisches und Statistisches Manual Psychischer Störungen DSM-IV-TR: Textrevision. Deutsche Bearbeitung und Einführung. Hogrefe, Göttingen

Schmahl C, Greffrath W, Baumgärtner U (2004) Differential nociceptive deficits in patients with borderline personality disorder and self-injurious behavior: laser-evoked potentials, spatial discrimination of noxious stimuli, and pain ratings. Pain 110:470–479

Sendera A, Sendera M (2007) Skills-Training bei Borderline- und Posttraumatischer Belastungsstörung. Springer, Wien

Sendera A, Sendera M (2012) Skills-Training bei Borderline- und Posttraumatischer Belastungsstörung. Springer, Wien

Sendera M, Sendera A (2015) Chronischer Schmerz. Springer, Heidelberg

Stern A (1938) Psychoanalytic investigation of and therapy in Borderline group of neuroses. Psychoanalytic Quarterly 7:

Trautmann-Sponsel RD, Gleich H (2001) Die ersten Phasen einer stationären Verhaltenstherapie der Borderline-Persönlichkeitsstörung. In: Dammann G, Janssen PL (Hrsg) Psychotherapie der Borderline-Störungen. Krankheitsmodelle und Therapiepraxis – störungsspezifisch und schulenübergreifend. Thieme, Stuttgart

Voitsmeier A (2001) Stationäre psychodynamische erfahrungsorientierte Therapie bei Borderline-Störungen. In: Dammann G, Janssen PL (Hrsg) Das Grönenbacher Modell. Psychotherapie der Borderline-Störungen. Thieme, Stuttgart

Zanarini MC, Gunderson JG, Frankenburg FR et al (1990) Discriminating borderline personality disorder from other Axis II disorders. Am J Psychiatry 147:161–167

Zanarini MC et al (1998) Axis I comorbidity of borderline personality disorder. American Journal of Psychiatry 155:12

Zanarini MC et al (2003) The longitudinal course of borderline psychopathology: 6-year prospective follow-up the phenomenology of borderline personality disorder. Am J Psychiatry 160:

Konzepte und Therapiemodelle

A. Sendera, M. Sendera

A. Sendera, M. Sendera, *Borderline – Die andere Art zu fühlen*,
DOI 10.1007/978-3-662-48003-8_3, © Springer-Verlag Berlin Heidelberg 2016

3.1   Konzepte nach Stern und Winnicott

Stern beschreibt als erster eine psychoanalytisch orientierte Borderline-Pathologie und liefert damit wichtige Grundlagen für spätere Borderline-Konzepte. Seine für Borderline-Betroffene typischen Charakteristika beziehen sich auf eine begrenzte Realitätsprüfung, psychotische Dekompensation, Phänomene wie Überidealisierung und Entwertung, Entwicklung starker Ängste, Irritationen und Projektionen. Er weist bereits auf eine frühe Störung in der Mutter-Kind-Interaktion hin (Stern 1938).

Mit dem Namen Winnicott ist ebenfalls ein bedeutendes Konzept zur Erklärung der Borderline-Pathologie verbunden. Winnicott lenkt die Aufmerksamkeit auf das Wechselspiel von äußerer und innerer Welt und kreiert die Welt der Zwischenbereiche und der Übergangsphänomene. Ein Zwischenbereich des Erlebens steht zwischen Innen- und Außenwelt. Er führt die Begriffe Übergangsobjekte, subjektive Objekte und illusionäre Erfahrungen ein (Winnicott 1984).

Winnicott bezeichnet mit Illusion den Raum, der dem Kind zugebilligt wird und beim Erwachsenen die Bereiche Kunst und Religion umfasst. Übergangsobjekte und Übergangsphänomene gehören zum Bereich der Illusion und bilden die Grundlage des Erlebens. Illusion steht für Situationen, in denen zwischen Ich und Nicht-Ich, zwischen Innen und Außen nicht zu unterscheiden ist.

In der Frühphase der Entwicklung vermag eine gute Mutter, sich den Bedürfnissen des Kindes anzupassen und diesem die Illusion zu vermitteln, dass das, was es erschafft, wirklich existiert. Dadurch ist das Erleben von Omnipotenz möglich. Die Mutter hat die Aufgabe, dem Kind die Informationen über die äußere Welt zu vermitteln, ohne seine eigene Gefühlswahrnehmung und Phantasien zu unterdrücken.

Nach Winnicotts Ansicht schützt eine gute Mutter ihr Kind auch vor ursprünglichen Ängsten; sie lässt das Baby die Illusion von Omnipotenz genießen, die später eine Quelle der Kreativität ist. Diesen Zwischenbereich, der beim Kleinkind den größten Teil des Erlebens ausmacht, behält der Erwachsene in den Bereichen der Kunst, der Religion, der Phantasietätigkeit und der schöpferischen wissenschaftlichen Arbeit bei.

Illusion ist eine Vorstufe der Symbolbildung und erfordert die Abwesenheit des anderen Objektes. Beim Säugling haben die Erfahrungen im illusionären Raum halluzinatorischen Charakter. Er schafft sich während seiner Entwicklung Objekte, die Grundlage für die Symbolbildung sind.

Sobald das Kind beginnt, zwischen Ich und Nicht-Ich zu unterscheiden, bekommen sogenannte „Übergangsobjekte" Bedeutung (◘ Abb. 3.1). So vermittelt zum Beispiel der Geruch der Mutter an Dingen, die an sie erinnern, das Gefühl, dass es diese wirklich gibt. Nimmt die Mutter das Kind ernst, hat sie Verständnis für die Bedürfnisse des Kindes, so entwickelt das Kind die Sicherheit, eigene Gefühle und Wünsche auszudrücken. Es kann sich in dem Kind das sogenannte „wahre Selbst" entwickeln.

Borderline-Patienten kennen den illusionären Raum nicht, sie mussten sich schon sehr früh an der äußeren Welt orientieren und sich an diese anpassen (Green 1977). Dadurch haben sie ein sogenanntes „falsches Selbst" entwickelt. Sie kennen nur „subjektiv" und „objektiv", sind angepasst, überreif und gefügig.

Den Übergangsraum der Illusion und somit die Fähigkeit zu spielen entwickeln sie nicht. Diese frühe Anpassung an die Umwelt bewirkt später eine Unfähigkeit, Bindungen einzugehen. Daher fallen diese Patienten durch Bindungs- und Trennungsproblematik auf (Janssen 2001).

◘ Abb. 3.1 Übergangsobjekt

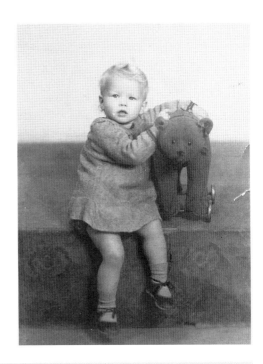

Übergangsobjekt

Borderline-Patienten haben einen Mangel an Erfahrungen mit Übergangsobjekten. Sie müssen sich mit dem Gefühl der inneren Leere und des Nichtseins auseinandersetzen.

3.2 Analytisches Konzept

Otto F. Kernberg entwickelte bereits in den 60er-Jahren ein Modell zur Erklärung der Borderline-Persönlichkeitsstörung. Bereits 1967 betonte er die Eigenständigkeit des klinischen Syndroms gegenüber der psychotischen und neurotischen Organisation. Die Symptombildung wird nicht mehr alleine unter dem Gesichtspunkt der Konfliktverarbeitung gesehen, sondern auch im Sinne der psychischen Funktionsebene, auf der die Persönlichkeit funktioniert.

> ❯ Kernbergs Konzept der Borderline-Persönlichkeits-Organisation („borderline personality organization") ist nicht nur deskriptiv, sondern strukturell angelegt.

Die Diagnosestellung kann durch den Nachweis folgender Kriterien erfolgen:
- Niveau der Abwehrmechanismen,
- Fähigkeit zur Realitätsprüfung,
- Identitätsdiffusion.

Erhärtet wird die Diagnose durch die Ich-Störung, typischerweise begleitet von einer diffusen, frei flottierenden Angst, deren Ausmaß die Bewältigungsmechanismen übersteigt sowie mangelnde Impulskontrolle und mangelnde Fähigkeit zur Sublimierung.

Bei Borderline-Patienten hat eine ausreichende Differenzierung zwischen Selbst- und Objektbildern („imagines") stattgefunden, womit die Integrität der Ich-Grenzen in den meisten Bereichen gesichert ist. In den Lebenssituationen, in denen es zur Verschmelzung mit idealisierten Objekten kommt, zeigt sich jedoch die Labilität.

Als Ursache für die mangelnde Fähigkeit zur Integration guter und schlechter Anteile (Introjektionen) wird ein Übermaß an primärer, frustrationsbedingter Aggression und mangelhafte Angsttoleranz angeführt.

Das Ich von Borderline-Patienten enthält völlig widersprüchliche und unrealistische Selbstbilder, sodass die Entstehung eines integrierten Selbst nicht möglich ist (▶ Kap. 5). Auch die realistische Einschätzung von äußeren Objekten ist nicht gewährleistet.

Dies kann dazu führen, dass Mitmenschen mitunter als fremd erlebt werden, vor allem dann, wenn starke Emotionen beteiligt sind – inneres Erleben und äußere Realität klaffen oft weit auseinander, was im Extremfall zu völliger Verwirrung und der zuvor erwähnten Identitätsdiffusion führen kann.

Bei der Beschreibung der Borderline-Persönlichkeitsorganisation unterscheidet Kernberg spezifische, unspezifische und primäre Abwehrformen. Als unspezifische Zeichen werden niedrige Angsttoleranz, geringe Impulskontrolle und mangelnde Fähigkeit zur Sublimierung angeführt.

Selbst

Der Patient hat kein stabiles Selbstkonzept, sondern aufgrund der fortbestehenden Spaltung in nur gute und nur böse Introjekte entsteht die sogenannte Identitätsdiffusion.

Das bedeutet, der Patient kann unter Hochspannung und großer emotionaler Belastung nicht zwischen Selbstbild und anderen Personen unterscheiden und neigt einerseits zu Verschmelzungswünschen, andererseits zu primären Affektdurchbrüchen und Entfremdungserlebnissen.

Als ein weiteres Strukturmerkmal beschreibt Kernberg die mangelnde Integration des Über-Ich. Diese ist nicht an realistischen Geboten und Verboten der primären Bezugspersonen orientiert, sondern an sadistischen Über-Ich-Vorläufern aus der frühen Entwicklungsphase.

3.2.1   Typische Abwehrmechanismen

❯ **Die zentrale Abwehrform ist die Spaltung.**

Die Spaltung entsteht nach Kernberg dadurch, dass ein Kleinkind noch nicht fähig ist, Selbst- und Objekt-Repräsentanz zu integrieren, diese Integration im Laufe des weiteren Lebens jedoch stattfindet. Bei der Entwicklung einer Borderline-Störung findet diese Integration nicht statt, sondern Spaltung wird weiterhin als Abwehrmechanismus eingesetzt, um das Ich vor diffusen Ängsten und aggressiven Affekten zu schützen.

Die Spaltung ist insofern der zentrale Mechanismus, als alle anderen Mechanismen ihr zugrunde liegen. Sie stellt die aktive Trennung positiver und negativer Selbst- und Objektrepräsentanzen dar, um Angst zu vermeiden und den Ich-Kern zu schützen.

Unter bestimmten pathologischen Voraussetzungen bleibt der Spaltungsmechanismus erhalten, um das Ich zu schützen, zum Beispiel in Form von Dissoziation oder durch aktives Auseinanderhalten von untereinander in Konflikt stehenden Introjektionen und Identifizierungen, ohne dass der Zugang zum Bewusstsein betroffen ist.

Bei der **primitiven Idealisierung** geht es darum, äußere Objekte als Schutz gegen das internalisierte Böse und äußere Aggression zu idealisieren. Dabei handelt es sich nicht um besondere Wertschätzung einer Person, sondern ausschließlich um deren Funktion als Beschützer und Objekt für Allmachtsphantasien.

Die Spaltung wird verstärkt, indem die Qualitäten der Objekte künstlich und in pathologischer Weise gesteigert werden. Beispielsweise kann ein Patient dadurch seinen Therapeuten vor der Projektion einer negativen Übertragungsdisposition schützen. Diese Form der Idealisierung ist auch ein wichtiger Abwehrmechanismus bei der narzisstischen Persönlichkeitsstörung (Kohut 1968).

> ❯❯ Psychotherapeuten, die selbst narzisstische Züge aufweisen, können dabei in eine Form der gegenseitigen Bewunderung geraten, die eine gute therapeutische Arbeit unmöglich macht.

Ein weiterer Aspekt sind die hinter der Idealisierung häufig vorhandenen paranoiden Ängste und primitiven aggressiven Gefühle gegenüber dem Übertragungsobjekt.

Bei der **projektiven Identifizierung** werden aggressive Anteile des Selbst nach außen gerichtet und lassen gefährliche Objekte entstehen, die wiederum die Abwehr des Patienten erfordern. Im Gegensatz zur Projektion wird hier versucht, den anderen so lange zu manipulieren, bis er den Bedürfnissen entspricht.

Unter Umständen muss der Patient, um Objekt und Angst unter Kontrolle zu halten, selbst angreifen, bevor er – wie er befürchtet – angegriffen wird. Bei reifen Formen der Projektion kommt dies nicht mehr vor. Die **Verleugnung**, zum Beispiel emotional gegensätzlicher Bewusstseinsanteile, unterstützt Spaltungsvorgänge.

> ❯❯ Der Patient weiß über die Gegensätze kognitiv Bescheid, kann jedoch die widersprüchlichen Gefühle nicht ändern.

Ein ebenfalls mit Spaltung zusammenhängender Vorgang ist **Allmacht** und Entwertung. Die idealisierte Person wird zum Besitz des Patienten und soll beherrscht werden. Sobald diese Person sich wehrt, keinen Schutz mehr bietet oder die ihr zugedachte Funktion nicht mehr erfüllt, setzt die Entwertung ein. Je stärker die Frustration ist, desto größer ist das zerstörerische Wut- und Rachepotential.

Treten **Somatisierungserscheinungen** auf, müssen durch ärztliche Untersuchungen organische Ursachen ausgeschlossen werden.

> Da sich in allen Forschungsergebnissen und klinischen Beobachtungen die Schlussfolgerung ergibt, dass die Unterscheidung zwischen körperlichem und seelischem Schmerz nicht mehr sinnvoll und zulässig ist, wird dem im DSM-5 bereits Rechnung getragen.
> Im **DSM-5** werden die früher als somatoforme Störungen bezeichneten Krankheitsbilder als „**Somatic Symptom and Related Disorders**" aufgeführt.

Die **Somatisierungsstörung** und die **undifferenzierte somatoforme Störung** werden gemeinsam als „Somatic Symptom Disorder" zusammengefasst.

Die **Hypochondrie** wird im DSM-5 nicht mehr als Diagnose aufgeführt – unter anderem aufgrund der negativen Besetzung dieses Namens und der möglichen Stigmatisierung der Patienten. Stattdessen wird bei erhöhten Krankheitsängsten die Diagnose einer „**Illness Anxiety Disorder**" gestellt. Chronische Schmerzpatienten haben in ihrer Anamnese häufig eine traumatische Erfahrung und/oder leiden zusätzlich an einer chronischen posttraumatischen Belastungsstörung (Sendera und Sendera 2015).

3.2.2 Unterscheidung von Psychose-Borderline-Störung und Neurose

- Bei **psychotischen Patienten** liegt eine schwere Ich-Störung vor, es fehlt die Beziehung zur Realität.
- **Borderline-Patienten** haben stabilere Ich-Grenzen, aber kein integriertes Selbst. Sie können in Beziehungen differenzieren, aber auftretende Widersprüche nicht integrieren.

In Krisen greifen sie daher auf primitive Abwehrmechanismen wie zum Beispiel Spaltung, aber auch Projektion, projektive Identifikation, Verleugnung, Allmachtsphantasien, primitive Idealisierung und Entwertung zurück. Man spricht dabei auch von Identitätsdiffusion, widersprüchlicher Selbstwahrnehmung und widersprüchlichem Verhalten sowie einem Gefühl der chronischen Leere.

Die Fähigkeit der Realitätsüberprüfung ist erhalten. Allerdings kann es unter psychischer Belastung zu Schwankungen im subjektiven Erleben mit Entfremdungserlebnissen kommen, obwohl sich der Patient währenddessen der Realität kognitiv durchaus bewusst ist.

In Objektbeziehungen treten partielle Verschmelzungsphantasien auf. Neurotische Patienten haben ein integriertes Selbstkonzept, können Selbst und Objekt trennen, haben stabile Grenzen und ein integriertes, oft strenges und rigides Über-Ich, das ein realitätsbezogenes, relativ konfliktfreies Leben ermöglicht. Abwehrformen sind Verdrängung, Isolierung, Reaktionsbildung, Ungeschehen-Machen und Rationalisierung.

3.2.3 Übertragungsfokussierte Therapie (TFP)

Die Übertragungsfokussierte Therapie (TFP), die sich aus der psychodynamischen Therapie, beziehungsweise dem Konzept der expressiven Psychotherapie entwickelt hat, geht speziell auf die Borderline-Problematik ein, arbeitet vorrangig an der Übertragung und am Widerstand, wo sich typisches Borderline-Verhalten im Sinne von Abwehr zeigt (Kernberg 1989). Rigide und primitive internalisierte Objektbeziehungen sowie abgespaltene Anteile sollen in eine reifere Form übergeführt werden.

Die expressive Psychotherapie soll einerseits die Fähigkeit der Borderline-Patienten fördern, sich selbst und andere als realistisch wahrgenommene Individuen zu erkennen, andererseits die Verwendung primitiver Abwehrmechanismen, die die Ich-Struktur schwächen, vermindern.

Die Basistechniken der expressiven Psychotherapie sind, wie bei der Psychoanalyse, Deutung, Übertragungsanalyse und technische Neutralität. Massives Ausagieren von Borderline-Patienten kann den Therapeuten unter Umständen veranlassen, diese Neutralität aufzugeben.

Die in der TFP verwendeten Techniken sind ebenfalls Klärung, Konfrontation und Deutung im Hier und Jetzt. Das Spezifische an dieser Methode ist nach Clarkin (Clarkin et al. 2001) die speziell auf das gestörte Verhalten von Borderline-Patienten gerichtete Vorgangsweise, die fallweise das Abweichen von der technischen Neutralität notwendig macht. Weiters arbeitet die TFP von Anfang an konsequent mit intrapsychischen und nicht mit interpersonellen Deutungen und greift kaum supportiv (unterstützend) ein (Clarkin et al. 1999).

Klärung bedeutet, dass das subjektive Erleben des Patienten besprochen wird. In der Konfrontation wird der Patient aufgefordert, sich mit widersprüchlichen Informationen und Gefühlen auseinander zu setzen, in der Deutung werden unbewusste Objektbeziehungen bewusst und Widersprüche verstehbar gemacht, um abgespaltene Teilobjekte schließlich integrieren zu können.

Deuten kann auf drei Ebenen erfolgen:
- im Bereich des Ausagierens und der primitiven Abwehrmechanismen,
- im Bereich einer aktivierten Objektbeziehung und als
- Deutung von Objektbeziehungen, die durch die im Hier und Jetzt aktivierte Objektbeziehung gestützt werden.

In der TFP gibt es, genauso wie in der DBT, einen Therapievertrag, der die Rahmenbedingungen sowie die Verantwortung und Pflichten sowohl des Therapeuten als auch des Patienten festlegt.

❯ **Ziel der TFP ist die Beziehungsfähigkeit des Patienten.**

In der therapeutischen Beziehung soll der Patient die Möglichkeit haben zu lernen, dass eine Beziehung für ihn möglich ist, die stabil bleibt und eine sichere Basis bietet. Die dabei gemachte Erfahrung ermöglicht es dem Patienten, diese auf andere Menschen und Beziehungen zu übertragen.

Die TFP eignet sich für Personen mit Borderline-Persönlichkeitsstörung, narzisstischer Störung sowie für Patienten mit komorbider Essstörung, Somatisierungsstörung und Suchterkrankungen. Primär ist die TFP als ambulante Einzeltherapie konzipiert, es gibt aber Möglichkeiten eines stationären Settings oder eines Gruppensettings. Besondere Aufmerksamkeit gilt der schwierigen Anfangsphase und dem Krisenverhalten von Patienten mit schwerer Störung.

3.2.4 Krisenmanagement in der TFP

Wenn es durch massives Agieren des Patienten in oder zwischen den Therapiestunden zu gefährlichen Situationen kommt, kann der Therapeut Angehörige kontaktieren und in die Situation einbinden, wobei es wichtig ist, dass diese gut informiert sind und Unterstützung geben können. Zu Krisenverhalten in der Therapie zählen
- suizidales, selbstverletzendes oder selbstschädigendes Verhalten,
- aggressives Verhalten,
- psychotische oder schwer depressive Episoden,
- laufende Telefonanrufe des Patienten beim Therapeuten,
- mögliches krisenhaftes Verhalten durch Trennungssituationen bei Abwesenheit des Therapeuten und bei drohendem Therapieabbruch,

- rezidivierende stationäre Aufnahmen und Besuch von Notfalleinrichtungen (Das Aufsuchen einer solchen Einrichtung per se stellt noch kein krisenhaftes Verhalten dar, sondern zeigt auch eine gute Selbsteinschätzung und Kompetenz des Patienten, sich in einer für ihn bedrohlichen Situation in den Schutz eines Krankenhauses zu begeben. Ist die Aufnahme als Teil des Agierens oder des Protestes gegen den Therapeuten zu sehen, muss die Situation geklärt und gedeutet werden.).

Selbstschädigendes Verhalten und Suizidalität sind das häufigste Problem, Phasen affektiver Störungen (zum Beispiel Depressionen) erhöhen das Risiko beträchtlich. In diesem Fall ist das Einbinden der Angehörigen unerlässlich, eine stationäre Aufnahme oft nicht zu vermeiden.

3.3   Biosoziale Theorie und neuro-behaviorales Entstehungsmodell

Modelle über das Entstehen der Problembereiche der Borderline-Patienten helfen, diese zu verstehen und auf die Besonderheiten in der Interaktion mit Betroffenen aufmerksam zu machen. Das Entstehungsmodell der Borderline-Störung von Marsha Linehan beruht weitgehend auf der biosozialen Theorie von Millon (1987).

> **Pathogenese**
>
> Millon und Linehan betonen, dass die Borderline-Störung die Folge einer dysfunktionalen Emotionsregulation in Kombination mit invalidierenden Umweltfaktoren und deren Interaktion ist.

Für die Pathogenese der Störung ist nach dem ursprünglichen Konzept daher das Zusammenwirken zweier Faktoren bedeutsam:
- **Emotionale Vulnerabilität**, eine erhöhte Verletzbarkeit und Intensität der Gefühle, die diesem Buch seinen Namen gegeben hat, und die genetisch, neurobiologisch und biographisch bedingt ist.
- **Non-validierendes Umfeld**, das heißt eine Umgebung, in der das Kind und seine Gefühle nicht wahrgenommen und respektiert werden.

In diesem sogenannten „non-validierenden Umfeld" hat ein Kind nie Chancen die Bedeutung von Emotionen richtig kennen zu lernen, weil die persönlichen Wahrnehmungen und Gefühle eines Kindes in diesem Umfeld als nicht stimmig rückgemeldet, zum Teil nicht wahrgenommen, trivialisiert, bestraft oder als unakzeptabel bewertet werden.
    Es kommt vor, dass Bezugspersonen unangemessen, unberechenbar bzw. übermäßig stark auf Gefühlsäußerungen des Kindes reagieren oder diese negieren. Das Kind lernt daher nicht, eigene Erfahrungen und Gefühle adäquat zuzuordnen, zu benennen, Vertrauen in die eigenen emotionalen und kognitiven Erfahrungen zu entwickeln und diese als adäquate Reaktionen auf Ereignisse zu sehen. Es entwickelt keine effektive Emotionsregulationsfähigkeit und lernt daher auch keine Fertigkeiten zur Emotionsregulation. Somit wird die Diskrepanz zwischen den persönlichen Erfahrungen und dem, was die Umwelt bestätigt, immer größer und adäquates emotionales Lernen wird verhindert.

Stattdessen lernt das Kind, aktiv eigene Erfahrungen zu unterdrücken und Außenbestätigungen oder Außenwahrnehmungen zu übernehmen. Die Sensibilität dieser Wahrnehmung wird derart perfektioniert, dass minimalste Hinweise und Außenwahrnehmungen genügen, um diese zu übernehmen und darauf zu reagieren. Das Kind wird zum Seismographen für die Gefühle anderer Personen.

Als weitere empirisch gesicherte psychosoziale Risikofaktoren für die Entwicklung einer Borderline-Störung gelten frühe Erfahrungen mit sexueller Gewalt, körperlicher Gewalt, Gewalterfahrung im Erwachsenenalter und Vernachlässigung durch primäre Bezugspersonen. Die Bedeutung fehlenden Schutzes und einer Sicherheit gebenden weiteren Bezugsperson, die Wahrnehmungen teilt und Gefühle bestätigt, wurde von Heffernen nachgewiesen (Heffernen und Cloitre 2000).

Die in vielen Fällen enge Beziehung zum Täter verhindert eine klare Abgrenzung zu diesem und fördert die Entstehung inkonsistenter und widersprüchlicher Schemata und Grundannahmen, die wiederum eine Störung der Emotionsmodulation auf kognitiver Ebene zur Folge haben (▶ Kap. 6, Schematheorie).

Auf der kognitiven und emotionalen Ebene entwickelt sich eine der posttraumatischen Belastungsstörung ähnliche Angststruktur. Durch den Verlust der Realitätswahrnehmung wird das Überlernen alter Erfahrungen verhindert. Die traumatischen Erfahrungen werden durch die Lernprozesse der Gegenwart nicht relativiert, sind löschungsresistent und können jederzeit durch externe oder interne Stimuli aktiviert werden. Die kognitive und emotionale Überprüfung, ob alte Erfahrungen in der Gegenwart noch gelten sowie eine Schema-Anpassung an die Realität sind blockiert.

Als zusätzliche Vulnerabilitätsfaktoren gelten unter anderem Schlafstörungen, Drogen- oder Alkoholabusus, Essstörungen, somatische Erkrankungen, Bewegungsmangel, Partnerschaftsprobleme, finanzielle Probleme und Wohnprobleme.

Die borderlinetypischen Verhaltensmuster werden zunächst zur Reduzierung von unerträglichen Spannungszuständen sowie zur Beendigung aversiver Affekte eingesetzt und werden schließlich zum eigenständigen Problem.

3.4 DBT

Marsha Linehan (Linehan 1996a, 1996b; Linehan et al. 1991) arbeitet in der Borderline-Therapie gerne mit Metaphern. Oft können diese anschaulich machen, was sich mit Worten schwer erklären lässt. Sie zeigt die Situation, in der sich sowohl Angehörige als auch Therapeuten von Borderline-Patienten finden können, wenn sie nicht lernen, auf sich selbst zu achten, ihre eigenen Bedürfnisse wahrzunehmen und Grenzen zu setzen. Eine weitere Metapher, die Linehan gerne verwendet, ist „aus Zitronen Limonade machen" (◘ Abb. 3.2).

Dieses Bild zeigt uns, wie wichtig es sein kann, vorhandene Mittel und Ressourcen zu erkennen und richtig zu nutzen. Auch hier können Angehörige wie Patienten lernen, Kraft zu schöpfen und mögliche Ziele zu erreichen.

Da unsere Arbeit mit Borderline-Patienten als Grundlage die Ideen der Dialektisch-Behavioralen Therapie hat, möchten wir diese in ihren Grundzügen kurz vorstellen. Im weiteren Verlauf werden uns Teile der Dialektisch-Behavioralen Therapie, vor allem das Skills-Training, begleiten.

Die Dialektisch-Behaviorale Therapie (DBT) wurde von Marsha M. Linehan ursprünglich für die ambulante Behandlung chronisch suizidaler Borderline-Patientinnen entwickelt. Die

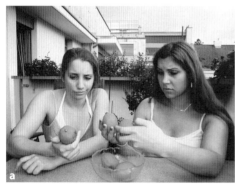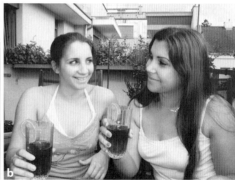

◘ Abb. 3.2a,b Aus Zitronen Limonade machen

Überlegenheit der DBT gegenüber herkömmlichen und unspezifischen Behandlungsmethoden kann durch mehrere randomisierte und kontrollierte Studien belegt werden und gilt als das empirisch am besten gesicherte Konzept zur Behandlung der Borderline-Störung. Seither werden laufend Studien durchgeführt, die den Behandlungserfolg bestätigen.

Mit der Dialektisch-Behavioralen Therapie (DBT) liegt ein Konzept vor, das sowohl neurobiologische, psychologische als auch soziale Faktoren für die Theorieentwicklung heranzieht. Die DBT beinhaltet eine Vielzahl von Strategien und Techniken aus verschiedenen Therapieschulen sowie fernöstliche Meditationstechniken. Die Wirksamkeit dieser meditativen Techniken konnte bereits 1994 von Kabat-Zinn nachgewiesen werden (Kabat-Zinn 1994).

Ebenso zählen Kontingenz-Management, Expositionstraining, Problemlösung, kognitive Umstrukturierung und die Bereiche des Skills-Trainings zu den empirisch abgesicherten kognitiven und verhaltenstherapeutischen Standardtechniken. Neben dieser breiten Palette verhaltenstherapeutischer Behandlungsinterventionen bilden Elemente von humanistischen und körperorientierten Therapieformen, der Gestalttherapie, Hypnotherapie sowie Betrachtungsweisen und Übungen aus dem Zen-Buddhismus die Grundlagen der DBT.

Die verschiedenen Techniken und Behandlungsstrategien werden laufend unter Berücksichtigung der störungsspezifischen Anforderungen modifiziert und adaptiert.

> ❯ In diesem Sinne ist die DBT laut Linehan als eine Werkstatt („factory") zu sehen, die
> ständig bestrebt ist, neues Wissen in bestehende Methoden zu integrieren und diese
> weiterzuentwickeln. Sie versteht sich aber auch als ein Netzwerk, sowohl im ambu-
> lanten als auch im stationären Setting.

In diesem Sinn sehen wir dieses Buch, das sich an alle richtet, die Menschen mit Borderline-Störung und posttraumatischer Belastungsstörung verstehen, helfen und/oder mit ihnen Beziehung leben wollen. Das ursprüngliche Konzept der DBT sieht die Pathologie in einer Störung der Emotionsregulation und Spannungstoleranz. Die Erweiterung des Wissens über
- die Zusammenhänge genetischer und neurobiologischer Aspekte,
- die Zusammenhänge von Lernprozessen dysfunktionaler Erlebens- und Verhaltensmuster,
- die Emotionsregulation,
- Mechanismen traumaassoziierter Stimuli,
- Löschungsresistenz traumatischer Erinnerungen,
- Automatisierung szenischer Erinnerungen und Trauma-Gedächtnis und die

- Symptomaktivierung unter Hochstress bewirkt, dass das Konzept laufend von vielen Arbeitsgruppen modifiziert und erweitert wird.

3.4.1 Grundannahmen der Dialektisch-Behavioralen Therapie (DBT)

Ein Hauptanliegen der DBT ist die Therapie-Compliance, wobei die von Linehan formulierten Grundannahmen eine bedeutende Rolle spielen. Sie zeigen die grundsätzliche Willensbereitschaft der Betroffenen, ihre Situation zu verändern, neue Wege zu gehen und zu versuchen, das Beste aus ihrer verheerenden Situation zu machen.

Es wird versucht, Betroffenen die Rückmeldung zu geben, dass ihr Verhalten im subjektiven Kontext Sinn macht, dass aber auch anderes Verhalten möglich ist, das heißt im objektiven Kontext mehrere Möglichkeiten zur Verfügung stehen und dass es wichtig ist, die jeweiligen Auslöser, Schemata und Konsequenzen für Probleme herauszuarbeiten.

> Die Grundannahmen in der DBT richten sich gegen bestehende Vorurteile.

Grundannahmen nach Linehan (1996)
1. Borderline-Patientinnen wollen sich ändern.
2. Borderline-Patientinnen haben im Allgemeinen ihre Probleme nicht selbst herbeigeführt, müssen sie aber selbst lösen.
3. Borderline-Patientinnen müssen sich stärker anstrengen, härter arbeiten und höher motiviert sein als andere. Das ist ungerecht!
4. Das Leben suizidaler Borderline-Patientinnen ist so, wie es ist, nicht auszuhalten und unerträglich.
5. Borderline-Patientinnen müssen im Allgemeinen in allen Lebensbereichen neues Verhalten lernen.
6. Borderline-Patientinnen können in der DBT nicht versagen.
7. Therapeutinnen, die mit Borderline-Patientinnen arbeiten, brauchen Unterstützung.

3.4.2 Beziehungsgestaltung in der DBT

Ein zentrales Ziel der DBT ist es, eine effektive Durchführung der Therapie zu ermöglichen. An dieser Stelle sollen daher die Verhaltensweisen der Therapeuten in kritischem Licht gesehen werden. Die Grundvoraussetzung der therapeutischen Tätigkeit ist daher nicht nur die Fähigkeit, „den Beruf nach besten Wissen und Gewissen und unter Beachtung der Entwicklung der Erkenntnisse der Wissenschaft auszuüben" (Bundesgesetzblatt für die Republik Österreich 1990), sondern auch Mitgefühl, Beständigkeit und Geduld zu haben.

Es ist aber auch erforderlich, Ungewissheit, Leid und Schmerz sowie die hohe emotionale Belastung im Überlebenskampf der Betroffenen auszuhalten. In der DBT wird die Position eingenommen, dass Therapeutinnen die Wirkung ihres Verhaltens auf die jeweilige Patientin ständig beobachten und reflektieren und eine Atmosphäre schaffen, in der Patientinnen validiert werden. Dazu gehört in der DBT als Besonderheit, dass der Patient als Partner des Therapeuten angesehen wird.

> ❯ Therapeut und Patient bilden ein Team, in dem sich der Therapeut als Coach versteht.

- Therapiegestaltung
  - Die Therapeutin versteht sich als Coach.
  - Therapeutin und Patientin orientieren sich an einem übergeordneten Ziel.
  - Gemeinsam übernehmen sie die Verantwortung dieses zu erreichen.
  - Die Therapeutin übernimmt dabei die Verantwortung für den Verlauf und das Ergebnis.
  - Interaktionen ermöglichen ein ausgewogenes Verhältnis von Veränderung und Akzeptanz in einem Nebeneinander von Kontrolle und Freiheit.
  - Metaphern, Parabeln, Geschichten und Analogien helfen bei der Vermittlung von Inhalten.

3.4.3 Therapeutische Grenzen

Das Wahrnehmen und die Wahrung der eigenen therapeutischen Grenzen sind in der DBT sehr wichtig. Jeder Helfer hat individuelle, persönliche und professionelle Grenzen, die nicht überschritten werden sollten und ist dahingehend zu schulen, dass er die zum Teil wechselnden subjektiven Grenzen einschätzen lernt und reflektieren kann, wenn sie überschritten wurden.

Konflikte zwischen Therapeutin und Patientin werden daher nicht gedeutet, sondern angesprochen. Wenn man davon ausgeht, dass jeder Therapeut fehlbar ist und dass Patientinnen auf jeden Fall die Grenzen ihrer Therapeutin herausfinden, gilt auch hier der Grundsatz der Dialektik:

> ❯ Akzeptiere, dass es unterschiedliche Meinungen gibt. Es ist wichtiger, andere Standpunkte anzuerkennen als den eigenen zu verteidigen.

Die DBT geht dabei von der Voraussetzung aus, dass jedes Fehlverhalten wieder in Ordnung gebracht werden kann. Die Art und Weise, wie dies geschieht, kann als hilfreiches und wirksames Modell dienen, dass Betroffene erkennen, wie sie mit eigenen Problemen in Beziehungen umgehen können. Dabei ist es wichtig, dass Helfer Fehler zugeben können und Betroffenen mit (radikaler) Offenheit begegnen.

Um das Therapiekonzept zu skizzieren, verwenden wir eine von Linehans Metaphern, die sich wie ein roter Faden durch die Therapie zieht (◘ Abb. 3.3): „Die Patientin und ich stehen auf einer Wippe einander gegenüber; die Fläche der Wippe verbindet uns miteinander. Die Therapie ist wie das Auf und Ab der Wippe, bei dem die Patientin und ich ständig vor- und zurückrutschen und versuchen, die Balance zu halten, um gemeinsam zur Mitte zu gelangen und sozusagen auf eine höhere Ebene klettern zu können. Dort beginnt derselbe Ablauf von vorne: Wir sind auf einer neuen Wippe und versuchen erneut, in die Mitte zu gelangen und auf die nächste Ebene aufzusteigen und so weiter. Während die Patientin auf der Wippe vor- und zurückrutscht, vom Ende in die Mitte und von der Mitte an das Ende, bewege ich mich ebenfalls, um die Balance zu halten".

Die Enden der Wippe symbolisieren die für die Dialektik typische Terminologie: These und Antithese und das Erreichen der nächsten Ebene steht für die Integration bzw. Synthese dieser Gegensätze, die dort sofort wieder in These und Antithese gespalten werden (Linehan 1996a, 1996b).

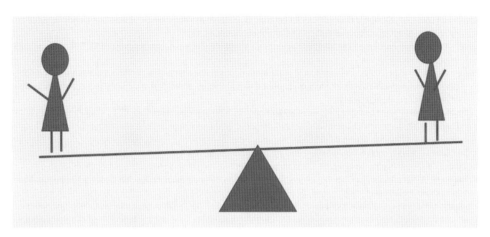

◘ **Abb. 3.3** Wippe

Dialektik	

Die Dialektik ist eine hilfreiche Art, die Welt zu betrachten und Dinge zu sehen.

Borderline-Patientinnen sind nicht in der Lage zu glauben, dass zwei Positionen gleichzeitig wahr sein können. Die Welt wird in Schwarz und Weiß aufgeteilt, es gibt keine Abstufungen und Grauzonen. Die Menschen darin können nur gute oder schlechte Eigenschaften haben, werden idealisiert oder entwertet und abgelehnt, es erscheint unmöglich, dass ein Mensch im Innersten gut sein kann, wenn er auch nur einen kleinen Fehler macht.

Bei Enttäuschung durch ursprünglich idealisierte Menschen kann es sein, dass die Beziehung sofort beendet wird; wenn ein Mensch einmal einen Fehler begangen hat, wird er immer fehlerhaft bleiben. Verstärkt wird diese Problematik durch einen starren Denkstil, der selbst die Vorstellung der Möglichkeit einer Veränderung verhindert. Therapieabbrüche haben hier ihren Ursprung.

Linehan bezeichnet die borderlinetypischen Verhaltensweisen als Scheitern an der Dialektik. Dichotomes Denken und Spaltung werden in der Dialektik unter dem Blickwinkel These und Antithese gesehen, gekennzeichnet durch die augenblickliche Unfähigkeit zu einer Synthese zu gelangen. So ist der Mensch entweder gut (These) oder böse (Antithese), er kann unmöglich beides sein (Synthese).

❯ Aufgabe und Ziel der Therapie ist es, die Balance zu halten, um eines Tages die Synthese zu erreichen und ein stabiles Selbstbild zu entwickeln, als Voraussetzung für Beziehungsfähigkeit und ein erfülltes Leben.

Literatur

Bundesgesetzblatt für die Republik Österreich (1990) Psychotherapiegesetz (NR: GP XVII RV 1256 AB 389), S 146; BR: 3896, S 531

Clarkin JF, Yeomans FE, Kernberg OF (1999) Psychotherapy for Borderline Personality. Wiley, New York

Clarkin J, Yeomans F, Kernberg O, Buchheim P, Damman G (2001) Psychotherapie der Borderline-Persönlichkeitsstörung, Manual zur psychodynamischen Therapie. Schattauer, Stuttgart

Green A (1977) The borderline concept. In: Hartocollis P (Hrsg) Borderline personality disorders. International Universities Press, New York

Heffernen K, Cloitre M (2000) A comparison of posttraumatic stress disorder with and without borderline personality disorder among women with a history of childhood sexual abuse – etiological and clinical characteristics. Journal of Nervous and Mental Desease

Janssen PL (2001) Psychoanalytische Konzepte der Borderline-Struktur. In: Dammann G, Janssen PL (Hrsg) Psychotherapie der Borderline-Störungen, Krankheitsmodelle und Therapiepraxis – störungsspezifisch und schulenübergreifend. Thieme, Stuttgart

Kabat-Zinn J (1994) Wherever you go there you are. Hyperion, New York

Kernberg OF (1989) Psychodynamische Therapie bei Borderline-Patienten. Verlag Hans Huber, Bern

Kohut H (1968) Narzißmus. Eine Theorie der psychoanalytischen Behandlung narzißtischer Persönlichkeitsstörungen. Suhrkamp, Frankfurt

Linehahn MM (1996a) Dialektisch-Behaviorale Therapie der Borderline-Persönlichkeitsstörung. CIP, München

Linehan MM (1996b) Trainingsmanual zur Dialektisch-Behavioralen Therapie der Borderline-Persönlichkeitsstörung. CIP, München

Linehan MM, Armstrong HE, Suarez A, Allmon D, Heard HL (1991) Cognitive-behavioral treatment of chronically parasuicidal borderline patients. Archives of General Psychiatry 48:1060–1064

Millon T (1987) On the genesis and prevalence of the borderline personality disorder: A social learning thesis. Journal of Personality Disorders 1(4):354–372

Sendera M, Sendera A (2015) Chronischer Schmerz. Schulmedizinische, komplementärmedizinische und psychotherapeutische Aspekte. Springer, Heidelberg

Stern A (1938) Psychoanalytic investigation of and therapy in the borderline group of neuroses. Psychoanalytic Quarterly 7:

Winnicott DW (1965/1974/1984) Reifungsprozesse und fördernde Umwelt. Kindler, München

Winnicott DW (1971/1973) Vom Spiel zur Kreativität. Klett-Cotta, Stuttgart

Emotionen

A. Sendera, M. Sendera

A. Sendera, M. Sendera, *Borderline – Die andere Art zu fühlen,*
DOI 10.1007/978-3-662-48003-8_4, © Springer-Verlag Berlin Heidelberg 2016

4.1   Bedeutung der Gefühle

Der Untertitel dieses Buches „Die andere Art zu fühlen" kommt einerseits daher, dass das zentrale Problem der Borderline-Problematik die Emotionsregulationsstörung ist, andererseits aus dem Wunsch, die zugrunde liegenden Mechanismen klar und möglichst vielen Menschen zugänglich zu machen, um die Diagnose zu entmystifizieren und das Anderssein nicht unnötig zu pathologisieren.

Gustav Mahler bezeichnet als einzige Wahrheit auf der Erde unser Gefühl.

Natürlich sind Verhaltensweisen wie Impulsdurchbrüche, Selbstschädigung, Fremdaggression sowohl für Patienten als auch Mitmenschen schwierig und erscheinen oft unlösbar.

> **Auf die Frage, ob Borderline heilbar ist, können wir sagen, dass auf alle Fälle die typischen Verhaltensweisen und Reaktionen therapierbar und veränderbar sind, eine gewisse emotionale Vulnerabilität jedoch lebenslang bestehen bleibt.**

Trotzdem kann ein normales Leben geführt werden in dem Wissen um diese Verletzbarkeit, die auslösenden Trigger und den Umgang damit.

> **Marsha Linehan sagt: „Don't treat them like raw eggs", behandelt sie nicht wie rohe Eier; ein Leben, integriert im sozialen Kontext, ist möglich.**

Um Emotionen besser verstehen zu können, beginnen wir mit grundsätzlichen **Theorien** und **neurobiologischen Aspekten**, bevor wir auf die Besonderheit der Borderline-Emotionen eingehen.

Emotionen beginnen durch einen inneren oder äußeren Reiz, dauern nur kurz an, werden meist kognitiv bewertet, lösen einen Handlungsimpuls aus und ebben wieder ab. Länger anhaltende Emotionen bezeichnet man als Stimmungen.

Wir sind uns des Auslösers nicht immer bewusst und können unsere Emotionen nicht willkürlich kontrollieren, lediglich den Ausdruck dieser – im Sinne der Unterdrückung oder des Auslebens.

Die nicht willkürliche Auslösung erklärt auch, warum es so schwierig ist Emotionen willkürlich nachzuahmen. Ein spontanes Lächeln, Schluchzen, das aus tiefstem Herzen kommt, echter Kummer, ein entsetzter Schrei, werden von Strukturen ausgelöst, die tief im Hirnstamm liegen und sich der willkürlichen Kontrolle entziehen (Damasio 1994). Schauspieler etwa sind dann gut, wenn sie das Zusammenspiel von Stimme, Tonfall, Mimik und Körperhaltung so beherrschen, dass die Emotionen für das Publikum stimmig erscheinen.

Abhängig vom kulturellen Hintergrund haben wir gelernt, Emotionen zu unterdrücken, das heißt im besten Fall, den Ausdruck der Emotion nicht nach außen zu tragen, die inneren Veränderungen bleiben bestehen.

Als teilweise Ausnahme davon können wir – zum Beispiel in der Achtsamkeit – lernen, Kontrolle über die Atmung zu bekommen und dadurch unsere Emotionen zu beeinflussen, ebenso können Körperhaltung und Mimik Einfluss nehmen. Auch Umweltfaktoren, Wetter, Ernährung, Hormone und vieles mehr können auf Emotionen wirken.

Damasio schlägt vor, die Begriffe „Emotion" und „Gefühl" zu trennen, indem er den Ausdruck Gefühl für die private mentale Erfahrung einer Emotion verwendet. Das heißt, Emotionen können von anderen wahrgenommen werden, während zu ihren Gefühlen nur die Person selbst Zugang hat.

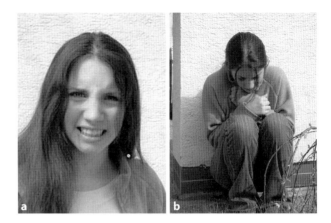

Abb. 4.1a,b Ärger und Scham

Emotionen bestehen aus einem Netzwerk neuronaler Verknüpfungen mit den dazugehörigen Impulsen und körperlichen Reaktionen, vertreten in den Bereichen des Stammhirnes, vor allem der Amygdala (Mandelkern) und des Hippocampus (Ammonshorn) mit seinen expliziten Gedächtnisinhalten.

Über die Achse Hypothalamus-Hypophyse-Nebennierenrinde wird in Stresssituationen vermehrt Cortisol ausgeschüttet, was bei länger dauerndem Stress bedeutet, dass es zu einer Schädigung des Hippocampus kommen kann. Bei Borderline-Patienten wurde eine Volumenreduktion des Hippocampus festgestellt (Brambilla et al. 2004).

Emotionen geben Information über unser Befinden, warnen vor Gefahr, helfen uns bei der Orientierung und sind mithilfe von biologisch vorhandenen Handlungstendenzen und Impulsen da, um unser Überleben zu sichern. Im sozialen Leben geben Emotionen die Möglichkeit, zwischenmenschliche Beziehungen zu gestalten: Mimik, Körperhaltung, Stimme und Tonfall können, gemeinsam mit Worten, Gefühle ausdrücken und diese anderen mitteilen mit dem Ziel, einerseits Bedürfnisse kund zu tun und andererseits die Bedürfnisse des Gegenübers wahrzunehmen.

4.2   Mimik und emotionales Verhalten bei BLS

Der mimische Ausdruck von Gefühlen kann nicht bewusst gesteuert werden (◻ Abb. 4.1–4.5). Wie aus neurobiologischen und psychopathologischen Aspekten zu erwarten ist, dominieren bei Borderline-Patienten Ärger, Verachtung und Ekel (◻ Tab. 4.1). Angst und Trauer findet man seltener (Benecke und Dammann 2003), oft in Korrelation mit aggressivem Ausdrucksverhalten.

Jeder Mensch hat bevorzugte Gefühlsreaktionen. Wenn Sie sich selbst besser kennen wollen, ist es wichtig, dass Sie sich damit auseinander setzen. Folgende Fragen können dabei helfen:
- Welche Gefühle kennen Sie?
- Welche haben Sie häufig?
- Welche Impulse werden ausgelöst?
- Wie handeln Sie?
- Wie blockieren Sie manche Gefühle?
- Welche Gefühle sind für Sie ein Tabu?

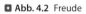

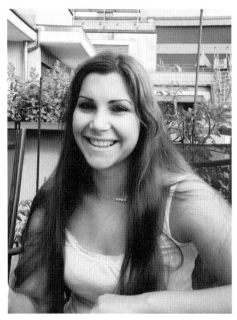

◘ **Abb. 4.2** Freude

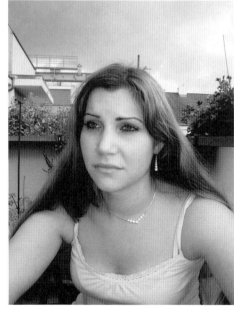

◘ **Abb. 4.3** Trauer

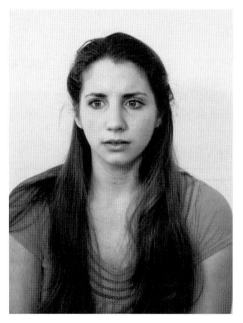

◘ **Abb. 4.4** Angst

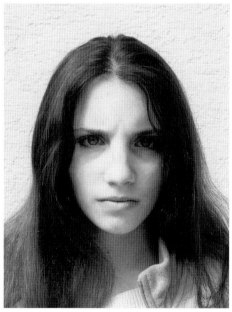

◘ **Abb. 4.5** Wut

◻ Tab. 4.1 Wichtige Gefühle			
Freude	**Trauer**	**Angst**	**Wut**
Begeisterung	Verzweiflung	Furcht	Ärger, Zorn
Glück	Sehnsucht	Anspannung	Ungeduld
Übermut	Einsamkeit	Schreck	Missmut
Leidenschaft	Leere	Ekel	Widerwille, Trotz
Lust	Langeweile	Sorge	Abneigung
Stolz	Mitgefühl	Reue	Hass
Vertrauen	Beleidigtsein	Scham	Neid, Eifersucht
Dankbarkeit		Unterlegenheit	Misstrauen
Zufriedenheit		Hilflosigkeit	Verachtung
Zuneigung, Liebe			

Antonio R. Damasio (2003) spricht von einer biologischen Doppelfunktion der Gefühle. Erstens sollen Emotionen auf eine auslösende Situation eine spezifische Reaktion hervorrufen, zweitens haben Emotionen die Funktion, den inneren Zustand des Organismus zu regulieren, sodass er auf die spezifische Situation vorbereitet ist. Das heißt Emotionen sind kein Luxus, sondern biologisch notwendig, eine Form von Anpassungsmechanismen, die Überleben garantieren und uns mit lebensorientierten Verhaltensweisen versorgen. Sie sind eng verknüpft mit der Idee von Belohnung und Bestrafung, darum ist es auch so schwierig, von der Bewertung Abstand nehmen zu lernen. Das Bewusstsein macht Emotionen der Erkenntnis zugänglich und gibt uns die Möglichkeit sie mit den Kognitionen in Zusammenhang zu setzen und den Bedürfnissen angepasst zu reagieren.

4.3 Primär- und Sekundärgefühle

Die Bezeichnung Primärgefühl wird in der Psychologie und in verschiedenen therapeutischen Konzepten verwendet. Die naheliegendste Identifikationsmöglichkeit des Primärgefühls bezieht sich nicht auf bestimmte Gefühle, sondern die Tatsache, dass die erste unverfälschte Reaktion auf ein Gefühl beziehungsweise der erste Handlungsimpuls, das Gefühl als solches erkennen lassen.

Sekundärgefühle können das Primärgefühl überlagern und dadurch verschleiern, indem bereits kognitive Einflüsse da sind, Verdrängung eingesetzt hat oder ein Abgleich mit Erinnerungen stattgefunden hat. Ein Beispiel dafür ist das Schuldgefühl, das erst aus der Scham heraus entsteht, entweder durch kollektive Bewertung oder internalisierte Anteile des Betroffenen selbst (Über-Ich). Es finden zur Zeit Diskussionen statt, ob so gesehen Schuld überhaupt zu den Gefühlen zu zählen ist oder die soziale Konsequenz aus Scham über reales oder vermeintliches Fehlverhalten.

4.4   Emotionsregulation

Beispiel

Zwei Pilger wandern über das Mittelgebirge. Sie wandern schweigend bergauf und bergab. Das Wetter ist schön und die Sonne scheint warm. Plötzlich beginnt der erste Pilger zu weinen und zu klagen. Der Andere fragt, was los sei. „Oh", antwortet Ersterer „die Sonne scheint und wir sind im Mittelgebirge!" Sein Begleiter wundert sich und die beiden wandern weiter. Plötzlich beginnt es zu stürmen und zu regnen, sodass man kaum die Hand vor Augen sieht. In diesem Augenblick beginnt der erste Pilger zu lachen und zu singen. Der Andere wundert sich wieder und fragt: „Was ist los? Wenn die Sonne scheint, weinst du und wenn es stürmt, springst du wie toll umher?" Der Befragte antwortet: „Wenn im Mittelgebirge die Sonne scheint, weiß ich, dass es bald wieder regnen wird. Daher muss ich weinen, wenn die Sonne scheint. Wenn es dann regnet, weiß ich, dass bald wieder die Sonne scheint, das macht mich froh und ich muss lachen" (A. Sendera).

Die Entwicklung der Emotionsregulation beginnt bereits in der Kindheit, ebenso die Möglichkeit der Schädigung derselben mit entsprechender Dysregulation, wie wir sie bei Borderline-Patienten sehen können.

Theorien dazu gibt es viele, die Forschungen beziehen sich auf verschiedene Aspekte, wie zum Beispiel die zugrunde liegenden neurophysiologischen Erkenntnisse, kognitive Ansätze (Schemata) und Forschungen auf der Verhaltensebene.

Die Entwicklung des Emotionsregulations-Systems hängt zusammen mit der Entwicklung der Identität und den kognitiven Funktionen des Kindes, wird aber auch von außen durch die Gefühle und Reaktionen der Bezugspersonen beeinflusst.

James J. Gross, Professor der Universität Stanford, beschreibt in seinem Modell (Gross 1998), dass ein Gefühl sich über einen internen oder externen Reiz ankündigt und eine Serie von Reaktionen auf der physiologischen- und Verhaltensebene ausgelöst wird. Durch individuell unterschiedliche und erlebnisabhängige Modulationen entsteht schließlich die manifeste emotionale Antwort. Nach seiner Theorie gibt es drei Möglichkeiten des Umganges mit den Emotionen

- aufsteigen lassen,
- erhalten,
- zurückbilden.

Diese Regulation kann bewusst oder unbewusst stattfinden. Ob sie überhaupt möglich ist, zeigen die Dauer, die Intensität der Gefühle und die darauf folgenden Handlungskonsequenzen.

Bei bewusst unterdrückten Emotionen findet trotzdem die Reaktion des autonomen Nervensystems statt (zum Beispiel Veränderung von Puls, Blutdruck, Muskelanspannung usw.) und kann dadurch langfristig zu psychosomatischen Erkrankungen führen.

Marsha Linehan betont in ihrem Konzept die Bedeutung der Fähigkeit, Emotionen wahrnehmen, sie zu erkennen und benennen zu können. Die Regulation besteht in der Fähigkeit des Menschen, die aufsteigenden Bilder, Erinnerungen, entstehenden Bewertungen ebenso wie den resultierenden Handlungsimpuls (◘ Abb. 4.6) zu erkennen und die Entscheidung treffen zu können, ob dem Impuls nachgegeben, oder entgegen gesetzt gehandelt werden soll.

Durch das Erlernen von bewertungsfreiem Wahrnehmen, Beschreiben und Erkennen von Primärgefühlen und der Verinnerlichung des Leitsatzes „**Ich bin nicht mein Gefühl**" können Patienten in der DBT ihr Handeln steuern (◘ Tab. 4.2 und 4.3).

Hier setzt in der DBT das Skills-Training ein, das Erlernen von Steuerungsmöglichkeiten der Impulse – nicht der Gefühle, denn die sind in diesem Fall durchaus stimmig und verständ-

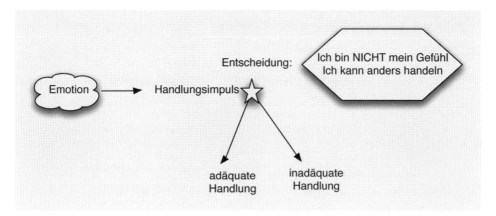

Abb. 4.6 Handlungsimpuls

⬛ **Tab. 4.2** Gefühls- und Handlungsanalyse	
Situation	Was ist passiert? (Fakten)
Gedanken	Wie habe ich die Situation bewertet?
Gefühl	Was habe ich empfunden? (Körperliche Empfindungen, Mimik …)
Handlungsimpuls	Was würde ich in diesem Moment am liebsten tun?
Bedürfnis	Welches Bedürfnis steckt hinter dem Gefühl?
Handlung	Wie habe ich reagiert?
Konsequenz	Welche Konsequenzen ergaben sich aus meiner Reaktion für mich und für andere (kurz-, langfristig)?

lich und sollten bei der therapeutischen Aufarbeitung des aktuellen Problems immer validiert werden. Der Lernprozess bezieht sich also auf den Punkt, an dem wir entscheiden, ob die nachfolgende Handlung sinnvoll ist oder langfristig mehr Schaden anrichtet. Im eigentlichen Sinn sprechen wir also nicht von einer Emotions-, sondern von einer Impulsregulation.

Das bedeutet nicht, dass ein ständig ungerecht schreiender Chef ein gesundes Umfeld darstellt, im Gegenteil, die Hemmung von emotional stimmigem Verhalten wird für die Entstehung psychosomatischer Erkrankungen verantwortlich gemacht. Die Überlegung einer Veränderung ist nach Abklingen der ersten Emotion sicher einfacher, langfristig auch sinnvoll.

In diesem Beispiel haben wir bis jetzt noch nicht beachtet, was hinter der enormen Wut und dem eventuellen Ausrasten stehen könnte. Erinnert der Chef an eine Situation, in einem ganz anderen Zusammenhang, in einer ganz anderen Zeit?

> **Welches Gefühl spürt man nach Abklingen der Wut? Hilflosigkeit? Ohnmacht? Angst? Vielleicht Trauer? Vor welchen Gefühlen schützt die Wut?**

> **Die Aufarbeitung und das Erkennen des Primärgefühls bedürfen einer genauen Analyse und bei Borderline-Patienten professioneller Unterstützung!**

4

☐ Tab. 4.3 Beispiel für eine Gefühls- und Handlungsanalyse		
Situation	Was ist passiert? (Fakten)	„Mein Chef hat mich beschimpft und angeschrien."
Gedanken	Wie habe ich die Situation bewertet?	„Das ist ungerecht!"
Gefühl	Was habe ich empfunden? Körperliche Empfindungen, Mimik …?	Wut Erhöhter Pulsschlag, verspannte Nackenmuskulatur, zusammengezogene Augenbrauen, verengte Augenmuskulatur, größere Pupillen, geballte Fäuste
Handlungsimpuls	Was würde ich in diesem Moment am liebsten tun?	„Zurückschreien, schimpfen, die Türe zuknallen, im schlimmsten Fall ihn persönlich attackieren."
Bedürfnis	Welches Bedürfnis steckt hinter dem Gefühl?	„Akzeptiert und geachtet werden".
Handlung Auch wenn der Impuls nachvollziehbar ist, gibt es hier die Möglichkeit zu entscheiden, ob man ihm nachgeben oder ihn unterdrücken soll.	Wie habe ich reagiert? Adäquat? Inadäquat?	Als geübter Angestellter werden Sie an dieser Stelle denken: „Wenn ich meinen Job behalten will, muss ich wohl den Impuls unterdrücken, das heißt langfristig adäquat handeln". Nicht so ein eine Borderline-Persönlichkeit: durch die rasch einschießende heftige Emotion sieht er sich außerstande, dem Impuls nicht nachzugeben (Impulsdurchbruch) und ist wieder einmal einen Job los.
Konsequenz	Welche Konsequenzen ergaben sich aus meiner Reaktion für mich und für andere (kurz-, langfristig)?	

4.5 Störungen der Emotionsregulation

Unabhängig von der Borderline-Diagnose gibt es Störungen der Emotionsregulation, die in unterschiedlichen Situationen und in unterschiedlichen Krankheitsbildern auftreten können. Auch Hochstress-Situationen können solche Störungen auslösen:

- Störung der Gefühlswahrnehmung: Depersonalisation als Schutz vor momentan unerträglicher Selbstwahrnehmung,
- Körpersensationen an Stelle von Gefühlen: Somatisierungsstörung,
- Blockierung von Gefühlen: psychosomatische Erkrankungen,
- Verstimmung anstelle von Gefühlen: Dysphorie,
- Wahrnehmung irrealer Gefühle: Derealisation, die Welt wird als unwirklich und fremd empfunden und distanziert von unerträglicher äußerer Realität,
- zu intensive Gefühle, Überflutung,
- langes Verharren in Gefühlszuständen,
- Unfähigkeit, Gefühle auszudrücken oder mitzuteilen bis zu:

▣ **Tab. 4.4** Grundgefühle	
Liebe	Hingezogenheit, Zärtlichkeit, Herzlichkeit, Verbundenheit, Innigkeit …
Freude	Zuneigung, Begeisterung, Zufriedenheit …
Trauer	Einsamkeit, Enttäuschung, Verzweiflung …
Stolz	Scham
Angst	Unsicherheit, Furcht, Hilflosigkeit, Ohnmacht ….
Wut	Ärger, Aggression, Zorn, Hass …
Ekel	Abneigung, Widerwille, Abscheu …

━ Mutismus: Schweigen bei erhaltener Wahrnehmung der Umwelt als Schutz, um sich eine Pause zu ermöglichen,
━ Stupor: Erstarrung und Einstellen der Bewegung als größtmögliche Distanz zur Umwelt.

4.6 Emotionen und Gesundheit

Wie die Stressforschung zeigt, können Emotionen sowohl gesund als auch krank machen. Immunsystem und Herz-Kreislaufsystem reagieren besonders empfindlich (Golemann 1996). Langanhaltende Wut, Hass und Feindseligkeit erhöhen nach prospektiven Studien die Mortalität deutlich, Depressionen machen anfälliger für maligne Erkrankungen und Infektionen, bei Infarktpatienten reduzieren sie die Überlebenschancen auf ein Fünftel.

Es wurde ebenfalls nachgewiesen, dass dauerhafter Stress und Angst zu einer Verminderung der T- und B-Lymphozyten und damit der Immunabwehr führen. Zum Glück machen sich körperliche Symptome oft schon früh bemerkbar, sodass es eine Chance gibt, rechtzeitig gegenzusteuern.

Magenschmerzen, chronische Kopfschmerzen, Druck auf der Brust, Herzrasen, Muskelverspannungen können – nach medizinischer Abklärung – einer psychosomatisch orientierten Therapie zugänglich gemacht und das Problembewusstsein des Patienten erweckt werden.

In ▣ Tab. 4.4 finden Sie einige Grundgefühle, gegenübergestellt den zugehörigen Begleitgefühlen – eine Ergänzung ist jederzeit möglich, vielleicht können Sie aus Ihrer eigenen Erfahrung Gefühle und dazu passende Situationen finden.

Emotionen bei posttraumatischer Belastungsstörung (PTSD) In der Forschung über PTSD unterscheidet man zwischen den primären Emotionen, die während der Traumatisierung vorhanden waren, wie Angst, Entsetzen, Ekel, Hilflosigkeit und den sekundären Emotionen wie Scham und Schuld, die im späteren Leben oftmals die Traumaverarbeitung erschweren. Erkennen und Unterscheiden dieser Emotionen sind daher von großer therapeutischer Wichtigkeit.

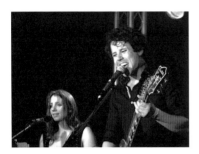

◨ Abb. 4.7 „Lost in Desire". (Mit freundlicher Genehmigung von Stephan und Sonja Sutor)

4.7   Borderline-Gefühlswelt

» Hush Little Baby

a touching melody, ringing in your head
mesmerizing phantasy, a voice so innocent

the world is turning, the winds are passing by
no more thinking, overly alive

one desperate moment, the shadows seem so long
harder breathing
the night it seems so wrong

hush little baby, don't say a word
time has killed the mocking bird
hush little baby, don't make a sound
golden wings forever bound

and then he's falling down
shattered to the ground
broken there he lays
no one to save the day
save the day

the shimmer in the eye, long it has faded
a pale and vacant smile all has erased it
so thoughtless a mind, so reckless and blind
now closing the eye, a forsaken goodbye

and then he's falling down
shattered to the ground
broken there he lays
that mocking bird is me
yes it's me

(Stephan Sutor, vertont von „Lost in Desire")

❯ Was macht die Gefühle einer Borderline-Persönlichkeit so anders?

❯ Wieso diese enorme Intensität und Vulnerabilität, Impulsdurchbrüche, Stimmungs-schwankungen und Beziehungs-Chaos?

Wie auch in ▶ Kap. 2 (Neurobiologie) besprochen, gibt es in bildgebenden Verfahren nachweis-bare Unterschiede zwischen emotionalen Abläufen bei Borderline-Patienten und Patienten mit PTSD und gesunden Versuchspersonen.

So konnte zum Beispiel in PET (Positronenemissionstomografie)-Befunden gezeigt wer-den, dass beim Lesen aversiver Texte oder Ansehen brutaler Filme der Erregungsablauf bei Borderline-Patienten unterschiedlich zu dem anderer Menschen verläuft (▶ Kap. 2, Neuro-biologie).

Das bedeutet, dass das Gefühl nicht nur rascher und intensiver vorhanden ist, sondern sich auch der kognitiven Kontrolle entzieht und ebenfalls der Rückmeldung des Hippocampus, der den aktuellen Input mit Erfahrungsinhalten vergleicht und dadurch – wenn keine aktuelle Gefahr im Verzug ist – als Bremse auf die entstehende Emotion wirken kann.

▪ Dieser Mechanismus ist ein biologischer Notfallplan.

In der traumatisierenden Umgebung, in der Borderline- und PTSD-Patienten oftmals aufwach-sen, ist es notwendig und lebenserhaltend gewesen, möglichst rasch und effizient zu reagieren, sich zu schützen, zu flüchten oder, wenn diese Möglichkeiten nicht gegeben waren, sich zumin-dest insofern zu retten als durch Trennung von Körper und Seele, diese vor dem unerträglichen Leid ferngehalten wurde. Dies ist mithilfe des Opiatsystems möglich und kann von Dissoziation bis zum völligen „freezing" (Erstarren) reichen.

Auch wenn im Erwachsenenalter diese Mechanismen nicht mehr notwendig sind, bleiben sie erhalten und in Hochstress-Situationen läuft derselbe Kurzschluss wie im Notfallplan ab.

❯ Dies erklärt auch, warum Borderline-Persönlichkeiten in den meisten Situationen durchaus adäquat und unauffällig reagieren können, während im Hochstress und bei großer Nähe die kognitive Kontrolle verloren geht und alte Verhaltensmuster einrasten.

Die Bezeichnung „Primärgefühl" wird in der Psychologie und in verschiedenen therapeutischen Konzepten verwendet. Sekundärgefühle können das Primärgefühl überlagern und dadurch verschleiern, indem bereits kognitive Einflüsse da sind, Verdrängung eingesetzt hat oder ein Abgleich mit Erinnerungen stattgefunden hat. Ein Beispiel dafür ist das Schuldgefühl, das erst aus der Scham heraus entsteht, entweder durch kollektive Bewertung oder internalisierte Anteile des Betroffenen selbst (Über-Ich).

Die Entwicklung der Emotionsregulation beginnt bereits in der Kindheit, ebenso die Mög-lichkeit der Schädigung derselben mit entsprechender Dysregulation, wie wir sie bei Border-line-Patienten sehen können. Theorien dazu gibt es viele, die Forschungen beziehen sich auf verschiedene Aspekte, wie zum Beispiel die zugrunde liegenden neurophysiologischen Erkennt-nisse, kognitive Ansätze (Schemata) und Forschungen auf der Verhaltensebene.

Marsha Linehan betont in ihrem Konzept die Bedeutung der Fähigkeit, Emotionen wahr-nehmen, sie zu erkennen und benennen zu können. Durch das Erlernen von bewertungsfreiem Wahrnehmen, Beschreiben und Erkennen von Primärgefühlen und der Verinnerlichung des Leitsatzes Ich bin nicht mein Gefühl können Patienten in der DBT ihr Handeln steuern.

Hier setzt in der DBT das Skills-Training ein, das Erlernen von Steuerungsmöglichkeiten der Impulse – nicht der Gefühle, denn die sind in diesem Fall durchaus stimmig und verständlich und sollten bei der therapeutischen Aufarbeitung des aktuellen Problems immer validiert werden.

Die Entwicklung der Emotionsregulation beginnt bereits in der Kindheit, ebenso die Möglichkeit der Schädigung derselben mit entsprechender Dysregulation, wie wir sie bei Borderline-Patienten sehen können.

4.8   Borderline-Grundgefühle

Wut

Nach dem analytischen Konzept Kernbergs ist das dynamische Unbewusste die Motivation der Psyche und umfasst Aggression, Liebe und Hass. Diese werden in internalisierte Objektbeziehungen integriert. Bei Borderline-Patienten sind diese inneren Repräsentanzen unreif und rigide. Abhängig von der Schwere der Störung setzen entsprechende Abwehrmechanismen wie Spaltung und projektive Identifizierung ein, um heftige Affekte zu bewältigen. Die TFP (► Kap. 3) setzt sich zum Ziel, dem Patienten zu ermöglichen seine starre und fragmentierte Welt zu verlassen, um besser mit den inneren Affekten und der äußeren Realität umgehen zu lernen (◘ Tab. 4.7).

Die eigentliche ursprüngliche Funktion der Wut zielt darauf ab, ein Hindernis zwischen Selbst- und Bedürfnisbefriedigung und somit die Ursache der Frustration zu beseitigen. Bei Chronifizierung des Bildes kommt es zu Hass und dem Wunsch, das böse Objekt zu zerstören – auf höherem Entwicklungsniveau – leiden zu lassen (Sadismus) oder zu kontrollieren und dominieren, um die eigene Sicherheit zu garantieren.

> **Spaltung**
>
> Eine besonders schwere Form der Spaltung findet sich in der dissoziativen Störung und in der Extremform der Entwicklung einer multiplen Persönlichkeit.

Im Verhalten von Borderline-Patienten sind Auslöser für Wut und Hass oft Kränkung. Daher ist es wichtig, Gefühle in jedem Fall zu validieren, das heißt als subjektiv berechtigt anzuerkennen, bevor ein in Fragestellen des Verhaltens oder Veränderung möglich ist.

Beispiel

Ich ziehe meine Laufschuhe an und hetze meinen Körper den Berg hinauf, spüre wie es in meinen Gliedern brennt, wie es zu schmerzen beginnt. Der Schmerz verschafft mir Genugtuung, treibt mich weiter. Solange es schmerzt, weiß ich, ich bin am Leben. Der Schmerz überdeckt alle anderen Gefühle. Das Stechen in der Lunge macht das Atmen schwer … irgendwann breche ich nieder, spüre mich nicht mehr, sehe nichts, höre nichts, fühle nichts. Jetzt bin ich frei. Frei von Schmerz, Trauer, Hass, Wut. Frei von mir selbst (D.).

Scham und Schuld

Ein Kind, dessen Grenzen überschritten wurden, das emotional oder körperlich misshandelt und vernachlässigt wurde, fühlt sich im Innersten nicht liebenswert. Es schützt die Eltern, indem es sich selbst schlecht und schuldig fühlt und versucht sich anzupassen, die Wünsche der Eltern schon vorab zu erahnen und zu erfüllen. Das dadurch entstehende verminderte Selbstwertgefühl hat in der Borderline-Problematik einen wichtigen Stellenwert.

Die Grundannahme Ich bin nicht liebenswert, ich habe Liebe nicht verdient und ich werde nie geliebt werden liegt in der Bildung dieses falschen Selbst, das das Kind dazu bringt, sich so zu verhalten, dass es den vermeintlichen Wünschen der Eltern entspricht.

Ein Säugling, der eine sichere befriedigende Objektbeziehung verinnerlicht, hat im späteren Leben das Gefühl Anspruch auf diese Urliebe zu haben.

Wie sehr verachte ich meine Seele manchmal. Sie zwingt mich, Gefühle zu fühlen, völlig fern von Sinn und Vernunft.

Beispiel

Es ist so demütigend fühlen zu müssen, Gefühle, von denen man im selben Moment weiß, wie lächerlich sie eigentlich sind. Und doch kann ich nicht aus, bin in mir selbst gefangen, will weg, raus aus meiner Haut. Schlage mir an den Kopf. Nicht leicht, nicht einmal. Den Schmerz nehme ich kaum wahr, beeindruckt mich nicht. Will mich an mir selbst für diese Sinnlosigkeit rächen. Ich blicke verachtungsvoll in den Spiegel (D.).

Angst

Angst hat die Funktion, das Erkennen von Gefahren in potentiell bedrohlichen Situationen zu ermöglichen, ist jedoch dysfunktional bei Menschen, die in erhöhtem Maß potenziell bedrohliche Reize ihrer Umwelt als bedrohlich wahrnehmen.

Dies korreliert mit ständiger Hypervigilanz aus, sogenannter Überaufmerksamkeit, gegenüber möglichen bedrohlichen Reizen, wir sprechen hier auch von ängstlichen Personen.

Unter Angstsensitivität versteht man die Angst vor den negativen Auswirkungen, sozusagen „die Angst vor der Angst".

Die hohe Komorbiditätsrate von Angststörungen bei einer Borderline-Persönlichkeitsstörung verdeutlicht die Rolle von Angst, Ängstlichkeit und Angstsensitivität bei diesem Störungsbild.

Neurobiologisch gesehen, spielt die Amygdala eine wesentliche Rolle in der Entstehung von Angst, ebenso die anteriore Insula. Neben der Amygdala verweisen Gray und McNaughton (2000) auch auf die Rolle des Hippocampus und des ACC bei der Entstehung von Angst. Hoffmann spricht von der typischen – frei flottierenden, diffusen und imperativen Borderline-Angst. Diese Angst setzt sich aus mehreren Komponenten zusammen:

- Angst vor Kontrollverlust, davor, dass die eigenen Phantasien, Affekte und Impulse übermächtig werden und nicht mehr kontrolliert werden können,
- Angst vor dem Verlust des Ich, der Identität (Brüchigkeit des Ich),
- Angst vor Verlust, Trennung, Einsamkeit,
- Angst vor zu großer Nähe, vor Verletzung und davor, sich selbst zu verlieren.

Die beiden letzten Punkte machen klar, dass die Nähe-Distanz-Regulation eine der schwierigsten Herausforderungen in der Borderline-Therapie ist, da einerseits die Verlustangst den Wunsch nach einer symbiotischen Beziehung nährt, andererseits die Angst verschlungen oder verletzt zu werden genau diese Nähe verhindert.

Als Abwehr all dieser Ängste können verschiedene unbewusste Mechanismen einsetzen – von völliger Emotionslosigkeit bis zu depressiven Verstimmungen, Wut und Affektdurchbrüchen, Suchtverhalten, High-risk-Verhalten und Selbst- sowie Fremdaggression.

■ **Alles ist besser als diese unerträgliche Angst!**

Bowlby (2008; ▶ Kap. 5) sieht Bindung als Grundbedürfnis an, deren Gefährdung zur sogenannten Primärangst führen kann. Trennung von der Mutter ruft zuerst Protest mit akuten Angstsymptomen hervor, der bei längerer Dauer in Verzweiflung und Hoffnungslosigkeit mündet.

 Angst ist immer die erste Reaktion auf eine vitale Bedrohung und hat damit eine sinnvolle Schutzfunktion.

Wenn bei traumatisierten Menschen im Unterbewusstsein die frühe, vernichtende – primäre – Angst gespeichert ist, kann es zu einer überwältigenden Angstreaktion kommen, die in der momentanen Situation nicht adäquat ist und ein sinnvolles Handeln blockiert.

Als Möglichkeit der Entlastung kann Dissoziation eingesetzt werden, Selbstverletzung oder Affektumkehr im Sinne von Wut und Aggression. Insofern kann Angst als Auslöser für die Opfer-Täter-Umkehr gesehen werden und stellt die zugrunde liegende Emotion für Wut und Hass dar, wobei die Form der Traumatisierung maßgeblich ist für die Art der Aggression.

Körperliche Misshandlung führt eher zu Fremdaggression, sexueller Missbrauch zu Autoaggression. Dazu kommt, dass Opfer sexuellen Missbrauchs sich oft schuldig fühlen und als Grundgefühl Scham entwickeln (Dulz und Jensen 1997).

Auch die Entwicklung sadomasochistischer Tendenzen hat in der Borderline-Pathologie vor allem mit Reduktion der unerträglichen Angst zu tun. Aggressive Handlungen auf der einen Seite und eine Form der Verschmelzung auf der anderen sollen eine zu große Nähe und die Angst, verlassen zu werden, verhindern helfen.

Borderline-Betroffene leben in der ständigen Angst, wieder verlassen, misshandelt oder vernachlässigt zu werden, ähnlich der frühen archaischen Vernichtungsangst, dem Verlust des Primärobjektes.

Leere

Linehan bezeichnet Borderline-Patienten als „patients out of hell". Nur allzu verständlich wird dadurch, dass alles unternommen wird um dieser Hölle zu entkommen, auch wenn die Handlungsweisen oft nur kurzfristige Erleichterung bringen und langfristig schaden.

Beispiel

Lang hab ich sie nicht mehr vernommen, doch nun sind sie wieder da. Die Bilder, die Stimmen, die Sinneseindrücke – die, die Worte nicht beschreiben können, die mich vor Jahren beinahe in den Wahnsinn, in den Tod getrieben haben. Ganz leise kommen sie, schleichen sich heran. Dann werden sie immer lauter und lauter, bis sie mich komplett ausfüllen, in mir dröhnen, mit unbeschreiblicher Gewalt. Ich atme tief durch, versuche mich zu besinnen, ich weiß, dass sie nur in meinem Kopf sind – NUR in meinem Kopf! Genau dort quälen sie mich und versuchen mich zu brechen. Aber ich gebe ihnen nicht nach. Endlich glaube ich sie bewältigt zu haben, starten sie einen neuen Versuch. Wie eine Lawine rollen sie an, wollen mich in tausend Stücke reißen. Aber ich bleibe stark. So schnell zwingt mich keiner in die Knie. Auf solche Tricks meines kranken Gehirns will ich erst gar nicht eingehen. So spüle ich die Stimmen, diese Bilder und all ihre Grausamkeit aus meinem Kopf. Diesmal ist es mir gelungen. Zurück bleibt eine eisige unendliche Leere (E.).

After great pain a formal feeling comes –
The nerves sit ceremonious like tombs; The stiff heart questions – was it He that bore?
And yesterday – or centuries before?

The feet, mechanical go round
A wooden way of ground, or air, or ought,
Regardless grown, a quartz contentment, like a stone.

This is the hour of lead
Remembered if outlived, as freezing persons recollect the snow –
First chill, then stupor, then the letting go.

Emily Dickinson (1986)

Ärger

Ärger ist ein subjektiv erlebter Zustand, der mit einer hohen sympathischen Aktivierung einhergeht. Als Ursachen kommen unter anderem Bedrohung des Selbstbildes, des Eigentums oder des sozialen Status in Frage, weiters kann Ärger entstehen, wenn ein Ziel nicht erreicht wird, Fähigkeiten zur Zielerreichung nicht ausreichen oder durch andere behindert werden.

Ärger erscheint funktional, wenn er uns anspornt, Ressourcen zu aktivieren, die Motivation zu erhöhen und ein Ziel zu erreichen. Doch selbst wenn die Bedrohung vorbei ist, kann der Ärger weiter anhalten.

> Zu häufig oder intensiv empfundener Ärger kann dysfunktional sein.

Es kann zu negativen körperlichen, seelischen und sozialen Konsequenzen kommen, die Leistungsfähigkeit sinkt, was noch mehr Ärger hervorruft und einen Teufelskreis in Gang setzt.

> Wenn man die neurobiologische Besonderheit von Borderline-Patienten betrachtet, nämlich raschen Anstieg und sehr langsames Abfluten von Emotionen, wird klar, dass chronischer Ärger oft vorprogrammiert ist.

Chronischer Ärger bewirkt eine geringere Frustrationstoleranz und negative Selbstbewertung, häufig kombiniert mit einer erhöhten Tendenz zur Drogen- oder Alkoholkonsum. Grübeln und irrationales Denken können ebenfalls zu erhöhter Intensität und verlängerter Dauer des Ärgers beitragen.

Gardner et al. (1991) wiesen Ärger und Feindseligkeit bei PatientInnen mit einer Borderline-Persönlichkeitsstörung in erhöhtem Ausmaß nach. Eine Studie von Denson et al. (2009) befasste sich mit neuronalen Korrelaten von Ärger, Ärgerrumination und aggressiver Persönlichkeit.

Nicht nur bei Persönlichkeitsstörungen spielt Ärger eine wichtige Rolle, sondern auch in der Psychopathologie von Depressionen und Angststörungen (Hull et al. 2003).

Ein weiterer, immer öfter Erwähnung findender Ausdruck ist die so genannte Verbitterungsstörung (Posttraumatic Embitterment Disorder, PTED). Dies betrifft Menschen, die nach erlittenem Unrecht, wie zum Beispiel Mobbing, Kündigung, Scheidung usw. nicht aufhören können, sich mit Rachegedanken zu quälen und Schlafstörungen, Depressionen und Phobien entwickeln sowie zu unkontrollierten Aggressionsausbrüchen neigen. Dies führt zu sozialem Rückzug, oft Antriebsschwäche, Resignation und Verbitterung.

Beschrieben wurde dieses Störungsbild erstmals von Michael Linden (2004). Er beschreibt die Patienten als meist uneinsichtig und schwer therapierbar, da es sich um Menschen handle, die in einem besonders engen Wertesystem erzogen wurden (Sendera und Sendera 2012).

Borderline-Patienten reagieren in einer Studie der Universität Heidelberg von 2013 auf Zurückweisung sehr sensibel und richten im Test ihre Aufmerksamkeit vermehrt auf ärgerliche Gesichter (Bertsch et al. 2013). Im Rahmen dieser Studie wurde berichtet, dass Borderline-Patientinnen die Augen ärgerlicher Gesichter verstärkt fixieren anstatt wegzuschauen: eine über die Amygdala gesteuerte Reaktion. Diese Reaktion wurde unter Gabe von inhalativem Oxytocin getestet und eine Beruhigung der Gehirnaktivität festgestellt.

Die Erfahrungen, die BLS- bzw. Patienten mit Traumafolgestörung gemacht haben, lassen sie der Umwelt und den Mitmenschen gegenüber besonders misstrauisch und übervorsichtig sein, vor allem im Bereich Zurückweisung und Ablehnung, wodurch sich die negative Interpretation der vorgelegten mimischen Bilder erklären lässt.

Die Heidelberger Studie postuliert, dass diese Überempfindlichkeit auf bedrohliche Signale und Mimik bereits in einem sehr frühen Stadium der Informationsverarbeitung verankert ist. Weitere Studien zur Wirksamkeit von Oxytocin werden erforderlich sein, um heraus zu finden, ob dieses Wissen eines Tages pharmakotherapeutisch genutzt werden kann.

Ekel

Meistens denkt man bei dem Begriff Ekel spontan an Nahrung. Unverträgliches soll ausgespien, der Körper davor geschützt werden. Real umgesetzt findet sich diese Form des Ekels bei Essstörungen. Andere Formen des Ekels wie zwischenmenschlicher oder moralischer Ekel betrifft Menschen, die nicht vertraut sind oder aus irgendeinem Grund Abwehr hervorrufen.

Auch Ekel vor der eigenen Person ist möglich, Entwertung der eigenen Person oder des eigenen Verhaltens ist die Folge. Diese Form des Ekels finden wir häufig bei Traumafolge- und auch bei Borderline-Störung.

Sowohl Ekel als auch Scham können eine wichtige Funktion im Rahmen der Sexualität bei Borderline-Patienten haben, in dem sie Grenzen setzen und dem Schutz, des oft nach Traumatisierung sehr verletzlichen, Ich dienen. So wird die Abgrenzung zwischen Ich und Außen wieder hergestellt. Ekelgefühle sind Reaktion auf etwas Lockendes und Giftiges zugleich, sagt Kluitmann (1999). In diesem Sinn sieht er Ekel als Notfallplan, wenn das Ich und die Ich-Grenzen in Gefahr sind: ein sogenannter „innerer Notfall". Krause (Krause et al. 2006) sieht Ekel sogar als Leitemotion bei BLS an, als Reaktion auf ein toxisch erlebtes innerpsychisches Objekt.

Neurobiologisch spielt das Areal der Insula, neben dem Amygdala-Gebiet sowie dem orbitofrontalem Kortex (vor allem bei moralischem und nahrungsbezogenen Ekel), bei dieser Emotion eine wichtige Rolle (Moll et al. 2005).

4.9   Übungen

Gefühle regulieren

Wie bereits ausführlich beschrieben worden ist, drängt uns jede Emotion durch den sogenannten Handlungsimpuls zur Handlung. Sie können sich nun die Frage stellen:

Wenn ich dem Impuls folge:
a. Ist es für mich auch langfristig von Vorteil?
b. Schadet mir die Handlung?

Sie können Ihre Gefühle regulieren, wenn Sie
- entgegengesetzt handeln,
- mit dem Körper gegensteuern (entgegen gesetzte Körperhaltung und Mimik),
- einen Gegengedanken einsetzen.

Entgegengesetztes Handeln – entgegengesetzte Körperhaltung – Gegengedanke

◪ Tab. 4.5 Scham	
Handlungsimpuls und dysfunktionale Gedanken	Sich verstecken Ich bin nichts wert. Wenn die anderen merken, wie ich wirklich bin, werden sie mich auslachen.
Körperreaktion	Erröten Blickkontakt vermeiden Arme verschränken Kopf senken
Entgegengesetztes Handeln	Offen auftreten Sich zeigen Entgegentreten
Entgegengesetzte Körperhaltung	Blickkontakt halten Körper aufrichten Hände in die Hüfte stemmen Kopf heben Ein „leichtes Lächeln" einsetzen

◪ Tab. 4.6 Angst	
Handlungsimpuls und dysfunktionale Gedanken	Flucht „Ich werde verletzt." „Ich verliere die Kontrolle." „Ich werde sterben."
Körperreaktion	Beschleunigung von Puls und Herzfrequenz und Atmung Muskelverkrampfung
Entgegengesetztes Handeln	Wenn keine reale Bedrohung besteht, in der Situation bleiben. Eine Möglichkeit der Angstbewältigung ist: Immer wieder Orte aufsuchen, die Angst machen, um im Laufe des Trainings mehr Kompetenz und Sicherheit zu erlangen.
Entgegengesetzte Körperhaltung	Körper aufrichten Fäuste ballen Tief atmen Eventuell starke Sinnesreize einsetzen, um die Dissoziation aufzulösen (Eiswürfel, Chilischote ...)
Gegengedanke	„Ich schaffe es." „Ich bin sicher." In Gedanken die Realität überprüfen: z. B. „Was sehe, höre, spüre ich jetzt?" Keine Vermutungen anstellen!

□ Tab. 4.7 Wut

Handlungsimpuls und dysfunktionale Gedanken	Zerstören, verletzen, schreien „Ich werde ungerecht behandelt." „Das ist unfair."
Körperreaktion	Aktiviertes Herz-Kreislaufsystem Muskelanspannung Ballen der Fäuste Heben der Schultern Zusammenpressen des Kiefers
Entgegengesetztes Handeln	Freundlich sein Etwas Versöhnliches sagen Time-out nehmen Zurückziehen
Entgegengesetzte Körperhaltung	Kiefermuskulatur lockern Schultern senken Ruhig atmen Lächeln
Gegengedanke	An Situationen denken, in der die Person, auf die Sie im Augenblick wütend sind, angenehme Gefühle ausgelöst hat.

Literatur

Benecke C, Dammann G (2003) Facial affective behavior of patients with borderline personality disorder. Psychotherapy Research (Submitted)

Bertsch K, Gamer M, Schmidt B, Schmidinger I, Walther S, Kästel T, Schnell K, Büchel C, Domes G, Herpertz SC (2013) Oxytocin and reduction of social threat hypersensitivity in women with borderline personality disorder. Am J Psychiatry 170(10):1169–1177. doi:10.1176/appi.ajp.2013.13020263

Brambilla P, Soloff PH, Sala M, Nicoletti MA, Keshavan MS, Soares JC (2004) Anatomical MRI study of borderline personality disorder patients. Psychiatry Research 131(2):125–133

Damasio AR (1994) Descartes' Irrtum – Fühlen, Denken und das menschliche Gehirn. List, München

Damasio AR (2003) Ich fühle, also bin ich, die Entschlüsselung des Bewusstseins, 4. Aufl. List, München

Denson TF, Pedersen WC, Ronquillo J, Nandy AS (2009) The angry brain: Neural correlates of anger, angry rumination, and aggressive personality. Journal of Cognitive Neuroscience 21(4):734–744

Dickinson E (1986) Gedichte. Deutsch/Englisch. Reclam, Ditzingen

Dulz B, Jensen M (1997) Vom Trauma zur Aggression – von der Aggression zur Delinquenz. Einige Überlegungen zu Borderline-Störungen. Persönlichkeitsstörungen – Theorie und Therapie 1:189–198

Gardner DL, Leibenluft E, O'Leary KM, Cowdry RW (1991) Self-ratings of anger and hostility in borderline personality disorder. The Journal of nervous and mental disease 179(3):157–161

Golemann D (1996) Emotionale Intelligenz. Carl Hanser, Wien

Gray JA, McNaughton N (2000) The neuropsychology of anxiety. Oxford University Press, Oxford

Gross JJ (1998) Antecedent and response-focused emotion regulation: divergent consequences for experience, expression, and physiology. Journal of Personality and Social Psychology 74(1):224–237

Hull L, Farrin L, Unwin C, Everitt B, Wykes T, David AS (2003) Anger, psychopathology and cognitive inhibition: a study of UK servicemen. Personality and Individual Differences 35:1211–1226

Kluitmann A (1999) Es lockt bis zum Erbrechen. Zur psychischen Bedeutung des Ekels. Forum Psychoanal 15:267–281

Krause R, Benecke C, Dammann G (2006) ffekt und Borderlinepathologie – einige empirische Daten. In: Remmel A, Kernberg OF, Vollmoeller W, Strauss B (Hrsg) Handbuch Körper und Persönlichkeit. Entwicklungspsychologie, Neurobiologie und Therapie von Persönlichkeitsstörungen. Schattauer, Stuttgart, S 201–210

Linden M et al (2004) Die Posttraumatische Verbitterungsstörung (PTED). Nervenarzt

Moll J, de Oliveira-Souza R, Moll FT, Ignácio FA, Bramati IE, Caparelli-Dáquer EM, Eslinger PJ (2005) The moral affiliations of disgust: A functional MRI study. Cognitive and behavioral neurology 18(1):68–78

Sendera A, Sendera M (2012) Skills-Training bei Borderline-und Posttraumatischer Belastungsstörung. Springer, Wien, Heidelberg

Beziehung und Bindung

A. Sendera, M. Sendera

A. Sendera, M. Sendera, *Borderline – Die andere Art zu fühlen*,
DOI 10.1007/978-3-662-48003-8_5, © Springer-Verlag Berlin Heidelberg 2016

Dieses Kapitel beschäftigt sich mit Beziehung, Bindung und den Möglichkeiten, die Betroffene und deren Partner und Familie haben, um eine erfüllte Beziehung zu erleben. Theorie und praktische Übungen gehen dabei Hand in Hand. Den folgenden Ausführungen liegt die Annahme zugrunde, dass die Borderline-Störung als Beziehungsstörung und Interaktionsstörung zu sehen ist, daher ist es zunächst notwendig zu spezifizieren, was damit gemeint ist.

Aus der Borderline-Symptomatik ergeben sich Verhaltensmuster, die Beziehungen schwer belasten können, zum Zusammenbruch führen und Betroffene selbst oder ihnen nahestehende Personen überfordern können. Oft sind gerade Schwierigkeiten im zwischenmenschlichen Bereich Auslöser für Krisen und der Anlass professionelle Hilfe aufzusuchen. Ganz wesentlich ist sicher die dysfunktionale Art von Menschen mit Borderline-Störung, zwischenmenschliche Beziehungen zu gestalten. So finden wir Strategien, die den Beziehungspartnern kurz- oder langfristig schaden.

Für das interaktionelle Verständnis in zwischenmenschlichen Beziehungen ist es erforderlich, sich mit Theorien, Modellen und Konzepten aus den Bereichen Beziehungsgestaltung, Beziehungsentwicklung, Bindung, Persönlichkeit und der Entwicklung von Schemata auseinanderzusetzen.

5.1 Beziehungsgestaltung und Beziehungsentwicklung

Jede zwischenmenschliche Beziehung weist ihr eigenes und einzigartiges Interaktionsmuster auf. Beziehungen unterscheiden sich durch das jeweilige Naheverhältnis und werden durch Kommunikationsmuster, geknüpft und vertieft, aber auch zerstört (◘ Abb. 5.1).

Die Muster haben ihre Wurzeln oft in der Kindheit. Wir unterscheiden Eltern-Kind-Beziehungen, Partnerschaftsbeziehungen, Geschwisterbeziehungen, Freundschaften, Arbeitsbeziehungen und andere mehr.

Von Beziehungsfähigkeit sprechen wir, wenn ein Mensch in der Lage ist, eine Beziehung zu einem anderen Menschen einzugehen. Enge Beziehungen, wie zum Beispiel Freundschaften oder Partnerschaften, weisen oft Parallelen zu der frühkindlichen Eltern-Kind-Beziehung auf und in der Beziehungsgestaltung findet sich eine Kontinuität von der Kindheit bis zum Erwachsenenalter.

Die Ursachen für zwischenmenschliche Probleme bestehen oft darin, dass das Kind nicht gelernt hat, den Anforderungen in emotional besetzten Situationen gerecht zu werden. Kinder brauchen bei der Entwicklung sozialer Beziehungen und sozialer Interaktionen Unterstützung, denn Schwächen und Stärken im Umgang miteinander kristallisieren sich bereits im Zusammenleben mit den familiären Bezugspersonen heraus.

In der Eltern-Kind-Beziehung spielen Vertrauen, Sich-Verstanden-Fühlen, Verlässlichkeit, Liebe und Offenheit eine entscheidende Rolle. Die Beziehungen in der sogenannten „Ursprungsfamilie" haben Einfluss auf das spätere Beziehungsverhalten. So finden wir einerseits ähnliche, andererseits auch konträre Beziehungsmuster, weil wir es als Kinder und Jugendliche unerträglich fanden, wie die Erwachsenen miteinander umgingen.

Doch selbst gute Beziehungserfahrungen in der Ursprungsfamilie schützen nicht davor, in manchen sozialen Situationen überfordert zu werden und unangemessen zu reagieren. Besonders komplexe schwierige Situationen können Defizite, wie eigene Bedürfnisse und Gefühle wahrnehmen, kommunikative Signale verstehen und die Fähigkeit zur Selbstreflexion, aufzeigen.

Ein Kind, das familiär gut eingebunden, jedoch ängstlich und schüchtern ist, braucht zusätzliche Kompetenzen, um sich unter Mitschülern behaupten zu können. Die daraus resultie-

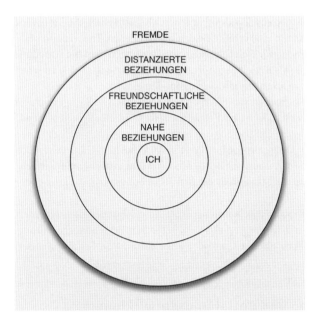

renden Schwierigkeiten im zwischenmenschlichen Bereich deuten auf einen Mangel früherer Unterstützung hin.

Wir sind den Familienmodellen und den Interaktionen in späteren Beziehungen jedoch nicht hilflos ausgeliefert. Die Dynamik der zwischenmenschlichen Beziehungsgestaltung und viele ihrer Probleme entstammen früheren Erfahrungen, doch die Verantwortung etwas zu verändern, liegt bei jedem einzelnen Menschen. Konzepte, die Vorgänge im zwischenmenschlichen Bereich verdeutlichen, helfen uns, damit wir uns von alten Vorstellungen lösen und neue Wege gehen können.

Die Suche nach dem idealen Partner

Ein Mensch suchte sein ganzes Leben nach dem idealen Partner. Er traf viele andere Menschen, doch keiner konnte ihn so glücklich machen, wie er es sich vorstellte und ihm geben, was er vermeinte zu brauchen. Immer fehlte etwas, daher wollte er mit keinem von denen, die er traf, zusammenbleiben. So blieb er allein und immer auf der Suche. Als er alt und gebrechlich war, fragte ihn ein junger Mensch: „Hast du wirklich nie jemanden gefunden mit dem du zusammenbleiben wolltest?" „Doch", antwortete der Alte „vor vielen Jahren begegnete ich jemandem und wollte bleiben, doch leider suchte auch derjenige nach dem idealen Partner!" (A. Sendera)

Paarbeziehungen

In engen Paarbeziehungen werden die elementaren Bedürfnisse nach Geborgensein, Symbiose, Schutz und Umsorgtsein wieder aktiviert. In unserem Inneren hoffen wir, dass es einen Partner gibt, mit dem wir eine vollkommene und harmonische Beziehung haben können.

In der Phase des Verliebtseins scheinen diese Sehnsüchte und Phantasien wahr zu werden. Das Paar schwebt im sogenannten siebenten Himmel – nach außen ist es als zusammengehörig zu erkennen, es plant und gestaltet gemeinsam sein Leben. Die Grenzen zwischen ihnen scheinen sich aufzulösen, die inneren Grenzen verblassen.

> ❯ Die Erhaltung und Klarheit von Grenzen in Paarbeziehungen hat einen wichtigen Stellenwert und ist auch später ein Indikator für das Funktionieren einer Familie.

Man unterscheidet durchlässige (gesunde) Abgrenzung, unflexible oder diffuse Grenzen. Diffuse, verwischte Grenzen bedeuten, dass die Autonomie des Einzelnen beeinträchtigt ist. Schon geringe Konflikte werden als Bedrohung gesehen und aktivieren die Angst vor Trennung. Unflexible und starre Grenzen isolieren alle Beteiligten, die Kommunikation und die Empathiefähigkeit untereinander erstarrt. Kontakte über die Beziehungsgrenze hinaus werden unterbunden.

- Wie nah kann sich ein Paar kommen, ohne dass sich die Partner als Individuum aufgeben müssen und wie stark soll sich ein Paar nach außen hin abgrenzen?

Bildet das Paar eine totale Symbiose und dabei ein gemeinsames Selbst, grenzt es sich meist stark von der Außenwelt ab. In vielen Beziehungen wird um jeden Preis die anfängliche Symbiose aufrechterhalten. Es kommt zu einer Überintimität und dem Verlust der eigenen Ich-Grenzen. Häufig wird dann versucht, alles Negative von der Beziehung fernzuhalten.

Dies soll helfen, Angst zu vermeiden, denn Alleingelassen fühlen sich symbiotische Menschen nicht allein, sondern einsam. Der Schritt aus der Symbiose bedeutet daher Angstbewältigung und öffnet den Weg zu einer inneren Zusammengehörigkeit, in der es ein Ich und Du gibt.

Das extreme Gegenteil von der symbiotischen Beziehung ist die Aufrechterhaltung einer unnatürlichen Distanz und strenger Abgrenzung. Die Partner fürchten sich vor Selbstverlust und vor zu großer Intimität. Zu anderen Menschen sind die Grenzen oft diffus und unklar, die enge Beziehung zu Drittpersonen dient oft als Schutz vor zu großer Nähe zum Partner.

Um eine gesunde Abgrenzung zu ermöglichen, müssen beide Partner ihre Ideale, Wünsche, Rollen und Beziehungsmuster modifizieren, müssen sich gleichwertig fühlen und in ihrem Selbstwertgefühl ebenbürtig. Das Erkennen der Unterschiedlichkeit führt zu gegenseitigem Verständnis und Unterstützung ohne den Anspruch, gleich sein zu müssen. Innerhalb des Paares gibt es klare Grenzen und sie respektieren gegenseitig die Grenzen des jeweils anderen.

Die Vision von der wahren Liebe muss sich von der Vorstellung befreien, dass Zusammengehören immerwährende Bedürfnisbefriedigung und Verschmelzung bedeutet. Partner neigen manchmal dazu, ein regressives Verhalten zu zeigen, das heißt, sie erwarten einseitig vom anderen die Erfüllung von Bedürfnissen, die sie als Kind vermissen mussten.

Es gibt aber auch Partnerschaften, in denen ein Partner stets bemüht ist, die Rolle des Erwachsenen und sogenannten „Starken" zu behalten und sich damit überfordert. Er sucht sich oft Aufgaben, in der er sich als Hilfeleistender betätigen kann. Dieses Bedürfnis zeigt jedoch nicht echte Stärke und Reife, sondern ist ein Versuch, durch Progression die eigene Kindlichkeit und Schwäche zu überspielen. In gestörten Beziehungen verstärken und fixieren sich die Partner gegenseitig in diesem einseitigen Verhalten, weil sie sich wechselseitig in diesen Funktionen benötigen (Willi 2004).

> ❯ In einer intakten erwachsenen Beziehungsgestaltung halten sich Autonomie- und Bindungsbedürfnis die Balance.

Für das Gelingen einer Partnerschaft ist es entscheidend, dass beide Partner auf dem gleichen Entwicklungsniveau stehen und Erwartungen, Ziele und Interessen in Einklang bringen können. Zusammengehörigkeit muss nicht bewiesen werden, sie ist da. Die Partner gehen nicht bewundernd, sondern liebevoll und respektvoll miteinander um. Sie müssen nicht allen Erwartungen gerecht werden, sondern sind zu Kompromissen bereit und betrachten die Beziehung als ein Geben und Nehmen. Sie können mit Krisen und Unzufriedenheit umgehen und erkennen, dass diese ganz normale Erscheinungen in einer Partnerschaft sind.

> **Ziel**
>
> Ich erhoffe nicht die Erfüllung meiner kindlichen Bedürfnisse.
> Ich fürchte nicht die Frustration, wenn diese nicht gestillt werden.
> Ich bin frei für eine gleichberechtigte Beziehung zwischen erwachsenen, abgegrenzten Menschen.

Kinder, die ihre Eltern lieben, tun dies oft aus einer Abhängigkeitssituation heraus ohne zu unterscheiden und entscheiden zu können, wie ihre Gefühle wirklich aussehen. Oft steckt das frühkindliche Bedürfnis dahinter, wo die Begriffe **lieben** und **brauchen** gleichbedeutend gewesen sind.

Später können Liebe und Zuwendung Machtmittel sein, die Eltern benutzen, um Kinder zum Gehorchen zu bringen. Kinder verlieren dadurch ihr Urvertrauen und reagieren mit Anpassung, um sogenannte „Liebe" zu erhalten. Sie machen die Erfahrung, dass man sich Zuneigung verdienen muss und dass man ohne Bezahlung nicht wert ist, diese zu bekommen.

Auch in Partnerbeziehungen ist es wichtig, sich seiner primären Gefühle bewusst zu sein und nicht aus anderen Motiven, wie etwa Angst – vor Einsamkeit, vor Verlassenwerden – ein Leben in Abhängigkeit und Resignation zu verbringen.

- **Doch was ist Liebe wirklich?**

Ganz allgemein gesehen ist Liebe ein Gefühl, das wir mit etwas Angenehmem, Gutem und Wertvollem verbinden. Bei der zwischenmenschlichen Liebe, besonders in der Phase des Verliebtseins, handelt es sich, neurobiologisch gesehen, um ein höchst komplexes Zusammenspiel von neuronalen Vorgängen. Dopamin in Verbindung mit Adrenalin und Endorphinen erzeugen euphorische Glücksgefühle, die Menschen, die Welt und den Partner durch die rosarote Brille sehen lassen.

Im Griechischen unterscheidet man vorab schon zwischen der selbstlosen, aufopfernden Zuwendung, der Agape und dem Eros, einem Gefühl des Begehrens und der Leidenschaft. Romantisch gesehen ist Liebe ein Gefühl, das uns in eine andere Welt versetzt und verborgene Wünsche aktiviert. Wer kennt nicht auch die Sehnsucht nach Geborgenheit, nach einer Schulter zum Anlehnen, und wie viel nehmen wir oft auf uns, im Glauben ohne diese Schulter nicht stehen zu können.

Wenn wir über dieses Gefühl nachdenken und ihm nachspüren, stehen wir plötzlich vor einer Vielzahl von Empfindungen und Gedanken. Was ist mit der Liebe und wo bleibt sie, wenn wir das, was wir begehren und lieben möchten, nicht verwirklichen können? Aus tiefer Zuneigung und Liebe können Liebeskummer, Trauer, Hass, Enttäuschung oder Resignation entstehen.

Wie fast alle Menschen tragen auch Borderline-Patienten das Bedürfnis nach Geborgenheit, Sicherheit und einer glücklichen Beziehung, die das Leben bereichert, in sich. Doch die typischen Borderline-Grundschemata, die Angst vor Nähe und Abhängigkeit einerseits und vor dem Verlassenwerden andererseits, aktivieren vordergründig Abwehr- und Rückzugstendenzen, wo das sehnsüchtige Verlangen nach Liebe geheim gehalten werden muss, um vor Enttäuschung und Zerstörung geschützt zu sein.

> » … ich spüre nur Hass in mir, Liebe gibt es für mich nicht (F.)

Hier kann Therapie dem Borderline-Menschen helfen, statt Hass seine Sehnsucht nach Liebe und seine Bereitschaft dafür zu erkennen und zu verstehen, dass die hohe Intensität seiner Hassgefühle eigentlich Sehnsucht nach Liebe bedeutet.

5.2 Therapeutische Beziehung

Die therapeutische Beziehung hat bei der Behandlung der Borderline-Störung einen wichtigen Stellenwert. Eine gute Beziehungsgestaltung ist eine der potentesten Wirkfaktoren in der Psychotherapie und daher auch Grundlage im weiteren professionellen Umgang mit Borderline-Menschen.

Die Beeinträchtigung des Kontakt- und Beziehungsverhaltens erfordert eine verlässliche und transparente therapeutische Beziehung. Sie ist oftmals die erste Beziehungserfahrung für den Patienten, die hält und in der er angenommen wird so wie er ist.

Borderline-Menschen kommen mit großer Ambivalenz in Therapie, oft mit wechselndem Nähe- und Distanzbedürfnis. Aufgrund ihrer oft vorhandenen frühkindlichen Traumatisierung, ihren fehlgeleiteten Emotionen, Ängsten, Ekel, Scham- und Schuldgefühlen ist es besonders schwierig und ihnen oft unmöglich, eigene Bedürfnisse auch nur wahrzunehmen, benennen zu können oder umzusetzen.

Der Patient beginnt die Therapie, weil er Hilfe und Unterstützung braucht. Er geht freiwillig eine Beziehung ein, in der er dem Therapeuten einen – in seinen Augen – höheren Status und Macht einräumt. Dadurch werden Übertragungsphänomene wachgerufen, die an die Abhängigkeitsgefühle des Kindes erinnern. Häufig wird auch die Sehnsucht nach Rettung, nach Geborgenheit und nach Liebe geweckt.

Der Therapeut kann unbewusst in die Falle geraten, durch besonderes Engagement und den Aufbau intimer Nähe, die schrecklichen Erfahrungen des Patienten wieder gut machen zu wollen. Es besteht die Gefahr, dass beim Therapeuten eigene narzisstische Bedürfnisse geweckt werden.

Borderline-Menschen haben sehr feine Antennen, um die Bedürftigkeit des Therapeuten zu erspüren. Gepaart mit der frühkindlichen Erfahrung, die Bedürfnisse der Erwachsenen erfüllen zu müssen, versuchen Borderline-Menschen, die Bedürfnisse des Therapeuten zu stillen.

Hier wiederholt sich der Missbrauch – emotional und oft auch sexuell.

Kernberg misst den Persönlichkeitsmerkmalen des Therapeuten bei der Behandlung der Borderline-Störung große Bedeutung zu. Er setzt bei diesem ein großes Maß an Sicherheit voraus, damit er mit dem eigenen Narzissmus umgehen kann (Kernberg 1998).

> ❯❯ Der Therapeut hat die Verantwortung, der Versuchung zu widerstehen, seine eigenen Bedürfnisse zu befriedigen.

Die Fähigkeit des Therapeuten wird oft auf eine harte Probe gestellt, denn er hat zusätzlich noch die Verantwortung, die therapeutische Beziehung auch unter frustrierenden Bedingungen aufrechtzuerhalten.

■ ■   Grenzen der Therapie

Grenzen der Therapie	

Entgegen manchen Meinungen sind wir strikt der Auffassung, dass das Gefühl Liebe den Beziehungen der Patienten im Privatleben vorbehalten ist und nicht Bestandteil der Therapie sein kann und darf. Die therapeutische Beziehung darf nicht zum Selbstzweck werden: Empathie statt zielgerichteter Liebe.

❯ Therapie soll Sicherheit, Zuwendung und positive Beziehungserfahrung geben, kann aber nie einer Liebesbeziehung gleichgestellt werden.

In der Dialektisch-Behavioralen Therapie (DBT) nach Linehan wird weitgehend auf die in der TFP (Transference-Focused-Therapy) geforderte sogenannte „technische Neutralität" verzichtet, der Therapeut soll sich als emotional authentisches Gegenüber zur Verfügung stellen. Ein wertschätzender Beziehungsaufbau hilft beim Aufbau von Vertrauen und Sicherheit, dies soll während der ganzen Therapiedauer gewährleistet sein. In der DBT ist es Voraussetzung, dass jeder Borderline-Therapeut eine Supervisionsmöglichkeit hat.

❯ Borderline-Therapeuten brauchen Unterstützung und Reflexionsmöglichkeit.

Am Ende einer Therapie ist es wichtig, dass der Therapeut dem Patienten hilft sich lösen zu können, loszulassen und das internalisierte Bild einer sicheren Beziehung für sich zu bewahren. Dies ermöglicht dem Patienten in der Welt der realen Beziehungen zu bestehen und eventuell einen Partner zu finden, den er lieben und mit dem er sein Leben teilen kann.

Das Abnabeln ist für Patienten und Therapeuten gleichermaßen eine Herausforderung, die Verantwortung für einen geglückten Abschluss der Therapie liegt jedoch gänzlich beim Therapeuten. Der gelungene Abschluss bedeutet aber auch, dass nach jedem jahrelangen, oft sehr schwierigen Kampf, den eine Borderline-Therapie zweifellos darstellt, auch ein Stück der therapeutischen Seele den Patienten ins Leben begleiten kann.

Um das Bild abzurunden haben uns dankenswerterweise Ärzte, Therapeuten und Menschen aus dem Pflege- und Sozialbereich Texte über ihre Gedanken und Gefühle zur Verfügung gestellt, deren persönliche Aussagen im Folgenden zu lesen sind.

■ ■   Eigene Gefühle und Gedanken bei der Therapie mit einer Borderline-Patientin

Beispiel
Es ist manchmal ein Wechselbad der eigenen Gefühle, wenn man mit einer Borderline-Patientin zu tun hat. Jeder Tag ist anders, einmal ist alles o.k., dann alles ganz schrecklich. Gestern war die Therapie toll, heute ist sie falsch. Gestern war doch alles genauso (glaube ich), was ich übersehen habe, hat aber die Patientin irgendwie ja doch gefühlt, gedacht, nicht zuordnen können. Jetzt ist da Ärger, der zu intensiv ist, eine Verzweiflung, die ich zwar spüre, aber die auch zu viel für den Anlass ist, und noch schlimmer – jetzt erreiche ich die Patientin gar nicht mehr, egal was ich sage, sie sitzt da, schaut mich nicht an. Ich möchte wissen, wo sie ist, habe Angst, sie springt vielleicht auf und läuft weg. Was tut sie dann? Tut sie sich was an? Ist sie paranoid? Oder will sie mich zu was bringen? Und ich weiß noch immer nicht, was los ist. Jetzt hilft mir, mich an einige Grundannahmen der DBT

zu halten: 1. die Patientin muss Probleme lösen, die sie nicht selbst herbeigeführt hat, 2. sie möchte etwas ändern, weiß aber nicht wie, 3. derzeit meint die Patientin etwas nicht aushalten zu können – es ist unerträglich. Ich bin die Therapeutin, der Coach, das Widersprüchliche halte ich aus, auch die Spannung. Die Balance soll gehalten werden, wo muss ich da auf der Wippe hin? Ich stelle mir die wichtigsten Fragen: Was hilft jetzt? Was ist vereinbart? In welcher Therapiephase befinden wir uns? Welche Gefühle herrschen vor – Hilflosigkeit, Angst, Scham, Schuld? Wenn das gelingt, dann ist die Beziehung wieder da, ich habe verstanden und mit der Patientin ausgehalten und dann arbeiten wir weiter (M. W.).

Beispiel
Die Patientinnen mit der Diagnose Borderline-Störung, die ich bisher in Therapie hatte, nahm ich als sehr unterschiedliche Menschen wahr (Anmerkung: Sie bekamen diese Diagnose entweder aufgrund eines Klinikaufenthaltes oder aufgrund einer psychologischen Diagnostik.). Alle haben ein traumatisches Erlebnis in der Anamnese. Die Pubertät der Patientinnen war meist geprägt durch Alkohol- oder Drogenexzesse. Die therapeutische Beziehung gestaltete sich ebenfalls sehr unterschiedlich. Idealisierung und Abwertung waren in den meisten Therapien mehr oder weniger stark wahrnehmbar. Der „Höhenunterschied" war für mich nicht immer gleich. Am Beginn meiner Arbeit als Psychotherapeutin hatte ich eine Patientin, bei der ich diese Dynamik extrem wahrnahm. Ich hatte das Gefühl in einer „Hochschaubahn" zu sitzen und das auch noch mit verbundenen Augen. Als sich die Mutter der damals bereits 35-jährigen Patientin einmischte und mich am Telefon massiv beschimpfte, war ich einigermaßen überrascht. Die Patientin hatte mir immer wieder versichert, dass sie mit ihrer Mutter eigentlich keinen Kontakt habe – und wenn, dann einen konfliktreichen. In der Stunde nach dem Anruf der Mutter idealisierte sie diese. Diese Patientin hatte zum Zeitpunkt des Therapiebeginns eine extrem konfliktreiche Partnerschaft nach wechselnden Beziehungen. Ein dramatischer Selbstmordversuch vor dem Spiegel im Badezimmer ihres Freundes hatte einen Klinikaufenthalt zur Folge. Nach dem Aufenthalt wurde sie zu mir in Therapie überwiesen (M. F.).

Beispiel
Eine meiner Patientinnen, die nun aufgrund einer psychologischen Diagnostik die Diagnose Borderline-Störung erhalten hat, war höchst erfreut nun endlich eine Erklärung für ihr Verhalten zu haben. Diese Patientin hatte einen sexuellen Missbrauch im Alter von 13 Jahren durch eine nahe Bezugsperson erlebt. Ihre Beziehung zur Mutter ist sehr eng und erst im Laufe der Therapie gelang es ihr von zu Hause auszuziehen. Im Gegensatz zur erstgenannten Patientin erlebe ich diese therapeutische Beziehung als geradezu unproblematisch. Das selbstverletzende Verhalten, das am Beginn der Therapie noch Thema war, ist inzwischen vollkommen verschwunden. Manchmal sind noch die zwei anderen Personen – als dissoziatives Symptom – Thema, rücken aber immer mehr in den Hintergrund. Ich vermute, dass ich die Beziehung zu Patientinnen mit Borderlinestörung unterschiedlich erlebe, je nachdem, wie ausgeprägt eines dieser neun Kriterien nach DSM IV vorhanden ist (M. F.).

Beispiel
Ich selbst bekam vor Jahren die Diagnose Borderline Persönlichkeitsstörung gestellt. Ich machte erfolgreich eine Psychotherapie. Ich arbeitete bei einem großen Verein als mobiler Betreuer und unterstützte Menschen zu Hause vor allem mit „Hilfe zur Selbsthilfe". Ich hatte neben geriatrischen Klienten auch viele Patienten mit psychiatrischen Diagnosen zu versorgen. Mein Einsatz führte mich zu einer jungen Dame um die 30 Jahre. Die Frau wurde schon von sehr vielen Vereinen abgegeben. Wir übernahmen sie nach einem stationären Psychiatrieaufenthalt wegen eines Suizidversuches. Kolleginnen berichteten von verbalen Beschimpfungen mit körperlichen Attacken wie

schmeißen von Aschenbechern nach ihnen, wenn sie die Wohnung betreten wollten. Die Klientin bestand auf männlicher Betreuung. Somit wurden nur noch mein Kollege und ich zu dieser Dame eingeteilt. In der Betreuungsmappe las ich dann schon die Diagnose Borderline-Persönlichkeit. Ich war schon sehr gespannt, wie es mir bei dieser Klientin gehen würde. In meiner Ausbildung lernte ich nichts über dieses Krankheitsbild. Deshalb wunderte es mich nicht, dass meine Kolleginnen kläglich scheiterten. Ich hoffte für mich, dass es mir besser ergehen würde, schließlich kannte ich ja das Krankheitsbild und einige Facetten dessen von mir selbst. Insgeheim hoffte und glaubte ich sogar, dass wir miteinander ein gutes Auskommen haben würden, weil sie intuitiv spüren würde, dass wir aus dem gleichen Holz sind. Als ich kam, war meine Klientin in betrunkenem Zustand. Die Fenster waren mit schwarzer Folie zugeklebt, die Wohnung stark verraucht und sehr heruntergekommen und verdreckt. Auch meine Klientin dürfte sich seit Langem nicht mehr gewaschen haben. Der Körper wirkte abgemagert und ausgezehrt. Viele Medikamentenpackungen lagen auf dem Tisch und meine Vermutung wurde von ihr bestätigt, dass sie die Pillen nach „Lust und Laune" mit Alkohol nahm und seit Tagen nichts mehr gegessen hatte bzw. das, was sie verzehrte, wieder gewaltsam erbrach. Sie hatte zahlreiche oberflächliche Verletzungen am Körper. Sie wurde noch von einem Sozialarbeiter betreut, er war u. a. auch für Arztbesuche zuständig. Der erste Eindruck war echt schlimm für mich und ich wurde sofort in ihren Bann gezogen durch ihre Hilflosigkeit und das Chaos. Sie erzählte mir ihre ganze Lebensgeschichte und sie bat mich ausnahmsweise etwas länger zu bleiben, weil es ihr so schlecht ginge. Ich solle für sie den Sozialarbeiter anrufen, damit er mit ihr zum Arzt ginge. Später erfuhr ich in einer Teamsitzung von meinen Kollegen, dass der Sozialarbeiter nur zweimal die Woche im Dienst ist und sie ihn auch aus demselben Grund einmal festnagelte. Bei meinen zweiten Besuch war meine Klientin nicht mehr so stark betrunken. Die Wohnung war nach wie vor vermüllt und es bot sich wie beim ersten Mal nur eine Sitzgelegenheit auf der kleinen Bank und eine beim PC. Sie spielte mir über den Computer sämtliche Lieder vor, die ihr gefielen und ich freute mich insgeheim über ihre augenscheinliche Aktivität. Sie erlaubte mir sogar, etwas Ordnung in der Wohnung zu machen und betonte immer wieder, was das für ein großer Vertrauensbeweis sei. Dann half sie sogar mit. Am Ende meiner Einsatzzeit habe ich mir angewöhnt, immer noch so 10 Minuten zu reden, dann meine Klienten unterschreiben zu lassen und zu gehen. So auch bei ihr. Meine Klientin wollte mir immer und immer wieder nur noch ein Lied, eine Passage vorspielen, dann unterschreiben … sichtlich wollte sie nicht, dass ich gehe, sondern Zeit herausschinden. Ganz ehrlich, ich fühlte mich da sogar geschmeichelt – als ob das ihre Art und Weise wäre, mich für meine Arbeit zu loben. Gleichzeitig hatte ich aber auch Magenkrämpfe, weil jede Faser meines Körpers schrie: „Das ist nicht gut!!!! Manipulationsversuch sofort stoppen – sie hat dich schon voll durchschaut und in der Hand und weiß genau wie sie dich nehmen muss!!!!" Ich hatte gelernt, dass ich da meinen Gefühlen vertrauen kann und ich machte ihr unmissverständlich klar, dass ich jetzt gehen müsse. Das war natürlich für sie nicht o.k. Sie weigerte sich zu unterschreiben. Davon ließ ich mich nicht beeindrucken, wollte aufstehen und gehen. Da kam sie zu mir hinüber und wollte ihren letzten Joker ausspielen und mich sexuell reizen, indem sie an meine Hosen zu gehen versuchte. Ich stieß sie von mir und wollte geschockt zur Türe. Da zog sie ein Messer aus ihrer Hosentasche und meinte, wenn ich jetzt ginge, würde sie sich umbringen und wenn sie überlebe, würde sie sagen, dass ich sie vergewaltigen wollte. Dann machte ich das erste Mal bei diesem Einsatz das Richtige. Ich rief meine Teamleitung vor der Klientin an und bat um Hilfe, da die Situation völlig zu eskalieren drohte. Da das Handy auf Lautsprecher war, bekamen beide Seiten alles mit. Die Teamleitung konnte mit dem Gespräch die Situation soweit entschärfen, dass die Klientin die Suizidankündigung zurücknahm und ich gehen konnte. Anschließend kam dann die schon eingangs erwähnte Teambesprechung, in der ich auch erfuhr, dass es meinen Kollegen genauso ergangen war wie mir. Was mich besonders hart traf, war, dass der sexuelle Übergriff an meinen Kollegen und mir, sowohl von meiner Chefin als auch von meinen Kolleginnen nur belächelt wurde. Ich denke, wäre dasselbe einer Kollegin mit einem männlichen Patienten passiert, wäre das anders gewesen. Die Klientin wurde danach auch von unserem Verein an einen anderen abgegeben. Da denke ich mir ist der Knackpunkt. Sowohl „Helfer" als auch „Klientin" wurden wieder traumatisiert. Wo kein Konzept und Halt ist, da herrscht Chaos auf beiden Seiten und das führt unweigerlich zu Katastrophe. Ich mache heute diese Arbeit nicht mehr, aber wenn ich heute wieder in die gleiche Situation käme, würde ich wieder kläglich versagen. Es gab keine Supervision, Schulung oder Ähnliches, die Schuld wurde nur auf Seiten der Klientin gesucht. Diese wurde als völlig krank abgetan. Das macht mich sehr betroffen – denn ich weiß, dass auch ein riesengroßer „gesunder" Anteil da ist/war, den man hätte stärken können (J. N.).

Beispiel
Ich arbeite seit vielen Jahren im Pflegeteam einer psychiatrischen Station. Früher war unser Leitsatz: „lieber zehn Schizophrene als ein Borderliner", und wenn die Rettung mit einem Borderliner angekündigt wurde, waren schon alle sauer. In der letzten Zeit hat sich bei uns allerdings viel geändert. Wir bekamen spezifische Fortbildungen zum Thema „Borderline" und zwei von uns machten privat eine Weiterbildung zur Skills-Trainerin. Seither hat sich die Einstellung des Pflegepersonals zu den Borderline-Patienten sehr geändert. Durch die Struktur und Hilfestellung, die uns die Skills geben, sind wir sicherer und können das auch an die Patienten weitergeben. Jetzt hoffen wir alle, Pflegepersonal, gemeinsam mit Psychologen, Sozialarbeitern und Ärzten, dass das ganze Team vom Dienstgeber so eine Ausbildung ermöglicht bekommt und wir dann eine richtige „Vorzeigestation" für Borderline-Therapie werden (U.).

5.3   Bedürfnisse

Nach dem Psychologen Abraham Maslow (1943) folgt der Mensch bei dem Streben nach Erfüllung seiner Bedürfnisse einem hierarchisch angeordneten 5-stufigen Pyramidenmodell. Demnach müssen zuerst die grundlegenden Bedürfnisse befriedigt werden, bevor die nächste Stufe angestrebt werden kann.

Maslows Hierarchie beginnt mit physiologischen Grundbedürfnissen. So stehen Nahrung, Schlaf, Wärme und Sexualität auf der ersten und größten Stufe. Auf der zweiten folgen Schutz- und Sicherheitsbedürfnis, Gesundheit, Abgrenzung, Recht und Ordnung. Auf der dritten stehen soziale Bedürfnisse wie Liebe, Partnerschaft, Freundschaft, Kommunikation und Gruppenzugehörigkeit. Zur vierten Stufe gehören Geltungsbedürfnisse wie Selbstbestätigung, Macht, Einfluss, Selbstachtung, Wertschätzung, Respekt durch andere, Aufmerksamkeit und Anerkennung. Die fünfte und letzte Stufe gehört dem Bedürfnis nach Individualität, Gerechtigkeit, Selbstentfaltung und Selbstfindung.

Heute geht man von einer während der ganzen Lebensspanne fortdauernden Weiterentwicklung des Menschen aus. Dem Entwicklungs- bzw. Reifungsprozess werden physische und psychische Faktoren (Körperbau, Temperament, neurobiologische Grundlagen, Persönlichkeitseigenschaften u. a. m.) zugeordnet und mit unterschiedlichen Lernprozessen verknüpft. Die Vielfalt und das Tempo der Prozesse sind abhängig von sozialen, kulturellen und interpersonellen Bedingungen. Im Laufe seines Lebens durchwandert der Mensch verschiedene Entwicklungsstufen und hat jeweils bestimmte Entwicklungsaufgaben zu erfüllen. Die Bedeutung der psychosozialen Entwicklung spiegelt sich im Stufenmodell von Erik Erikson wider (◧ Tab. 5.1) und erstreckt sich über das ganze Leben.

◘ **Tab. 5.1** Stufenmodell nach Erikson (1993, S. 242)			
Stufe 1	Urvertrauen vs. Misstrauen	0–ca. 1. Lebensjahr	Stabiles Sicherheitsbewusstsein (sichere Basis) vs. Angst und Unsicherheit
Stufe 2	Autonomie vs. Selbstzweifel und Scham	2.–3. Lebensjahr	Erlebt sich selbst als fähig zu Handlungen und zur Körperbeherrschung vs. Zweifel an den eigenen Fähigkeiten und Kontrolle von Ereignissen
Stufe 3	Initiative vs. Schuld	3.–6. Lebensjahr	Vertrauen auf die eigene Initiative und Kreativität vs. fehlendes Selbstwertgefühl
Stufe 4	Kompetenz vs. Minderwertigkeitsgefühl	6. Lebensjahr–Pubertät	Vertrauen in die eigenen Fähigkeiten vs. kein Selbstvertrauen und Versagensängste
Stufe 5	Identität vs. Identitätsdiffusion	Jugendalter (Adoleszenz)	Vertrauen in die eigene Person vs. schwankendes und unsicheres Selbstbewusstsein
Stufe 6	Intimität vs. Isolierung	Junges Erwachsenenalter	Fähigkeit zur Nähe und zur Bindung an andere vs. Einsamkeitsgefühl, Leugnung des Bedürfnisses nach Nähe
Stufe 7	Generativität vs. Stagnation	Mittleres Erwachsenenalter	Interesse an Familie, Gesellschaft und künftigen Generationen, das über das eigene Belangen hinaus geht vs. selbstbezogene Interessen, fehlende Zukunftsorientierung
Stufe 8	Integrität vs. Verzweiflung	Hohes Erwachsenenalter	Zufriedenheit mit dem Leben, Gefühl der Ganzheit vs. Enttäuschung

Nach Young et al. (2005) hat jeder Mensch universelle Bedürfnisse, die unterschiedlich stark ausgeprägt sind und abgedeckt werden wollen:

- sichere Bindung zu anderen Menschen,
- Autonomie, Kompetenz und Identitätsgefühl,
- Freiheit, berechtigte Bedürfnisse und Emotionen auszudrücken,
- Spontaneität und Spiel,
- realistische Grenzen setzen und selbst die Kontrolle haben.

Wie die beiden Modelle von A. Maslow und E. Erikson (1993) zeigen, ändern sich im Laufe der menschlichen Entwicklung sowohl die Bedürfnisse als auch das Niveau sozialer Interaktionen. Ebenso verändert sich das Verhältnis von Fürsorge und Autonomiestreben. So lässt sich die Entwicklung eines Kindes als ein von der Natur her angelegtes ständiges Streben nach Gebundensein, Autonomie und Erlangen von Kompetenz betrachten.

Dabei sind Kinder auf Erwachsene angewiesen, die ihre Bedürfnisse wahrnehmen und erfüllen, sie aber auch bei dem ständigen Streben nach Eigenständigkeit und Unabhängigkeit begleiten und unterstützen. Es muss immer wieder eine neue Balance gefunden werden. So benötigt ein Kind in der frühen Kindheit viel Fürsorge und wenig Autonomie, während sich später dieses Verhältnis umkehrt.

> **Kleine Kinder brauchen Wurzeln – große Kinder brauchen Flügel (Chinesisches Sprichwort).**

- **Persönlichkeit**

Die Behauptung „Ich kann nicht **sein**, was ich nicht **bin**", soll mit folgender Geschichte untermauert werden:

Beispiel
Eines Tages findet ein tierliebender Mensch bei seinem Spaziergang im Wald eine verletzte und fast verhungerte Schlange. Voll Mitleid nimmt er das Tier hoch, um es mitzunehmen und gesund zu pflegen. Die Schlange erholt sich rasch und wird von Tag zu Tag kräftiger. Der Mensch hat bei all seiner Pflege ganz vergessen, dass er es mit einer giftigen Schlange zu tun hat. So nimmt er eines Abends, wie schon viele Male zuvor, ungeschützt die Schlange hoch, um sie zu baden und zu füttern. Da beißt die Schlange zu … Sterbend sinkt er zu Boden und flüstert: „Warum?" Erstaunt zischt die Schlange: „Ich bin eine Schlange und handle wie eine Schlange!" (A. Sendera)

Zur jeweiligen Persönlichkeit gehören einzigartige psychologische Eigenarten und Eigenschaften – charakteristische Züge, Temperament, überdauernde Verhaltensmuster, Selbstkontrolle, Bedürfnisregulierung, Realitätswahrnehmung und die Art und Weise der Beziehungsgestaltung.
    Die Borderline-Störung zählt zu den Persönlichkeitsstörungen und hat wie bei allen Beziehungsstörungen gewisse Merkmale in der Beziehungsgestaltung. Im DSM-IV werden folgende Definitionsmerkmale der Beziehungs- und Interaktionsgestaltung angegeben:
- Misstrauen und Argwohn,
- Distanziertheit in sozialen Beziehungen,
- starkes Unbehagen in nahen Beziehungen,
- Missachten der Rechte anderer,
- Instabilität in zwischenmenschlichen Beziehungen,
- Heischen nach Aufmerksamkeit,
- Bedürfnis danach, bewundert zu werden,
- soziale Hemmung,
- Anklammerndes Verhalten.

Nach dem interpersonellen Modell von D. J. Kiesler (Kiesler 1983, 1986) findet bei Persönlichkeitsstörungen ein Wechselspiel zwischen innerpsychischen und zwischenmenschlichen Dynamiken statt, das Menschen dazu führt, schädigende Beziehungsmuster aufrechtzuerhalten. Dies geschieht einerseits, weil keine anderen Gefühls-, Denk- und Verhaltensmuster zur Verfügung stehen beziehungsweise nicht gelernt wurden, andererseits, weil damit das Selbstbild aufrechterhalten werden kann.
    Die eine Dimension bei Kiesler reicht von feindseligem zu bis liebevollem Verhalten, die andere von unterwürfigem bis zu dominantem Verhalten. Kiesler ist der Meinung, dass zwei miteinander in Beziehung stehenden Personen ihr Verhalten gegenseitig beeinflussen.
    Nach Horowitz (Horowitz et al. 1994) gibt es Interaktionsmuster in folgenden Bereichen: Dominanz und Unterwürfigkeit, Freundlichkeit und Zurückweisung. Bestimmte Persönlich-

keitsmerkmale sind manchmal der Grund, dass Menschen immer wieder in die gleichen Beziehungsfallen stolpern. Doch nicht jede für den anderen nicht nachzuvollziehende Erlebens- und Verhaltensweise ist als Persönlichkeitsstörung zu bezeichnen.

5.4   Beziehungsverhalten

In Beziehungen treffen Menschen mit verschiedenen Persönlichkeitseigenarten und Interaktionsmustern aufeinander. Dabei können wir annehmen, dass jeweils zwei gegensätzliche Bedürfnisse zwischenmenschlicher Beziehungen aufeinandertreffen.

Der Arzt und Psychotherapeut John Bauer (2006) geht davon aus, dass menschliches Handeln primär durch das Streben nach Zuwendung und Wertschätzung motiviert ist.

Spannungen im zwischenmenschlichen Bereich treten auf, wenn unterschiedliche Interessen, Bedürfnisse und Gewohnheiten aufeinandertreffen. Viele Bezugspersonen können wir nicht frei wählen und viele Konflikte ergeben sich aus unbefriedigten Bedürfnissen. Doch selbst die freie Partnerwahl ist kein Garant für die Erfüllung aller Bedürfnisse. Die Sehnsucht nach Harmonie und Stabilität hat ihre Wurzeln im Bedürfnis nach sicherer Bindung und in der gegenseitigen Erwartung, dass dieses vom Partner gestillt wird. Partner fühlen sich bei Nichterfüllung von Bedürfnissen missverstanden, vernachlässigt oder sogar angegriffen.

Im Beziehungsverhalten von Borderline-Menschen finden wir ein Wechselspiel zwischen Nähe- und Distanzproblemen, von Bindungsstreben und Autonomiebedürfnis. So gibt es einerseits den Wunsch nach absoluter Bedürfnisbefriedigung durch andere, ein sich Binden-Wollen, Beziehungen suchen, andererseits stößt die Angst vor seelischen Verletzungen den anderen weg. Das Autonomiestreben wird gehemmt durch die ständige Angst verlassen zu werden. Dieses Wechselspiel und die Intensität dieser Beziehungen führen zu Einschränkungen und Unzulänglichkeiten im menschlichen Miteinander.

Der Borderline-Mensch lebt in einer Welt der Instabilität, ist oft nicht in der Lage, die eigenen Bedürfnisse nach Nähe, Liebe und Stabilität zu erkennen, Selbstverantwortung zu übernehmen, Grenzen zu setzten und/oder zu akzeptieren. Die typische Borderline-Symptomatik, wie stressabhängiger Realitätsverlust, die Neigung zur Impulsivität, die starken Stimmungsschwankungen, Selbstverletzungen, Suizidversuche, das Fehlen eines klaren Identitätsgefühls, sowie die panische Angst vor dem Verlassenwerden lässt Borderline-Betroffene immer wieder emotionale Krisen durchleben.

Formen misslingender Kommunikation lösen nicht selten die Befürchtung aus, nichts wert zu sein. Borderline-Menschen leiden unter einem geringen Selbstwert, sie fühlen sich in ihrer jeweiligen Rolle (Mann, Frau, Partner, Mutter, Vater …) nicht wohl, halten sich für nutzlos und nicht liebenswert. Sie sind vom Feedback durch Dritte abhängig und unterliegen einem ungeheuren Druck alles richtig machen zu müssen.

Die zwischen den Beziehungspartnern entstehende extreme emotionale Belastung führt oft zu einem Streit um nichts, dem Beginn einer nicht mehr kontrollierbaren Kettenreaktion. Der Anlass ist für Außenstehende oft eine Kleinigkeit und nicht nachvollziehbar – ein kritischer Blick, eine vermeintliche Zurückweisung, ein falsch verstandenes Wort oder eine vergessene Besorgung können Auslöser für chaotische und dramatische Szenen sein.

Borderline-Menschen vergessen in diesem Augenblick, dass der andere auch liebenswerte Anteile hat, in diesem Moment ist er nur mehr hassenswert und böse. Es kommt zu einer verzerrten Realitätswahrnehmung, wo der Zusammenhang zwischen Ursache und unangemessener Reaktionsmöglichkeit nicht mehr zu erkennen ist. Das Sowohl-als-auch steht nicht mehr

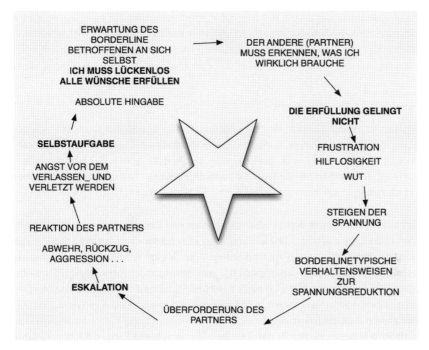

□ Abb. 5.2 Teufelskreis: Selbstaufgabe

zur Verfügung, Gefühle werden nicht mehr bewusst wahrgenommen, führen zu Spannungszuständen und werden mit borderlinetypischen destruktiven Verhaltensweisen bekämpft. Diese helfen aber auch, eine zu den Gefühlen passende Realität zu schaffen, wo Wut, Hass, Angst und Hilflosigkeit nachvollziehbar für den Betroffenen selbst erscheinen.

Nach dem Zusammenbruch erhöht sich die innere Belastung und die daraus resultierenden Ängste forcieren den Wunsch nach Stabilität, Sicherheit und Kontrolle. Um sich vor weiteren Konfrontationen zu schützen und aus Angst vor seelischen Verletzungen wird ein Wechselspiel von Liebe und Hass von „Komm her" und „Geh weg" in Gang gesetzt. Ein verhängnisvoller Kreislauf beginnt.

So können die verzweifelte Suche nach Liebe, Geborgenheit und Verschmelzung dazu führen, dass die Borderline-Persönlichkeit sowohl überhöhte Ansprüche an sich selbst als auch an nahe stehende Personen stellt. Sie möchten grenzenlos alle Wünsche ihnen nahe stehender Personen erfüllen und machen dabei Zugeständnisse, die sie nicht halten können. Dahinter steht der Wunsch, dass diese Hingabe andere dazu bringt, die Bedürfnisse des Borderline-Betroffenen wahrzunehmen und zu erfüllen.

Die Erwartung, dass die eigene grenzenlose Aufopferung mit wahrer und echter Liebe beantwortet wird, in der es keine Verletzung gibt, kann nur zu Missverständnissen und zu Frustrationen führen. Die daraus entstehende Enttäuschung führt zur fehlerhaften Einschätzung der Realität, Angst, Hilflosigkeit und Wut lassen die Spannung hochschießen, deren Hintergründe und Zusammenhänge nicht erkannt und zugeordnet werden können.

Der Borderline-Betroffene klammert sich an Gründe und Auslöser wie zum Beispiel eine vermeintliche Kritik, die eine Entladung der Affekte möglich machen. Diese frustrierenden und dysfunktionalen Interaktionen erhöhen die Selbstzweifel und münden in einen Teufelskreis, der wieder mit unerfüllbaren Zugeständnissen beginnt (□ Abb. 5.2) ▶ Siehe Video „Parallelwelten".

Die scheinbare Beziehungsunfähigkeit, die Angst vor Konflikten und ein nicht zu stillendes Harmoniebedürfnis nährt die Sehnsucht nach dem idealen Partner. Borderline-Menschen unterliegen dem Druck, entweder alles richtig machen zu müssen, um Sicherheit zu erlangen oder endlich den Partner zu finden, der sie so liebt, wie sie sind und mit dem sie verschmelzen können.

Beispiel
Der Bildhauer Pygmalion ist auf Grund schlechter Erfahrungen ein Frauenfeind geworden. Er schuf nach dem Bild der Venus eine Frauenstatue und behandelte diese wie einen echten Menschen. Schon bald verliebte er sich unsterblich in sein Kunstwerk. Er bittet die Göttin der Liebe Aphrodite, die Statue zum Leben zu erwecken und beginnt die Statue zu liebkosen bis sie allmählich lebendig wird (nach Ovid, Metamorphosen).

Der Bildhauer in Ovids Dichtung verschmilzt mit seinem von ihm geschaffenen Kunstwerk, das scheinbare Lebendigkeit erlangt. Dabei handelt es sich keineswegs um eine förderliche Bindung. Borderline-Beziehungen zahlen oft den Preis, durch eine scheinbare Einheit die eigene Individualität und Integrität zu unterdrücken. Das verminderte Selbstwertgefühl und die Identitätsproblematik fördern den Wunsch nach Verschmelzung und der Abgabe von Verantwortung für sich selbst: „Wenn der andere so fühlt und denkt wie ich, wird er erkennen, was ich brauche und meine Bedürfnisse stillen."

In seinem tiefsten Inneren ist ein Borderline-Betroffener wie ein kleines Kind und fühlt sich noch immer von einer Bezugsperson abhängig und mit dieser symbiotisch verschmolzen. Das typische Schwarz-Weiß-Denken stammt aus dieser Zeit. Dazu muss gesagt werden, dass in der symbiotischen Phase das Kind sowohl materielle Versorgung als auch viel Liebe und bedingungslose Zuwendung braucht.

Ein Kind fühlt sich gut, wenn die Versorgung gelingt und fühlt sich schlecht, wenn die Versorgung misslingt. Für das Kind gibt es nur ganz gut, das heißt, die Bezugsperson ist anwesend und versorgend oder ganz schlecht, die Bezugsperson ist abwesend und wird als böse erlebt – sie ist schwarz oder weiß. Das jeweilige Erleben von Versorgung oder Nichtversorgung löst nicht nur konträre Affekte aus, die durch Spaltung voneinander getrennt werden sondern aktiviert auch ein Lust- oder Unlusterleben.

Um sich selbst als eigenständigen Menschen wahrzunehmen und Verantwortung für sich selbst übernehmen zu können, ist es wichtig, belastende und nicht gelöste Erfahrungen zu erkennen. Diese ergeben sich aus frühen Bindungserfahrungen, erlernten Schemata, inszenierten, wiederkehrenden Konflikten und fehlender Achtsamkeit für sich selbst und andere im Hier und Jetzt. Obwohl die Erfahrungen der Kindheit die Menschen formen, behalten sie das ganze Leben hindurch ein großes Potenzial für Veränderungen.

Theorien über Beziehung, Bindungsverhalten und Schemata liefern einen wesentlichen Beitrag, Ursachen und Zusammenhänge in Beziehungen verstehen zu können, um zu entscheiden:
- Was muss ich akzeptieren?
- Was kann ich verändern?

Seit vielen Jahren suchen Bindungsforscher Erklärungsmodelle für die Entstehung von Bindung und die Neigung des Menschen, enge, von innigen Gefühlen getragene Beziehungen zu anderen Menschen zu entwickeln. Das Vorhandensein von Bindungssignalen, das Erleben von Bindung und von Bindungsgefühlen gehören zum Menschen, zu seiner Kultur und zu seiner Entwicklung. Menschen sind existenziell darauf angewiesen, emotionale Bindungen einzugehen. Diese

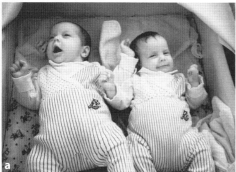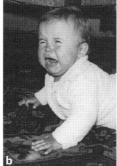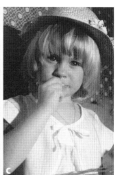

Abb. 5.3a–c Temperamente

sind in den Emotionen verankert und setzen Individuen zueinander in Beziehung – über Raum und Zeit hinweg und über den Tod hinaus.

- **Wie reagieren Eltern auf ihre Kinder?**

Bindungstheorien geben uns heute einen Einblick in die Dynamik und die Interaktionen von elterlichem Pflegeverhalten und früh festzustellenden Eigenschaften des Kindes. Hinter dem Bindungsmotiv liegt das Bedürfnis des neugeborenen Lebewesens nach Schutz, Sicherheit und Unterstützung, um überleben zu können. Forschungen haben jedoch gezeigt, dass ein Kind seine Mutter nicht deswegen liebt, weil sie seine Bedürfnisse nach Nahrung erfüllt, sondern dass ein ureigenes Bedürfnis eines jeden Neugeborenen nach Nähe, Schutz und Beruhigung besteht. Zur modernen Bindungsforschung gehören daher sowohl das Bindungs- und Betreuungsverhalten als auch Temperamentsmerkmale und Umweltbedingungen.

5.4.1 Temperament

Schon bei Säuglingen können signifikante Temperamentsunterschiede hinsichtlich seiner Emotionalität und seiner Reaktionen beobachtet werden. Diese zeigen sich in
- der Aktivität,
- der Erregbarkeit,
- dem Rhythmus,
- der Reaktionsbereitschaft,
- der Aufmerksamkeitsbereitschaft,
- und der Anpassungsbereitschaft auf Veränderungen.

Je nach Temperament des Säuglings und dem Temperament der Bezugsperson erfolgt die Interaktion. Die Unterschiede reichen von ausgeglichen bis unruhig oder zu ruhig, schüchtern bis gesellig und spontan (■ Abb. 5.3a–c). Es gibt Säuglinge, die sehr unruhig sind, viel weinen oder viel Stimulation brauchen, um zu trinken. Es gibt schüchterne und sensible Kinder, die wieder ganz andere Reaktionen hervorrufen als hyperaktive und aggressive Kinder.

Verstärkt oder abgeschwächt wird der jeweilige Umgang miteinander durch das jeweilige Temperament der Bezugsperson. Dieser Umgang miteinander wird eine wichtige Voraussetzung im späteren Beziehungsverhalten. Langzeitstudien zeigen, dass das Temperament zwar festge-

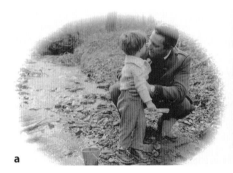
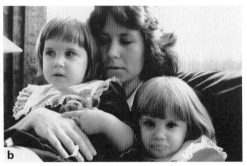

☐ Abb. 5.4a,b Sicherer Hafen

legt ist und meist von der frühen Kindheit über das Jugendalter bis in das frühe Erwachsenenalter beständig bleibt, die Persönlichkeit aber nicht starr und unkorrigierbar ist.

Sie kann durch weitere soziale Erfahrung verändert werden. So haben auch der ethnische
und kulturelle Hintergrund, die Schichtzugehörigkeit, Peergroups, eigene Krankheit oder die
Krankheit anderer in naher Beziehung stehender Personen, Familiengeheimnisse sowie die
Rolle in der Familie Einfluss auf die Persönlichkeitsentwicklung und das Beziehungsverhalten.

5.4.2   Feinfühligkeit und Empathie

Das Grundbedürfnis nach Nähe macht Kinder abhängig von nahen Bezugspersonen, meist der
Mutter. Gemessen an der Erfahrung, ob diese bei Bedarf sofort verfügbar ist, entwickelt sich ein
typisches Bindungsverhalten. Wenn Kinder darauf vertrauen können, dass ihre Bezugsperson
da ist, sobald sie das Bedürfnis nach Nähe, Sicherheit und Halt verspüren, haben sie in weiterer
Folge seltener intensive und chronische Angst und sehen in dieser Verbindung eine sogenannte
sichere Basis oder einen sicheren Hafen (☐ Abb. 5.4).

Zu Beginn der Bindungsforschung herrschte die Auffassung, dass die Qualität einer Bindung allein vom mütterlichen Betreuungsverhalten abhängig sei. John Bowlby (1973) sieht
ursprünglich in der Mutter die hauptsächliche Bindungsperson, räumt später aber auch anderen Personen – wie Vätern oder Großmüttern – die Möglichkeit Bindungsperson zu sein, ein.

Nach Bowlby (2008) ist die frühe Beziehung des Kindes zu seiner Mutter eine notwendige
Voraussetzung für seine späteren sozialen Beziehungen. Heute weiß man, dass die mütterliche
Betreuung nicht allein verantwortlich für die spätere Bindungsfähigkeit ist. In unseren Anlagen
ist die Voraussetzung zur Bindung stammesgeschichtlich so verankert, dass das Kind zu jeder
Pflegeperson, die beruhigend und verständnisvoll mit ihm umgeht und aktiv auf die kindlichen
Signale reagiert, positive Beziehungen aufbauen kann.

Die Entwicklung und Qualität der Bindung ist daher abhängig von der Feinfühligkeit und
dem Eingehen auf die emotionalen Bedürfnisse und die Interaktion zwischen Kind und primärer Bezugsperson. John Bowlby und Mary Ainsworth konnten nachweisen, dass bei Kindern
ein typisches Bindungsverhalten wie rufen, weinen, hinterherlaufen einsetzt, wenn sie den
Kontakt zur Mutter verlieren. Sie beruhigen sich wieder, wenn der Kontakt wieder hergestellt
ist. Die Mutter dient demnach als emotionale Tankstelle. Sie hilft, Stress abzubauen und öffnet
den Weg, ohne Angst die Welt zu erkunden und zu erobern.

Um überhaupt eine Bindung aufbauen zu können, ist das Neugeborene mit kommunikati-
ven Fähigkeiten wie Signalverhalten und Orientierungsfähigkeit ausgestattet. Das mütterliche

Pflegeverhalten und das Signalverhalten des Kindes sind aufeinander abgestimmt und fördern in weiterer Folge die Ausbildung von emotionalen Beziehungen. Wichtige Bindungspersonen können durch ein so genanntes feinfühliges Verhalten die Bindungserfahrungen beeinflussen.

Das Konzept der Feinfühligkeit gegenüber den Signalen des Kindes wurde von Mary Ainsworth entwickelt und bedeutet, die Signale des Kindes wahrzunehmen, richtig zu interpretieren und prompt und stimmig darauf zu reagieren, bedeutet aber auch das Autonomiebestreben zu fördern und das Bedürfnis nach Selbstregulation und Selbstbestimmung zu respektieren (Bretherton 1987).

Bowlby sieht darin auch die Möglichkeit, auf dem Fundament einer sicheren Basis, in der Beziehung zur Mutter Verhaltensmuster zu lernen, die das Kind in seiner Rolle in der Gemeinschaft braucht. Diese interaktive Feinfühligkeit („containment") wird auch als Fähigkeit der Bezugsperson verstanden, die Affekte des Kindes nicht nur verstehen und beantworten zu können, sondern diese auch so zu verändern, dass vor allem die negativen Gefühle für das Kind erträglich werden (Dornes 2008).

Feinfühlige Bezugspersonen erkennen, wenn das Kind zornig ist, signalisieren (spiegeln) diesen Affekt mit ihrer Mimik und beruhigen danach mit ihrer Stimme (modifizieren). Unsichere Bezugspersonen wie in unsicheren, distanzierten oder unsicher verstrickten Beziehungen versuchen das Kind mit anderen Reizen (Essen, Spielzeug etc.) abzulenken oder bleiben selbst in den negativen Affekten haften und vermitteln keine Coping-Strategien.

Die heutige Forschung hat ein weiteres Phänomen entdeckt – ein unbewusstes Simulationsprogramm. Durch neurobiologische Mechanismen, sogenannte Spiegelneuronen, ausgelöste Resonanz können wir Gefühle, Handlungsabsichten und Empfindungen intuitiv verstehen. Untersuchungen konnten nachweisen, dass wir zu Personen, die uns adäquat spiegeln können, besondere Sympathie empfinden (Bauer 2006).

Spiegelneuronen sind in unserer genetischen Grundausstattung enthalten und ermöglichen es dem Säugling, bestimmte Mimik zu imitieren. Das wechselseitige Eingehen des Säuglings und der Bezugsperson aufeinander ermöglicht die erste zwischenmenschliche Beziehungserfahrung – ein Aussenden von Signalen und Zurückspiegeln.

Das Kind lernt durch das Spiegelsystem Handlungs- und Interaktionsmöglichkeiten kennen. Es widmet dabei den optischen und akustischen Anreizen seiner Bezugsperson, die ihre Absicht durch bestimmte Signale wie Mimik, Körpersprache, Stimme erkennen lässt, große Beachtung.

So kann man erleben, dass Kinder nach einem Sturz sich erst an der Reaktion der Bezugsperson orientieren und je nach den empfangenen Signalen diese spiegeln, indem sie weinen, den Schmerz ignorieren oder sogar lachen. Die Forschung spricht von Resonanzmustern. Über die Aktivität der Spiegelneurone können Erwachsene und Kinder intuitiv bestimmte Handlungs- und Gefühlszustände spiegeln und miterleben (◘ Abb. 5.5a–c). Von einem anderen Menschen wahrgenommen/gespiegelt zu werden, beinhaltet die Botschaft darüber, wer/wie ich selbst bin.

Durch diese Vorerfahrungen entstehen bestimmte Interpretationsschemata, die unsere Bewertungen im zwischenmenschlichen Bereich beeinflussen. Anspannung und Angst reduzieren diese Fähigkeit sich einzufühlen, das System der Spiegelneuronen wird bei Stress reduziert.

Die Fähigkeit zur Empathie und Mitgefühl hängt ebenso davon ab, ob die Spiegelsysteme durch das persönliche Erleben von Mitgefühl aktiviert werden. Ein Kind, dem die Erfahrung fehlt, dass andere auf seine Signale eingehen, kann kaum eine emotionale Resonanz entwickeln.

Auf der Grundlage der Feinfühligkeit, der intuitiven Resonanzfähigkeit von Bezugspersonen sowie dem Erlernen adäquater Interaktions- und Handlungsmuster kann sich am besten eine reife Autonomie entwickeln. Es wird dem Kind ermöglicht, das zu tun, was es selbst kann, es werden ihm aber auch Wege gezeigt, bei Überforderung Hilfe und Halt zu suchen.

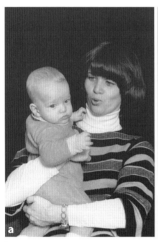 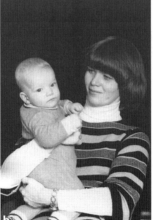 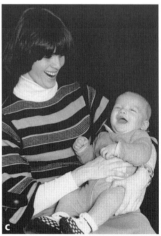

◘ **Abb. 5.5a–c** Spiegeln

> Die Bezugsperson drängt dem Kind nicht die eigenen Bedürfnisse auf. Sie akzeptiert, dass
> sie nicht beliebig über Körper und Seele des Kindes verfügen kann. Sie überbehütet es nicht,
> sondern achtet seine Autonomie, indem sie ihm nichts aufdrängt, was es nicht braucht und
> möchte und ihm nichts abnimmt, was es selbst tun kann und will.

5.4.3 Bindungsmuster

Wie schon erwähnt schützt das Bindungsverhalten und das Senden von Bindungssignalen das
Kind vor möglichen Gefahren, gewährleistet das Überleben und stillt seine Bedürfnisse nach
Nähe und Zuwendung. Das Bedürfnis nach Nähe und Schutz steuert das Bindungsverhalten
und die Neugier das Explorationsverhalten. Sowohl Bindungsverhalten als auch Explorationsverhalten gewährleisten die emotionale Sicherheit des Kindes. Es muss sich sicher sein, dass die
Bezugsperson zugänglich ist, wenn es sich unsicher fühlt, und es muss den Rückhalt spüren,
wenn es die Welt erkundet (◘ Abb. 5.6a–c).

Kinder werden bindungssicher, wenn sie die Erfahrung machen, dass ihre emotionalen,
psychischen und physischen Bedürfnisse Beachtung finden und gestillt werden.

Die Mitarbeiterin von John Bowlby, die Psychologin Mary Ainsworth, lieferte durch Ver-
haltensbeobachtungen einen wertvollen Forschungsbeitrag. Sie suchte Familien zu Hause auf
und beobachtete Mütter und Kinder in ihrer natürlichen Umgebung (Feldstudie), um herauszufinden, wie Kinder in fremden Situationen reagieren.

Die unterschiedlichen Reaktionsweisen der Kinder lassen bestimmte Bindungstypen erkennen, die Rückschlüsse auf die Qualität der Bindung zwischen Mutter und Kind ermöglichen.
Wir unterscheiden

- sichere Bindung,
- unsicher-vermeidende Bindung,
- unsicher-ambivalente Bindung,
- unsicher-desorganisierte Bindung.

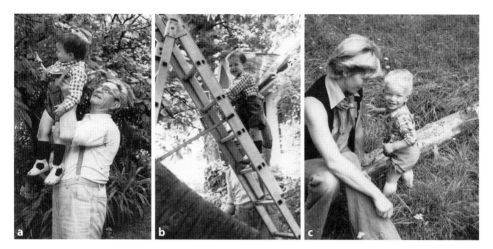

Abb. 5.6a–c Explorationsverhalten

Sicher gebundene Kinder nutzen ihre Bezugsperson als sichere Basis und zeigen in fremden Situationen eine ausgewogene Balance zwischen Bindungsbestreben und der Neugier, die Umgebung zu erkunden. Bei Trennungen suchen sie aktiv die Nähe der Bindungsperson, die angemessen und prompt Beruhigung und Trost spendet und ein neuerliches Erkunden zulässt.

Die unsicher-vermeidende Bindung ist gekennzeichnet durch ein ausgeprägtes Explorationsverhalten, in der aber kaum Bindungsverhalten auftritt. Auf die Trennungen von der Bezugsperson wird kaum reagiert, obwohl diese Kinder physiologisch genauso erregt sind wie sicher gebundene. Sie versinken in die augenblickliche Betätigung und in stereotype Bewegungen. Die zurückkehrende Bezugsperson wird scheinbar kaum wahrgenommen, ignoriert und ihre Nähe vermieden. Physiologisch brauchen diese Kinder sehr lange, um sich wieder beruhigen zu können. Es liegt die Vermutung nahe, dass die Bezugsperson ursprünglich das Bedürfnis nach Nähe in kritischen Situationen entweder zurückweist oder mit Ablenkung auf die Gefühle des Kindes reagiert.

Bei der unsicher-ambivalenten Bindung zeigen Kinder starkes Bindungsverhalten, aber kaum Explorationsverhalten. Bei Trennung von der Bindungsperson reagieren sie heftiger, diese stellt eine starke Belastung dar. Bei Rückkehr kann das Kind kaum beruhigt werden. Die Anwesenheit der Bezugsperson bringt keine Sicherheit. Kinder reagieren in manchen Fällen sogar aggressiv, wollen losgelassen, dann gleich wieder gehalten werden. Sie erleben ambivalente Gefühle in Bezug auf die Angebote der Bezugsperson. Hier scheinen die Bezugspersonen nur dann verfügbar zu sein, wenn es sich mit den eigenen Bedürfnissen vereinbaren lässt. Das Reaktionsmuster reicht von überfürsorglich bis kontrollierend und emotional unerreichbar.

Unsicher-desorganisierte Kinder zeigen ein bizarres Verhalten, das auf hochgradige Verstörung hinweist. Sie zeigen widersprüchliche Verhaltensmuster, kurz hintereinander oder auch gleichzeitig, wie plötzliches Erstarren, zielloses Umherirren, eine erstarrte Mimik, Gestik und Körperhaltung. Ein Kind rennt beispielsweise nach der Trennung auf die Mutter zu, bleibt dann aber plötzlich stehen und starrt ins Leere. Das Verhalten wirkt desorganisiert, das Kind scheint keine Strategie zu haben um mit der Stresssituation umzugehen. Es wird darin ein Zusammenhang zwischen widersprüchlichen Bindungs-Erfahrungen und der weiteren emotionalen Entwicklung gesehen.

Das Kind zeigt Anzeichen dafür, dass es sich vor der Bezugsperson fürchtet. Diese Kinder müssen mit dem Dilemma fertig werden, dass sie vor den Menschen Angst haben, an die sie gebunden sind. Es kann sich auf die Bezugspersonen und deren Reaktionen nicht verlassen.

Die Bezugsperson verhält sich einerseits behütend, bietet vermeintliche Sicherheit und Nähe, andererseits zeigt sie unberechenbares Verhalten, löst Angst aus und ist bedrohlich oder hat selbst unerklärliche Angst. Das Kind gerät auf seiner Suche nach Schutz durch diese Ambivalenz und in eine unlösbare Situation. Es entwickelt keine verlässliche Bindungsrepräsentation für sein späteres Leben und es fehlt die Empathiefähigkeit (Brisch 2003).

Das Beziehungsverhalten dieser Kinder wird sich vor allem darin zeigen, dass sie sich äußerst bemühen, die Beziehung zu anderen Menschen zu kontrollieren. Im Alter von circa sechs Jahren kann man bei diesen Kindern oft eine Rollenumkehr gegenüber der Bezugsperson finden, indem sie versuchen diese zu beschützen.

Studien konnten belegen, dass dieses Bindungsmuster mit Vernachlässigung, Misshandlung und Missbrauch in der Lebensgeschichte der Säuglinge im Zusammenhang steht (Cichetti und Beeghly 1987). Menschen mit dieser Bindungserfahrung werden sich später rigide und in kontrollierender Absicht entweder immer feindselig-bestrafend oder anderen gegenüber immer tröstend und fürsorglich verhalten. Sie sind in diesem Muster unflexibel und starr, handeln sich soziale Schwierigkeiten ein und werden oft von anderen abgelehnt.

Das Verhalten des Kindes bezieht sich immer nur auf eine Beziehungsperson. Bei unterschiedlichen Bezugspersonen kann das Bindungsverhalten der Kinder dabei durchaus unterschiedlich sein, das heißt eine sichere Mutter-Kind-Beziehung etwa hat keinen Einfluss auf die Vater-Kind-Beziehung, sowie zu weiteren Bezugspersonen oder umgekehrt. Das Kind ist also in der Lage, eine Bindungsbeziehung zu verschiedenen Bezugspersonen aufbauen zu können, wenn diese maßgeblich an ihrer Versorgung und Betreuung beteiligt sind. Möglicherweise entsteht dabei eine Differenzierung, sodass das Kind eine Bindungsperson vorzieht. Während seiner Entwicklung übernimmt ein Bindungsmodell die führende Rolle und das Kind lässt sich in weiterer Folge davon leiten.

Einmal erworbene Bindungsmuster sind sehr stabil und werden sehr oft an die nächste Generation weitergegeben. Es gibt eine enge Verbindung zwischen dem Bindungsmuster des Kindes und dem inneren Arbeitsmodell, den sogenannten „Bindungsrepräsentanzen" der Bezugsperson.

Es ist zu beobachten, dass eine sichere Bindung zu einer wichtigen Bezugsperson als Puffer oder Schutzfaktor in Zeiten von Belastung oder Stress dienen kann und dass in Stresssituationen Beziehungspartner auf Verhaltensweisen zurückgreifen, die mit dem ursprünglichen Bindungsverhalten in Zusammenhang stehen. Jugendliche mit unsicheren Bindungsrepräsentationen scheinen im weiteren Verlauf anfälliger für die Entwicklung einer Verhaltensstörung und/oder einer Persönlichkeitsstörung zu sein.

Nach dem biosozialen Modell zur Entstehung der Borderline-Störung finden wir in der invalidierenden Umgebung einen Aspekt für die Entstehung der Borderline-Störung. Im Zusammenhang mit dem Bindungsverhalten liegt die Vermutung nahe, dass Borderline-Betroffene in Familien aufwachsen, in denen enge Bezugspersonen nicht als sichere Basis zur Verfügung stehen.

5.5   Bindung in Partnerschaften

Auch in Partnerschaften spielen Bindungsaspekte eine bedeutende Rolle. Besonders in Zeiten von Krisen zeigen Erwachsene typische Bindungs-Verhaltensweisen. Die moderne Bindungsforschung unterscheidet vier Bindungsstile in Partnerschaften:

- sicher,
- ängstlich-ambivalent,
- ängstlich-vermeidend,
- gleichgültig-vermeidend.

In der sicheren Partnerschaftsbindung kann Nähe zugelassen werden und die Partnerschaft wird als emotional unterstützend empfunden. Beiden Partner fühlen sich gleichwertig.

In der ängstlich-ambivalenten Bindung gibt es eine negative Sichtweise des Selbst und eine positive Sichtweise des Partners. Die Person fühlt sich zum Partner emotional stark hingezogen, ist jedoch ängstlich und verunsichert. Die Beständigkeit der Beziehung wird angezweifelt.

In der ängstlich-vermeidenden Bindung gibt es eine negative Sichtweise des Selbst und des Partners. Die Person hat Angst vor Nähe und Intimität und vermeidet tiefergehende Beziehungen.

In der gleichgültig-vermeidenden Bindung gibt es eine positive Sichtweise des Selbst und eine negative Sichtweise des Partners, zu dem es keine starke Emotionalität gibt. Die Person vermeidet Nähe und Intimität in der Partnerschaft. Die eigene Autonomie hat einen besonderen Stellenwert.

Der Sozialpsychologe W. Bierhoff ist der Ansicht, dass Bindungsstile jedoch im Laufe der Lebensgeschichte verändert werden können. Seiner Ansicht nach kann Bindungssicherheit gelernt werden (Hauenstein und Bierhoff 1999). Trotz schmerzlicher früherer Bindungserfahrung und Traumatisierung beeinflusst die aktuelle positive Beziehungserfahrung mit dem Partner kontinuierlich die Bindungssicherheit. Eine stabile Paarbeziehung gibt emotionale Sicherheit und ist ein Schutzfaktor im Umgang mit Stress.

5.5.1 Bindung und Homosexualität

Aktuelle Studien an der University of Illinois über enge Bindung in homosexuellen Partnerschaften zeigen, dass sich homosexuelle Frauen und Männer ihrem Partner genauso verbunden fühlen wie heterosexuelle. Glenn Roisman verglich fest liierte homosexuelle weibliche und männliche Paare mit verlobten, verheirateten und unverheirateten heterosexuellen Paaren. Dabei konnte festgestellt werden, dass sowohl homo- als auch heterosexuelle Paare Konflikte besser lösten als die unverheirateten heterosexuellen Paare. Besonders harmonisch arbeiteten die lesbischen Frauen an den gestellten Aufgaben miteinander (Roisman et al. 2008).

Forscher der University of Washington, der San Diego State University und der University of Vermont verglichen männliche und weibliche homosexuelle Paare mit und ohne so genannte eingetragene Lebenspartnerschaft mit heterosexuellen verheirateten Paaren über einen Zeitraum von drei Jahren. Sie wollten herausfinden, wie die sexuelle Orientierung und der rechtliche Status die Qualität einer Beziehung beeinflussen. Es trennten sich während der dreijährigen Beobachtungszeit diejenigen Partner am seltensten, die in eingetragener Lebenspartnerschaft oder Ehe miteinander lebten. Gleichgeschlechtliche Paare waren zufriedener mit ihren Beziehungen als verheiratete gegengeschlechtliche Paare.

Die Qualität der Bindung in Partnerschaften ist abhängig von der Ausprägung der Bindungsmuster. Der Bindungsstil ist jedoch nicht unwiderruflich festgelegt. Die partnerschaftliche Zufriedenheit und Stabilität der Beziehung hängt auch von der emotionalen Hingezogenheit, der gegenseitigen Wertschätzung, Fairness und von der Verlässlichkeit beider Partner ab.

Beispiel

Es war einmal … so fangen Märchen an und Märchen gehen gut aus, auch wenn es zu Beginn anders aussieht. Unser Märchen beginnt heute. Ein Menschen-Junge verliebt sich in ein wunderschönes, kluges, facettenreiches Mädchen. Es ist nicht leicht sein Herz zu erobern, doch es gelingt ihm und die beiden wollen für immer und ewig zusammen bleiben.

Die bösen Mächte haben nur auf diesen Augenblick des Glücks gewartet, jetzt können sie zu wirken beginnen. Denn das Mädchen ist kein einfaches Menschen-Mädchen, ein böser Fluch lässt Vampirblut in seinen Adern fließen. Und immer wenn es glücklich ist, beginnt das Blut zu rauschen und zu flüstern: „Du bist böse! Du musst zerstören! Du bist verflucht!" Dann beginnt sich die Stimme des Mädchens zu verwandeln, sein Mund spricht böse Worte und ihre Küsse werden giftig.

Verletzt sinkt der Menschen-Junge zu Boden, nur noch ein Kuss und er ist tot! Doch etwas hält das Mädchen zurück. Ist es Liebe? Es kann den Jungen nicht töten, doch auch nicht bleiben. Das Mädchen verlässt den Jungen und beide sind unendlich traurig.

Die bösen Mächte triumphieren. Sie machen sich im Kopf des Mädchens breit: „Du bist ein Vampirmädchen, deine Küsse bringen den Tod! Du bist böse! Du bist gemein! Du bist hässlich! Du bist absolut als Mensch nichts wert!"

Die Verzweiflung, der Selbsthass, die Selbstzerstörung, die Leere und Unruhe legen ihre klebrigen kalten Arme um das Mädchen und beginnen das Mädchen zu erdrücken und zu ersticken. Es sinkt zu Boden, die Sinne schwinden – da greift eine warme, runzelige Hand nach ihm.

Eine Alte steht vor ihm und sagt: „Hier trink davon, es wird dir helfen." Das Mädchen tut, was ihm die Alte befiehlt und spürt, dass seine Menschenkraft zurückkehrt. Es kann sich befreien und die bösen Stimmen werden leiser. „Wer bist du?", fragt es die Alte.

„Ich bin die Hoffnung. Allein kann ich die bösen Stimmen nicht besiegen. Geh und such den Mut, das Vertrauen und die Liebe, gemeinsam werden wir dich retten." Gemeinsam mit der Hoffnung macht sich das Mädchen auf den schwierigen, steinigen Weg.

Jahre ziehen ins Land, doch das Mädchen gibt nicht auf, bis es zuerst den Mut, dann das Vertrauen und schließlich die Liebe gefunden hat. Die bösen Stimmen sind besiegt.

Ja, jetzt braucht das Märchen noch einen Schluss, denn Märchen gehen gut aus. Wo ist der Menschen-Junge? Die Liebe übernimmt die Regie und … denk dir den Schluss selbst aus.

(Alice Sendera)

5.6 Sexualität und Borderline-Störung

Dulz (Dulz et al. 2009) beschreibt in seiner „Drittelregel" drei mögliche Formen von Sexualität bei Borderline-Patienten:

- Patienten mit Angst vor Sexualität, die sich zwar z. B. besonders reizvoll anziehen, aber Sexualität nicht real leben (Anhedonie). Bei diesen Patienten findet sich oft eine schwere Identitätsstörung und Schwierigkeiten mit der sexuellen Orientierung.
- Hypersexualität, oft mit High-risk-Verhalten als kontraphobische Abwehr der Angst. Sexualität kann auch dazu dienen dazu, Angst nicht zu spüren oder zu vermeiden (Vermeidung emotionaler Nähe durch Handlungen mit Pseudonähe). Häufig geht es auch um sadomasochistische Phantasien. Diese werden oftmals auch ausgelebt, wobei betont werden soll, dass dies nicht krankheitsspezifisch und schon gar nicht notwendigerweise als pathologisch zu bezeichnen ist.
- Sogenannte normale Sexualität, bei der häufig Ängste durch Dissoziation oder Zwänge in Schach gehalten werden. Homosexualität steht nicht im Zusammenhang mit psychischer

Gesundheit oder Krankheit. Identitätsprobleme können dazu führen, dass Borderline-Patienten sich für homo- oder bisexuell halten, diese Orientierung aber zur Abwehr traumatischer Erinnerungen dient. Dem ist in der Therapie sicher Rechnung zu tragen.

5.7   Beziehung zu Tieren

Wie wir bereits in unserem Buch *Skills-Training bei Borderline- und Posttraumatischer Belastungsstörung* dargestellt haben, können Tiere in der Psychotherapie einen wertvollen Beitrag leisten. Darüber hinaus besitzen Tiere eine starke Anziehungskraft auf traumatisierte Menschen und bilden oft einen wesentlichen Teil ihrer Lebenswelt. Tiere wirken in vielfältiger Weise auf physischer, psychischer und sozialer Ebene. Sie haben eine positive Wirkung auf Menschen. Sie bringen Leben in den Alltag und schenken uns gute Gefühle.

Der Umgang mit Tieren hat nicht nur eine heilende Wirkung, sondern bietet auch die Möglichkeit neue Kommunikations- und Verhaltensmuster auszuprobieren. Oft fällt es traumatisierten Menschen leichter, über ein Tier Zugang zur Welt und zu anderen Menschen zu erlangen.

Aus unserer Erfahrung helfen Tiere, dass Betroffene wieder Vertrauen fassen und Zuwendung geben und annehmen können. Das natürliche Nähe-Distanz-Bedürfnis, das Tiere einfordern, stellt eine wichtige Erfahrung dar. Auch im Bereich somatischer Erkrankungen und bei Behinderungen stellen Tiere einen wichtigen Bestandteil der Therapie dar. Die Ausbildung von Blindenführhunden, Gehörlosen- und Assistenzhunde (◘ Abb. 5.7a–c).

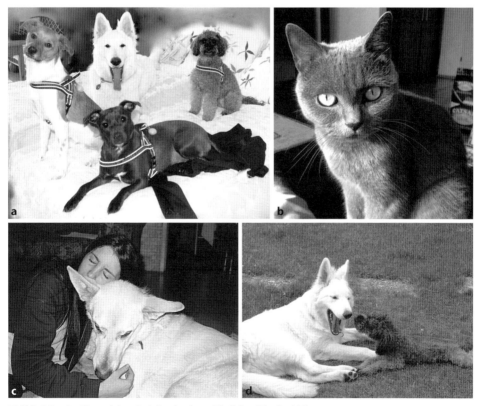

◘ **Abb. 5.7a–d a** Therapiehunde, **b** Servicetiere, **c** Tierliebe, **d** Spaß mit Tieren

5.8   Selbstbild und Beziehungen

Auch der Begriff des Selbst hat eine lange Geschichte. So setzten sich nicht nur Philosophen wie Descartes, Locke und Berkley mit Konzeptionen des Selbst auseinander, sondern auch Theoretiker anderer Disziplinen, vor allem der Psychologie, entwickelten Theorien und Konzepte des Selbst und des Selbstwertes.

Nach W. James (1892) entspricht das Selbst dem Wissen um die eigene Person mit dem Ich als wissender Instanz. Wie bereits James das Ich als wissende Instanz sieht, versteht man auch in der heutigen Psychologie unter dem Selbst die Gesamtheit des Wissens um die eigene Person, während dem Ich die Erfahrung des eigenen Willens und der möglichen Kontrolle der Handlungsimpulse zugeordnet wird.

> **Selbst-Ich**
>
> Das Selbst ist die Gesamtheit des Wissens um die eigene Person. Das Ich ist die Erfahrung des eigenen Willens.

Das Selbst besteht demnach aus Gedanken und Überzeugungen, die wir über uns haben. Es ist zum Teil die Spiegelung dessen, was Menschen im Laufe ihrer Entwicklung an Rückmeldungen ihrer sozialen Umgebung erfahren haben.

Virginia Satir (2004) versteht unter Selbst ein dynamisches Zusammenspiel verschiedener Ebenen, sie geht dabei von körperlichen, intrapsychischen, spirituellen, interpersonalen, kontextuellen und sozialen Faktoren aus.

Die Inhalte der Erfahrungen sind verantwortlich für die Entwicklung des individuellen Selbstkonzeptes oder Selbstbildes. Dieses wird zum Gegenstand der eigenen Betrachtung und Bewertung. Die Ausbildung eines Selbstkonzeptes setzt voraus, dass sich das Ich von seiner sozialen und physischen Umwelt abgrenzt.

Nach Cooley (1902) hängt der Selbstwert davon ab, wie viel soziale Unterstützung und Anerkennung ein Mensch erhält. Er betont, dass sich das Individuum im Laufe der Entwicklung zunehmend kritisch mit sozialen Einflüssen bzw. Beeinflussungsversuchen auseinandersetzen muss. Wir entwickeln dadurch nicht nur eine Vorstellung darüber, wer wir sind, sondern auch eine Vorstellung darüber, wer wir sein sollen oder sein wollen.

> **Definition**
>
> Unter dem Selbstwert versteht man das Gefühl der Wertschätzung der eigenen Person. Selbstkonzept und Selbstwert werden als wichtige Merkmale der Identität verstanden.

Je positiver das Selbstwertgefühl ist, desto weniger machen uns Kränkungen aus und es fällt leichter, mit negativen Reaktionen unserer Umwelt umzugehen. Ein geringes Selbstwertgefühl kann viele Auswirkungen haben, es führt zu Problemen in zwischenmenschlichen Beziehungen, zu Problemen im Berufsleben, depressiven Verstimmungen oder psychosomatischen Beschwerden. Es zeigt sich aber auch in geringem Selbstvertrauen in die eigenen Fähigkeiten und mangelnde Selbstsicherheit nach außen.

Abb. 5.8 Die vier Säulen des Selbstwertes

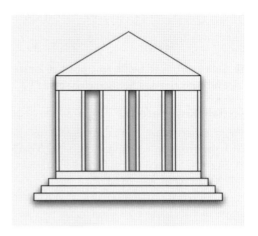

Verschleiert wird ein geringes Selbstwertgefühl manchmal durch eine äußere Scheinsicherheit, durch ein inadäquates aggressives Verhalten oder durch verletzende Kommunikationsstile. Ein zu starkes Selbstwertgefühl kann narzisstische Züge zeigen und genauso wie ein zu geringes Selbstwertgefühl zu Beziehungsproblemen führen.

5.8.1 Vier Säulen des Selbstwertes

Der Selbstwert steht auf vier Säulen: Selbstakzeptanz, Selbstvertrauen, sozialer Kompetenz und soziales Netz (**Abb. 5.8**).

Selbstakzeptanz
Selbstakzeptanz bedeutet, sich selbst, das heißt seine Meinung, Eigenschaften, Fähigkeiten, Einstellung, den eigenen Körper wertzuschätzen, auf seine eigenen Bedürfnisse zu achten und diese zu respektieren. Unbewusste dysfunktionale Schemata und Glaubenssätze hemmen die Selbstakzeptanz und führen zu einem Verzicht auf eigene Bedürfnisse und Rechte. Auch ständig überzogene Kritik fördert die falsche Selbsteinschätzung. Ebenso hilft häufiges unberechtigtes Lob nicht die Selbstakzeptanz zu stärken. Wenn ein Kind nicht weiß, warum es gelobt wird, lernt es nicht seine Stärken und Schwächen realistisch einzuschätzen und wird verunsichert.

> Selbstakzeptanz heißt, sich zuzugestehen so zu sein, wie man ist.

Selbstvertrauen
Menschen mit hohem Selbstvertrauen haben eine positive Einstellung zu den eigenen Leistungen, zum eigenen Können und den eigenen Fähigkeiten. Dazu gehören auch die reale Selbsteinschätzung, sowie Frustrationstoleranz und Durchhaltevermögen. Ein gesundes Selbstvertrauen ist eine wichtige Voraussetzung für unser seelisches und körperliches Wohlbefinden. Dadurch sind wir in der Lage Kritik anzunehmen, uns zu wehren, unsere Meinung zu vertreten, auf andere zu zugehen, Kontakte zu knüpfen und unsere Fähigkeiten adäquat zu nutzen.

Oft haben traumatische Kindheitserfahrungen oder abwertende Aussagen von Bezugspersonen eine tiefe Unsicherheit manifestiert. Darüber hinaus kann auch das Versagen in einer wichtigen Situation oder das Verlassen Werden von einer engen Bezugsperson zu einem mangelndem Selbstvertrauen führen.

❯ **Selbstvertrauen heißt, eine positive Einstellung zu den eigenen Fähigkeiten und dem eigenen Können zu haben.**

Soziale Kompetenz

Unter sozialer Kompetenz wird der Kompromiss zwischen Anpassungsfähigkeit und Durchsetzungsvermögen verstanden, wobei sich derjenige sozial kompetent verhält, der in der Lage ist, eigene Interessen in sozialen Interaktionen zu verwirklichen, ohne dabei die Interessen der anderen zu verletzen.

Zur Interaktionsfähigkeit gehört, die Konsequenzen des eigenen Handelns beim Interaktionspartner abschätzen zu können. Damit dies gelingt, ist es notwendig, sich in die Perspektive des Interaktionspartners zu versetzen zu können (Petermann und Petermann 1989). Petermann und Petermann definieren zwei Voraussetzungen für sozial kompetentes Verhalten
- frei sein von sozialer Angst,
- Verfügbarkeit sozialer Fertigkeiten.

In unterschiedlichen Kulturkreisen, aber auch in unterschiedlichen Milieus, können jedoch in vergleichbaren sozialen Situationen unterschiedliche Verhaltensweisen als kompetent gelten.

❯ **Soziale Kompetenz bedeutet, bei Interaktionen angemessene soziale Fertigkeiten einsetzen zu können.**

Soziales Netz

Ein gutes soziales Netz zu haben, bedeutet in soziale Beziehungen eingebunden zu sein, zum Beispiel in eine befriedigende Partnerschaft und familiäre Beziehungen, gute Freunde zu haben, sich mit Kollegen gut zu verstehen und lose Bekannte zu haben.

❯ **Die Qualität der Beziehungen liegt bei dem Gefühl, für andere wichtig zu sein.**

Die Qualität von Beziehungen lässt sich nicht durch die Anzahl an Beziehungen oder die Dauer einer Beziehung messen. Menschen, die sich zu sehr anpassen, um ein großes soziales Netz zu haben, verleugnen sich selbst und schwächen dadurch ihren Selbstwert. Menschen, die andere beherrschen wollen, nur ihre eigenen Ziele durchsetzen wollen und die Schwächen und Fehler anderer ständig kritisieren, opfern für diese Werte ihre Beziehungen. Wie schon bei der sozialen Kompetenz erwähnt, ist es in Beziehungen wichtig, die Balance zwischen der Erfüllung eigener Bedürfnisse und den Bedürfnissen anderer herzustellen.

❯ **Ein soziales Netz zu haben bedeutet, in erfüllte und positive soziale Beziehungen eingebunden zu sein.**

Die drei Säulen zur Erreichung positiver sozialer Beziehungen bestehen aus dem Umsetzen von Zielen, dem Knüpfen und Pflegen von Beziehungen und dem Bewahren von Selbstachtung (◘ Abb. 5.9).

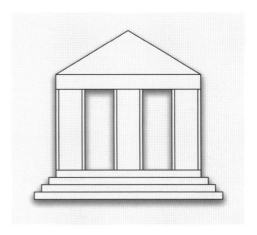

Abb. 5.9 Die drei Säulen zur Erreichung positiver sozialer Beziehungen

5.8.2 Anregungen zur Stärkung des Selbstwertes

Die Übungen, die wir im folgenden Abschnitt beschreiben, können keine Therapie ersetzen oder die dysfunktionalen Schemata grundlegend verändern, doch sie können der erste Schritt sein, sich selbst positiver zu beurteilen und somit den Selbstwert zu stärken.

- **Übung 1: Für sich selbst sorgen, achtsam mit sich selbst umgehen, Genusstraining**
Nehmen Sie sich Zeit für Aktivitäten oder für angenehme Dinge:
- Bewegung, Sport, Wandern, Spazieren gehen,
- Hobbys,
- Freunde treffen,
- Körperpflege,
- einfach den Tag genießen,
- sich selbst eine Freude machen.

Schulen Sie ihre Sinne für Positives und Angenehmes. Suchen Sie bewusst nach Sinneseindrücken, die angenehme Gefühle hervorrufen, zum Beispiel:
- Betrachten Sie bewusst die Natur beim Spazierengehen.
- Hören Sie Musik.
- Bereiten Sie sich ein feines Essen zu oder gehen Sie in ein gutes Restaurant.
- Nehmen Sie bewusst wahr, wer Ihnen heute zulächelt und freundlich ist.

Schreiben Sie diese positiven Tätigkeiten in ein Genuss-Tagebuch. Planen Sie diese positiven Aktivitäten und Auszeiten. Nehmen Sie sich täglich für einen bestimmten Genuss Zeit. Versuchen Sie, Angenehmes in ihren Alltag einzubauen und wahrzunehmen.
    Beachten Sie:
- Genuss braucht Zeit!
- Gönnen Sie sich den Genuss!
- Schulen Sie Ihre Sinne!
- Genießen Sie wenig, doch bewusst!
- Überlassen Sie Ihren Genuss nicht dem Zufall! Machen Sie täglich etwas!
- Genießen Sie kleine Dinge des Alltags! Durchbrechen Sie Ihre starren Gewohnheiten!

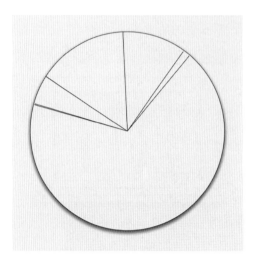

Abb. 5.10 Energiezeitkreis

■ **Übung 2: Energiezeitkreis**
Unterteilen Sie den Kreis (■ Abb. 5.10) in folgende Kreissegmente und wählen Sie für jedes Segment eine bestimmte Farbe:

Wie viel Zeit habe ich …
▬ für mich,
▬ für meinen Partner,
▬ für andere,
▬ für meine Arbeit,
▬ für Sonstiges.

Überprüfen Sie die Aufteilung: Soll sie so bleiben?
▬ Wenn nicht, was und wie können Sie etwas ändern?
▬ Zeichnen Sie den Energiezeitkreis, wie Sie sich ihn wünschen.
▬ Was müssen Sie konkret ändern?
▬ Manches werden Sie allein ändern können.
▬ Ist der Widerspruch zwischen Realität und Wunsch zu groß, überlegen Sie, wie Sie die Diskrepanz verkleinern können.
▬ Nehmen Sie eventuell professionelle Hilfe zur Unterstützung in Anspruch.

■ **Übung 3: Sich erreichbare Ziele stecken (Prioritätenliste)**
Erstellen Sie zuerst einen Tagesplan, dann einen Wochenplan und nach einiger Zeit weiten Sie die Terminplanung aus.

Stecken Sie sich konkrete und realistische Ziele, zum Beispiel:
▬ zeitgerecht aufstehen,
▬ bestimmte Termine einhalten,
▬ pünktlich sein,
▬ Rechnungen sofort bezahlen,
▬ eine Einkaufsliste machen,
▬ Ordnung halten,
▬ auf die Ernährung achten,
▬ regelmäßig für Bewegung sorgen.

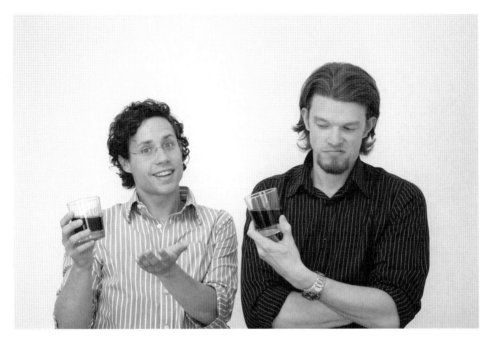

◨ **Abb. 5.11** Bewertung

■ **Übung 4: sich selbst annehmen lernen, Selbstakzeptanz**

Diese Übung zeigt, dass man ein und dieselben Dinge unterschiedlich beurteilen kann (◨ Abb. 5.11). Sie kennen sicher den Vergleich, wie man ein halb gefülltes Glas beurteilen kann:

▬ Das Glas ist halb voll.
▬ Das Glas ist halb leer.

Wie sehen Sie das Glas?

Wenn Sie andere Menschen beurteilen, sehen Sie mehr die positiven oder negativen Eigenschaften?

Wenn Sie sich selbst beurteilen, was sehen Sie?

Starten Sie den nächsten Schritt und wählen Sie zwei positive Eigenschaften

▬ für ihren Partner, ihre Freundin, Bekannte …,
▬ für sich.

Wandeln Sie die Übung ein wenig ab, indem Sie festhalten, was Sie gut können.

Nehmen Sie sich täglich ein paar Minuten Zeit und halten Sie fest, was Ihnen heute gut gelungen ist.

Schreiben Sie in ein Tagebuch:

▬ Heute ist mir gut gelungen …
▬ Heute habe ich erreicht …

■ **Übung 5: Leichtes Lächeln**

Üben Sie ein leichtes Lächeln (◨ Abb. 5.12). Schenken Sie sich selbst und ihren Mitmenschen ein leichtes Lächeln und beobachten Sie, was geschieht. Achten Sie auf Ihre Stimmung.

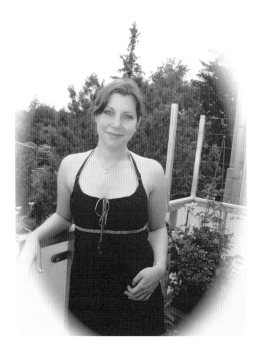

■ **Abb. 5.12** Leichtes Lächeln

- **Übung 6: Verändern von dysfunktionalen Grundannahmen (Mythen)**

Wie in den vergangenen Kapiteln ausführlich dargestellt, gibt es borderlinetypische Grundannahmen. Im Folgenden finden Sie eine Liste dieser sogenannten „Mythen":

- Wenn ich nicht alles allein schaffe, bin ich wirklich unfähig.
- Die anderen denken, ich bin unfähig und dumm.
- Ich kann das nicht und mache es sicher falsch.
- Ich mache mich lächerlich.
- Sie/er mag mich nicht.
- Ich bin nichts wert, ich bin ein schlechter Mensch.
- Wenn ich meine Beziehung retten will, muss ich meinem Partner immer Recht geben.
- Eine Bitte darf ich nicht ablehnen, sonst bin ich egoistisch und böse.
- Ich habe es nicht verdient …
- Ich kann niemandem vertrauen.

1. Schritt Überprüfen Sie diese Mythen, ob diese auf Sie zutreffen. Streichen Sie diejenigen aus der Liste, die überhaupt nicht stimmen. Ergänzen Sie die Liste mit fehlenden Mythen.

2. Schritt Suchen Sie einen förderlichen Gegengedanken. Nehmen Sie sich dabei Zeit. Der Gegengedanke ist zuerst nur andere Sichtweise, noch keine Überzeugung. Schreiben Sie zum Beispiel wie in ■ Tab. 5.2 Gegengedanken auf.

3. Schritt Setzen Sie die Gegengedanken so oft wie möglich im Alltag als Strategie ein.

Tab. 5.2 Gegengedanken suchen, die förderlich sind	
Gedanke	Gegengedanke
Wenn ich nicht alles allein schaffe, bin ich wirklich unfähig.	Ich darf andere Menschen um Hilfe bitten.
Ich bin nichts wert, ich bin ein schlechter Mensch.	Jeder Mensch ist gleich viel wert.
Eine Bitte darf ich nicht ablehnen, sonst bin ich egoistisch und böse.	Ich habe das Recht etwas abzulehnen und kann es aushalten, wenn jemand böse auf mich ist.
Wenn ich meine Beziehung retten will, muss ich meinem Partner immer Recht geben.	Ich habe das Recht auf eine eigene Meinung, sowie andere ein Recht auf eine andere Meinung haben.

5.8.3 Angehörige und Freunde

Wir möchten in diesem Buch grundsätzlich unterscheiden zwischen sogenannten selbst gewählten Angehörigen – Partnern und Partnerinnen – sowie Angehörigen, die durch ein Verwandtschaftsverhältnis mit dem Betroffenen verbunden sind – Eltern, Kinder, Geschwister. In diesem Kapitel geht es um die selbst gewählten Paarbeziehungen.

5.8.4 Partner

- Wie wählen wir unsere Partner?

Ann Loulan, feministische Psychologin, sagte in einem Vortrag:

» Es ist, als wären wir alle in einem großen Wartesaal. Jemand hebt die Hand und sagt „Ich bin Alkoholiker. Ich suche eine Co-Abhängige". Die nächste hebt die Hand und sagt „Ich bin als Kind misshandelt worden. Steht hier jemand auf Gewalt?" Eine dritte ruft „Ich habe wahnsinnige Angst verlassen zu werden. Ich suche jemanden, der bindungsunfähig ist" … Ich weiß nicht, wie wir uns finden, aber wir schaffen es anscheinend immer wieder … (Davis 1991).

Die unbewussten Gründe, die in unserer Partnerwahl eine Rolle spielen, ziehen uns immer wieder zu bestimmten Menschen hin. Dies ist deutlich erkennbar bei traumatisierten Menschen, Abhängigen und eben auch bei Borderline-Menschen. Bereits bei Freud wird der Wiederholungszwang in der Partnerwahl thematisiert.

Der Umstand, dass eine Beziehung freiwillig eingegangen wurde, heißt jedoch nicht, dass die Partner Schuld am möglichen Beziehungs-Chaos trifft. Ein Grundsatz, der für alle Beziehungen gilt, hat auch in einer Borderline-Beziehung Bedeutung:

> Zum Glücken oder Scheitern einer Beziehung gehören immer beide Partner! Auch Angehörige haben ihren Anteil! Lasten Sie nicht jeden Streit und jedes Problem der Borderline-Störung und dem Betroffenen an!

Auch Angehörige können Fehlverhalten an den Tag legen, Streit provozieren u. v. m. Eine Entschuldigung ist hier ganz besonders wichtig, um dem bei Borderline-Menschen besonders ausgeprägten Gerechtigkeitssinn Rechnung zu tragen. Ebenfalls kann es in sogenannten „gesunden Beziehungen" Probleme und Scheitern geben und zu Fehlkommunikation kommen.

Eltern pubertierender Kinder werden an dieser Stelle sicher bestätigen, dass man nicht Borderline haben muss, um manchmal auszuzucken, zu schreien, Türen zu knallen oder das Bedürfnis zu haben zu flüchten.

Partner von Borderline-Betroffenen haben oft viele Gemeinsamkeiten und – wie wir am Verhalten der Menschen im Wartesaal erkennen können – oft eine gemeinsame Persönlichkeitsstruktur. Wir nehmen hier Stellung zu drei möglichen Varianten von Partnerbeziehungen:

- **1. Partner, die selbst in einem destruktiven oder defizitären Umfeld aufgewachsen sind**

Viele haben bereits andere Beziehungen hinter sich, in denen sie unter Umständen schlecht behandelt, entwertet wurden, Achterbahnfahrten der Gefühle erlebt haben. Wenn es ihnen dabei nicht gelungen ist, ihre eigenen Anteile zu erkennen und daran zu arbeiten, sind die Chancen gut, immer wieder in die gleiche Falle zu tappen.

Häufig sind Borderline-Partner selbst in Familien aufgewachsen, in denen sie sich nicht entfalten konnten, nicht gesehen wurden oder große emotionale Defizite hatten. Die dadurch entstandene Identitätsschwäche kann dazu führen, dass sie sich in der gleichen Rolle wie in ihrer Kindheit wieder finden.

Wenn Sie jetzt an unseren Kaktus denken, der so wunderschön im Sonnenlicht blüht (► Kap. 2), verstehen Sie, wie stark sich diese Partner von der oft schillernden, verführerischen Seite der Borderline-Menschen angezogen fühlen.

Dazu kommt, dass Borderline-Menschen in der Lage sind, subtil Bedürfnisse des anderen zu erspüren, sich ihnen anzupassen und dem Partner das Gefühl einer Nähe zu vermitteln, die er noch nie zuvor erlebt hat. Diese Nähe und das Gefühl der Seelenverwandtschaft können bis zur Verschmelzung führen, ein Erlebnis, das nie wieder vergessen werden kann.

Beispiel

Unsere Seelen sind einem Ei entsprungen, waren irgendwann eins. Wer weiß, wie lange sie getrennt waren, jetzt haben sie zusammen gefunden. Nie mehr soll man sie trennen, gemeinsam sind wir eins, sind wir vollkommen (G.).

Die Bewunderung und bedingungslose Hingabe zu Beginn der Beziehung geben gerade Menschen mit einem schwachen Ich das Gefühl etwas ganz Besonderes zu sein.

Beispiel

… mit einem Schlag ihres Augenlides hat sie mein Leben verändert, meine Seele von allen Fesseln, die ich ihr über die Jahre, wohl zu meinem Schutz, angelegt habe, befreit. Sie hat mir Gefühle in einer Intensität gezeigt, wie ich sie nie vorher kannte, hat mich zu lieben gelehrt, in einer Tiefe, in einer Unendlichkeit, wie ich es mir niemals auch nur erträumen hätte können. Ohne sie wäre ich bloß eine leere, kalte Hülle. Jetzt ist meine Seele frei. Ich kann nun Freude, Liebe, all die schönen Dinge in einer Heftigkeit erfahren, die alles, was ich bisher kannte, so seicht erscheinen lässt. Es fühlt sich einfach so unglaublich an. Aber auch gegen Furcht und Trauer bin ich nicht länger geschützt. Auch diese muss ich in einer Heftigkeit ertragen, wie ich es nie zuvor hätte erträumen können. So ist mein Herz, meine Seele, zwischen den höchsten Hochs und den tiefsten Tiefs, dem dunkelsten Leid, hin- und hergerissen (G.).

Geht die Beziehung schief, kommt es oft zu dramatischen Verläufen und Abbrüchen, die den Partner traumatisiert zurück lassen. Trotz allem berichten viele Ex-Partner, dass sie Schwierigkeiten haben, sich auf neue Partner einzulassen, nicht nur, weil sie gebrannte Kinder sind, sondern weil sie in normalen Beziehungen diese ungeheure Nähe und das Gefühl, für einen Menschen alles zu sein, vermissen und die Sehnsucht danach trotz aller vernünftiger Gegenargumente bestehen bleibt.

Beispiel

… es quält mich bloß die Frage, wann es soweit ist, dass ich meine Augen öffne und du plötzlich weg bist, für immer verschwunden. Dass das so sein wird, dessen bin ich mir ganz sicher. Ich weiß nur nicht wann. Könnte ich ohne diese Gefühle je glücklich sein? Wahrscheinlich nicht, aber vielleicht könnte ich mein Leben besser ertragen. Ich will mir nicht mehr täglich den Tod wünschen müssen. Kann ich nicht einfach zufrieden sein ohne diesen permanenten Terror meiner Gefühle? Mein Verstand verachtet sie schon so derart. Ist der Wunsch „normal" zu sein so abwegig und unbescheiden? Ich brauche dringend Urlaub, um weg zu kommen, von mir selbst. Ich brauche eine Pause. Ich kann das alles nicht mehr ertragen. Will einfach nur mehr weg (G., BL-Partner).

Andere wieder bleiben in besonders ruhigen, vernunftgeleiteten Beziehungen und vermeiden alles, was sie wieder in tiefe Emotionen führen könnte. An diesen Partnern ist es dem Borderline-Menschen nicht möglich Halt zu finden, da sie sich gegenseitig spiegeln und das gegenseitige Verstehen und Einlassen auf heftige Gefühlsschwankungen eine falsche Sicherheit vermittelt.

Wir haben einige häufige Gemeinsamkeiten von Borderline-Partnern zusammengefasst. Das heißt nicht, dass man diese alle erfüllt und bedeutet nicht, dass eine Bewertung vorgenommen werden soll. Wenn man darüber nachdenkt, kann es vielleicht helfen, in einigen Punkten eigene Anteile am Beziehungsgeschehen zu sehen.

- Schwierigkeiten, eigene Bedürfnisse wahrzunehmen, zu artikulieren und umzusetzen
- Das Bemühen alles richtig zu machen und möglichst perfekt zu sein
- Scheuen von Streit und Konflikten
- Probleme, Grenzen zu setzen und sich gegen Grenzverletzungen zu wehren
- Die Ansprüche des Partners immer über die eigenen stellen
- Ausreden für jedes Fehlverhalten des Partners finden
- Geringes Selbstwertgefühl und Verlust der Selbstachtung
- Selbstaufgabe für die Beziehung
- Schwierigkeiten, negative Gefühle zuzulassen und einzugestehen
- Verantwortung für alles und alle übernehmen
- Wert legen auf Außenmeinungen
- Rettungsphantasien (für den Partner)
- Der Wunsch, die Probleme des Partners zu lösen
- Hinnehmen emotionaler oder physischer Misshandlungen
- die Borderline-Störung als Entschuldigung für alles gelten lassen
- Bedingungslose Akzeptanz
- Verleugnung der Diagnose und Verhaltensweisen
- Isolation und Vermeidung, dass Konflikte von außen bemerkt werden
- Borderline-Verhalten als unkorrigierbare Krankheit sehen
- Phasen der Verwirrung – vor allem zu Beginn der Beziehung
- Verlust der Selbstachtung

- Schuld- und Schamgefühle
- Ohnmacht und Hilflosigkeit
- Rückzug
- Körperliche Erkrankungen, Stress-Symptome
- Eigene Stimmungsschwankungen durch Übernahme der Borderline-Gefühle
- Co-Abhängigkeit

Wenn Sie von sich jetzt feststellen, dass Sie dieser Gruppe angehören, heißt das nicht, dass es keine Chance auf ein erfülltes Leben mit Ihrem Borderline-Menschen gibt. Im Gegenteil, wir glauben absolut daran, dass es möglich ist und hoffen, dass Ihnen dieses Buch hilft, die Hürden zu nehmen.

▪ 2. Stabile Partner
Natürlich gibt es auch Beziehungen, in denen der Partner von vorneherein eine stabile und selbstsichere Persönlichkeit hat, sich abgrenzen kann und nicht Gefahr läuft, koabhängig zu werden oder selbst zu erkranken.

▪ 3. Partner als Täter
Eine Gruppe von möglichen Borderline-Partnern soll hier nicht unerwähnt bleiben, auch wenn sich dieses Buch nicht an sie richtet, da infolge des fehlenden Leidensdruckes der Zugang zu einer Veränderung oder Therapie meist blockiert ist. Vor allem Borderline-Patientinnen vom dependenten Typ, fast immer mit Missbrauchs- und Gewalterfahrungen, neigen dazu, in der Partnerwahl immer wieder an einen Täter zu gelangen, der sie emotional ausnützt, unterdrückt und sich aufgrund ihrer Schwäche stark fühlen kann.

Übernahme der bekannten Opferrolle, Schweigen aus Scham und die hilflose Angst, sich nie befreien zu können, verstärken die Borderline-Symptomatik, vor allem in der gesamten Bandbreite der selbstschädigenden Aktionen bis hin zum Suizid oder einem Leben in chronischer Suizidalität. Die Hoffnung „wenn ich mich nur noch mehr anstrenge, ändere und bemühe, dann wird er mich lieben, wertschätzen und gut behandeln", hält viele in diesen tragischen Beziehungen fest.

> ❯ Eine stabile therapeutische Beziehung kann Hilfestellung geben, die Verhaltensmuster zu erkennen, damit sich Betroffene eines Tages selbst befreien können.

5.8.5   Was ist für Borderline-Partner wichtig?

Wenn Sie an sich und Ihrer Beziehung arbeiten wollen, um diese möglich und lebbar zu machen, gibt es Voraussetzungen, die für Sie und Ihren Borderline-Partner unverzichtbar sind.

▪ Bewahrung eines stimmigen ausgeglichenen Selbstbildes
Stabilität und Konsequenz sind von zentraler Wichtigkeit. Wenn Sie sich den Schwankungen nicht anpassen, sondern konsequent bleiben, geben Sie Ihrem Partner die Möglichkeit sich zu orientieren, statt in einer Pseudo-Sicherheit und Nachgiebigkeit Halt zu finden.

▪ Grenzen setzen und erhalten
Grenzen zu setzen und deren Einhaltung durchzusetzen ist wichtig – und zwar ohne Angst vor Liebesentzug oder davor, verlassen zu werden. Die persönlichen Grenzen müssen bestimmt

werden: wie man sich behandeln lässt und wie man andere behandelt. Grenzen geben einerseits Struktur und Schutz, ermöglichen andererseits Sozialkontakte und Anpassung an ein Leben im sozialen Kontext.

Grenzen haben aber auch viel mit den Grundannahmen zu tun, die wir über uns selbst haben. Daher fällt es besonders Borderline-Menschen schwer, eigene Grenzen und die der anderen zu beachten, weil sie in der Kindheit selbst oft missachtet wurden und Übergriffen ausgesetzt waren. Emotionale Grenzen sollen unsere Gefühle schützen, Verwundbarkeit verringern und dadurch auch die Möglichkeit eröffnen, sich jemandem anzuvertrauen und zu öffnen.

> ⟫ Menschen mit gesunden emotionalen Grenzen respektieren sich selbst und kennen ihr Recht auf eigene Gefühle und Gedanken sowie ihr Recht „Nein" zu sagen. Borderline-Menschen müssen diese Erfahrung erst machen und in harter Arbeit lernen.

Wenn Sie als Partner beginnen Grenzen zu setzen, kann das durchaus negative Gefühle, wie z. B. Angst oder Wut bei Ihrem Partner hervorrufen. Bleiben Sie hier unbedingt konsequent, Sie helfen damit nicht nur sich selbst, sondern auch Ihrem Partner.

Wenn Sie sich selbst verleugnen und auf Ihre Bedürfnisse verzichten, können Sie dadurch Ihren Partner nicht heilen, im Gegenteil. Auf Dauer ist die Beziehung so nicht möglich und dann tritt das ein, was Borderline-Menschen am meisten fürchten – sie werden verlassen.

Die heftigen und oft lange anhaltenden Emotionen der Borderline-Persönlichkeit können auch zur Emotionsüberflutung des Partners führen. Wenn er selbst nicht gelernt hat, auf seine Gefühle und Bedürfnisse zu achten, kann es dazu kommen, dass er in die Achterbahn mit hineingezogen wird. Achtsamer Umgang kann daher Überforderung, Dauerstress und die daraus folgenden Konsequenzen verhindern.

Beispiel
Lese ich die letzten Seiten meines Tagebuches, erscheinen sie mir so fremd und unwirklich, als hätte sie wer anderer geschrieben, wer anderer diese Dinge erlebt. Was ist das, was von mir Besitz ergreift, wenn ich so leiden muss? Was ist es, was mich meiner Sinne und meines Verstandes so beraubt, dass ich nur noch sterben will? Ich weiß es nicht, aber ich will es von nun an als „es" bezeichnen und hoffen, dass es sich dann besser kontrollieren lässt, wenn ich es nicht als einen Teil von mir akzeptiere (G.).

■ **Selbstachtung bewahren**
Alle Menschen haben das Recht respektiert zu werden, auf eine eigene Meinung, eigene Gedanken, eine geschützte Privatsphäre, körperliche und emotionale Unversehrtheit. Auch in einer Borderline-Beziehung können Sie dies von Ihrem Partner verlangen. Stehen Sie dazu und machen Sie sich klar, dass langfristig Vermeidungsverhalten aus Angst vor Wut und Aggression nicht zum Ziel führt.

■ **Eigenverantwortung an den Borderline-Partner zurückgeben**
Die Unfähigkeit, hinter Emotionsausbrüchen das Defizit und die wahren Bedürfnisse zu sehen, kann dazu führen, dass der Partner sich hilflos fühlt und mit der Anschuldigung „es geht mir schlecht, weil du …", eine Verantwortung übernimmt, die nicht ihm gehört. Dadurch nimmt er auch der Partnerin die Möglichkeit, Zugang zur Eigenverantwortung zu finden.

- **Aggressives Verhalten und Impulsdurchbrüche nicht persönlich nehmen, sondern der Störung zuordnen**

Wenn Sie Wut und Aggression als Deckmantel der zugrunde liegenden Gefühle Angst und Trauer sehen können, fällt Ihnen dies bestimmt leichter.

- **Übernahme der eigenen Verantwortung und Anteile an der Beziehung**

Veränderung ist schwierig und braucht Mut, Zeit und Konsequenz. Vergessen Sie dabei nicht, dass es für Ihren Borderline-Partner ungleich schwieriger ist, sich zu ändern.

- **Nicht jede Reaktion und jedes Problem der Borderline-Störung zuordnen**

Auch gesunde Partner machen Fehler. Nicht jedes Verhalten zeigt Borderline-Tendenzen – Aggression, Frustration, Wut und andere heftige Gefühle müssen nicht immer pathologisch sein.

- **Die Borderline-Störung im Streit nie als Waffe benutzen**

Ihr Wissen über Symptome und Probleme des Störungsbildes sollte Sie nie dazu verleiten, diese Ihrem Partner vorzuwerfen und zu verwenden um sich im Streit Oberhand zu verschaffen oder für Verletzungen zu rächen (auch wenn Ihre momentane Wut nachvollziehbar ist).

- **Ungerechtfertigte Schuldzuweisungen zurückweisen**

Machen Sie sich klar, dass Sie Eskalationen und Impulsdurchbrüche zwar auslösen können, aber nicht die eigentliche Ursache dafür sind. Oft trifft Sie ein heftiger Emotionssturm ohne dass Sie in der Lage sind, einen direkten Zusammenhang mit Ihrer Handlungsweise zu sehen. Denken Sie daran, dass hinter Wut und Aggression meist Angst und Trauer stehen, dann wird es Ihnen leichter fallen, im Moment nicht mit Gegenaggression zu reagieren, sondern zu versuchen, die Situation zu entschärfen.

- **Im Zweifel Realitätsüberprüfung mit Hilfe anderer**

Sprechen Sie mit Freunden oder anderen Familienmitgliedern, wie diese eine bestimmte Situation sehen und versuchen Sie dabei eine sachliche, bewertungsfreie Darstellung zu geben. Es macht keinen Sinn, Verbündete gegen Ihren Borderline-Partner zu suchen – er ist nicht Ihr Feind!

- **Eskalationen vermeiden**

Bei einem vernichtenden Streit, wie es in einer Borderline-Beziehung oft passiert, gibt es keine Gewinner.

5.8.6   Strategien zur Deeskalation

- **Distanzierung**

Marsha Linehan hat den Begriff der radikalen Akzeptanz geprägt. Das bedeutet Anerkennen der kritischen Situation. Die Verantwortung ihrer Handlung liegt bei Ihnen, entkoppelt vom Bedürfnis nach Verständnis, Kontrolle oder der Frage des Verschuldens. Gehen Sie innerlich einen Schritt zurück und betrachten Sie die Situation wie auf einer Leinwand. Dadurch bekommen Sie die erforderliche Distanz zur aktuellen Problematik.

■ **Time-out**

Ziehen Sie sich so lange zurück, wie Sie und Ihr Partner brauchen um wieder auf einer erwachsenen Ebene kommunizieren zu können, sprechen Sie aber vorher in einer ruhigen Phase darüber und vereinbaren Sie Signale, damit Ihr Partner weiß, Time-out bedeutet nicht verlassen zu werden. Versichern Sie ihm vorher, dass sie auf alle Fälle wieder kommen, auch wenn das für Sie selbstverständlich ist. In der Phase der Regression, in der Ihr Partner sich möglicherweise befindet, kann er das nicht erkennen, sondern verhält sich emotional wie ein Kleinkind, wenn die lebenswichtige Bezugsperson den Raum verlässt.

■ **Nicht persönlich nehmen!**

Vermeiden von auslösenden Faktoren oder Situationen, falls Ihnen diese bewusst sind und später das Thema in Ruhe ansprechen.

■ **Gewaltfreie Kommunikation, DEAR, SET**

Führen Sie keine Diskussion über Recht und Unrecht – darum geht es in diesem Moment nicht! (▶ Abschn. 5.9.3).

■ **Validierung**

Validieren zeigt dem Gesprächspartner, dass seine Reaktionen, Gefühle und Gedanken Sinn machen und in der bestimmten Situation nachvollziehbar sind. Spiegeln Sie ihrem Gesprächspartner den Sinn, die Richtigkeit oder den Wert seiner emotionalen, kognitiven oder verhaltensbezogenen Reaktionen wider. Erkennen Sie die Gefühle, Wünsche und Bedürfnisse der anderen Person an.

❱❱ Verwenden Sie diese Deeskalationsmöglichkeiten nicht in allzu bedrohlichen Situationen, sondern bei kleineren Streitigkeiten, in denen die Emotionen noch nicht hoch getriggert sind. Denken Sie an die Metapher mit der Feuerwehr!

■ **Spiegeln von Emotionen statt Übernahme derselben**

Manche Partner übernehmen nach einer Weile die Gefühle des Borderline-Partners, seinen Schmerz, seine Angst und seine Wut. Sie wollen um jeden Preis die Leere ausfüllen und fühlen sich dafür verantwortlich. Aber egal was sie tun, es ist nie genug. Wie in Linehans Geschichte vom Wasserträger sind Sie bald völlig ausgebrannt und hilflos.

Die Geschichte vom Wasserträger

Ein leidender Mensch steht in der Hölle, in einem tiefen schwarzen Loch, auf glühenden Kohlen. Er ist verzweifelt und scheinbar hilflos. Das Leben hier unten ist nicht auszuhalten. Er windet sich verzweifelt und schreit laut um Hilfe: „Hilfe, Hilfe, ich kann nicht mehr – Hilfe, Hilfe! Ist da niemand, der hilft?" Ein anderer Mensch sitzt hoch oben, am Rande des Ausganges, den weiten blauen Himmel über sich. Er will helfen, läuft und holt Wasser, klettert mit dem Kübel ein Stück die dort hängende Leiter hinunter und schüttet kühlendes Wasser auf die brennenden Füße. Nach kurzer Zeit schreit dieser noch immer und lauter und verzweifelter um Hilfe und Wasser. „Warum hilfst du mir nicht? Siehst du nicht, wie ich leide? Lässt dich das total kalt? Hilf mir doch, du kannst es, es tut so weh!" Der Helfer holt Kübel um Kübel und klettert auf und ab, bis er nicht mehr kann … Der leidende Mensch bleibt weiter in der Hölle und der Helfer bricht zusammen.

Auf diese Weise können Sie nicht helfen, sondern werden zum Wasserträger und verstärken das Borderline-Verhalten. Anstatt den Schmerz zu übernehmen und sich völlig, bis zur Erschöpfung hin, zu verausgaben, geben Sie die Ihnen mögliche Hilfe und Zuversicht, die Ihr Partner braucht, um in einer Therapie zu lernen, wie er seine Leere selbst füllen und sich aus dem Loch befreien kann. Vielleicht kann der Helfer die Leiter tief genug hinunterlassen oder kommt nahe genug heran, um die Hand zu reichen, vielleicht braucht es ein gutes Team, um Erfolg zu haben …

❯❯ **Validieren Sie auch Ihre eigenen Gefühle, nicht nur die Ihres Partners!**

Die Verarbeitung frühkindlicher Themen bei traumatisierten Partnern ist zu vermeiden – dies gehört in eine Therapie.

5.8.7   Umgang mit emotionaler Erpressung

Der Begriff der emotionalen Erpressung ist eng mit der den Borderline-Patienten nachgesagten Fähigkeit zur Manipulation verbunden. Äußerungen wie „wenn du gehst, dann verletze ich mich …“, bis hin zu „… bringe ich mich um“ oder „du bist schuld, wenn ich krank werde/wenn es mir schlecht geht“ oder „wenn du mich wirklich liebst, dann …“, können Partner sehr unter Druck setzen und Angst vor dem Eintreten der angekündigten Handlungen oder Konsequenzen machen.

Manchmal reichen auch schon Blicke, Mimik oder Seufzer, um den Partner unter Druck zu setzen – schließlich weiß man ja nie, ob sie es nicht doch macht. Zur Erpressung gehören immer zwei – der Erpresser und derjenige, der es zulässt. Ihr Partner kann nur so weit gehen, wie Sie es zulassen. Es gibt viele Szenarien, die Sie erwarten können – von offener Wut und Drohungen, subtiler Art des Rückzuges und passiver Aggression, Erzeugen von Schuldgefühlen oder dem Versuch jegliche Verantwortung auf Sie abzuwälzen. Vergessen Sie aber trotz allem bitte nicht, dass emotionale Erpressung aus einem Zustand der Hilflosigkeit und oft großer Angst heraus entsteht.

Der Wunsch einerseits sich selbst zu schützen, andererseits Angst und Sorge um den Partner aushalten zu müssen, kann ein großes Dilemma darstellen. Die Punkte Grenzen setzen, Stabilität geben und Eigenverantwortung ansprechen sind hier ganz wichtig. Die Grenzsetzung muss bereits beginnen, wenn Sie achtsam an sich wahrnehmen, dass zum Beispiel Ihr Körper „Stopp!“ signalisiert – der Magen schmerzt, das Genick ist verkrampft, die Herzfrequenz steigt, Sie schwitzen und so weiter.

Achten Sie zu spät auf die Signale oder schieben Sie sie ganz zur Seite (Verdrängung), können Ihre Grenzen langsam aber sicher überschritten und erweitert werden ohne dass Sie es gleich merken. Versuchen Sie, Invalidierungen zu vermeiden, da diese höchst zielsicher zu Problemen führen werden und Schemata triggern (▶ Kap. 6, Schematheorie, Entwicklung dysfunktionaler Schemata).

Vermeiden Sie Doppelbotschaften, so genannte „Double-Binds“. Widersprüchliche Aussagen machen Angst, erzeugen Verwirrung und Hilflosigkeit. Da gerade Borderline-Patienten in ihrer Kindheit oftmals diesen Double-Binds ausgesetzt waren, reagieren sie entsprechend heftig darauf und empfinden diese als ernsthafte Bedrohung. Wenn Sie solche Botschaften senden, wird bald jedes Vertrauen verloren sein. Ihr Partner wird Ihre Aussagen anzweifeln und sich unter Umständen verwirrt zurückziehen oder wütend sein. Dabei sind nicht nur die verbalen Botschaften wichtig, sondern vor allem auch die nonverbalen wie Mimik, Körperhaltung, Stimme und Tonfall.

❯ **In Krisen sollten Sie professionelle Hilfe suchen!**

Eventuell ist es sinnvoll, selber eine Therapie zu machen und Unterstützung in Angehörigengruppen zu suchen. Und vor allem: Vergessen Sie positive Beziehungsaspekte nicht, wenn die
Zeichen gerade auf Sturm stehen!

❯ **Sie haben die Beziehung zu Ihrem Borderliner nicht gesucht, weil er krank ist, sondern weil er Ihnen wichtig ist und Sie ihn um seiner selbst willen lieben!**

Offenheit, Ehrlichkeit und eine gute – gewaltfreie – Kommunikation können zum Ziel führen.

5.8.8 Gibt es den idealen Borderline-Partner?

Nein – genau so wenig wie es ideale Partner für andere Menschen gibt. Um einer Borderline-
Beziehung eine reale Chance zu geben, ist es jedoch notwendig, dass einige wichtige Voraussetzungen für die Persönlichkeit des Partners gegeben sind.

Wie oben erwähnt ist es wichtig, dass der Partner ein stabiles Selbst hat, Eigenverantwortung tragen kann, eigene Bedürfnisse erkennt und wichtig nimmt, seine Grenzen und die des
anderen achtet und von der Meinung und Bewertung durch andere weitgehend unabhängig ist.

Arbeit an der gemeinsamen Kommunikation, Konsequenz, Geduld und eine reife Form der
erwachsenen Liebe sind wichtige Bestandteile einer funktionierenden Borderline-Beziehung.
Um diese reife Form der Liebe möglich werden zu lassen, muss ein Borderline-Betroffener sehr
lange und hart arbeiten.

Die unendliche Sehnsucht nach Sicherheit, Geborgenheit und Nähe, nach jemandem, der
die schmerzhafte Leere in seinem Inneren füllt, führt dazu, dass oft unreife und kindliche Vorstellungen von Liebe entstehen und entsprechende – unerfüllbare – Ansprüche an den Partner
gestellt werden.

❯ **Erst wenn der Betroffene erkannt und auch emotional verstanden hat, dass Versäumtes
nicht nachgeholt werden kann, nicht erfüllte kindliche Sehnsüchte und Wünsche durch
keinen erwachsenen Partner gestillt werden können, kann eine reife Liebe wachsen.**

5.8.9 Partnerwahl und Co-Abhängigkeit

Wie wir in der Metapher vom Wartesaal gesehen haben ist es oft so, dass Menschen mit bestimmten Persönlichkeitsstrukturen zusammenfinden, vor allem im Bereich Suchterkrankung,
Borderline-Störung und posttraumatische Belastungsstörung. Oft passiert das mehrmals mit
verschiedenen Partnern und man beginnt sich zu fragen, wieso man immer „auf den Falschen
reinfällt", vor allem, wo wir doch sicher waren, dass beim nächsten Mal alles anders wird.

Die Verarbeitung einer gescheiterten schmerzvollen Beziehung ist langwierig und oft mit
Gefühlen wie Scham, Angst und Schuld verbunden. Wenn die bewusste Auseinandersetzung
mit den eigenen Anteilen nicht erfolgt, eigene Beziehungsmuster nicht erkannt werden, ist die
Wahrscheinlichkeit gut, dass alte Muster uns wieder zu entsprechenden Partnern hinziehen.

Wir glauben, dass wir als erwachsene Menschen unsere Partner frei wählen – und doch
spielen frühkindliche Erinnerungen und Erfahrungen, Vorbilder, Persönlichkeitsstruktur und

daraus resultierende Wiederholungszwänge eine große Rolle: wir suchen immer wieder Partner, die Ähnlichkeiten mit primären Bezugspersonen haben und Verhaltensweisen zeigen, die wir in der Zeit unserer Individuation haben.

Im Sinne einer versuchten Bewältigung inszenieren Borderline-Betroffene früher erlebte Traumata mit dem aktuellen Partner wieder, das heißt ambivalente Konflikte aus der Kindheit werden auf den Partner projiziert. Wenn dieser nun eine ähnliche Prägung erlebt hat, entsteht eine höchst problematische Beziehung. Es gibt problematische Beziehungs-Konstellationen, die zum Scheitern führen, wenn nicht beide Partner bereit sind, an sich zu arbeiten und zu reifen.

❯ **Es gibt keine falschen Partner, auch keine prinzipiell falschen Beziehungen.**

Der Begriff der Co-Abhängigkeit wurde zu Beginn vor allem für Suchterkrankungen, speziell Alkoholabhängigkeit, geprägt als Summe einer bestimmten Persönlichkeitsstruktur, von Einstellungen und Verhaltensweisen. Das zugehörige Rollenverhalten verstärkt vielmehr das Suchtpotenzial statt, wie der Partner glaubt, zu helfen. Während ein Suchterkrankter seine Probleme vor dem Partner nicht lange verbergen kann, dauert es bei traumatisierten und Borderline-Patienten sehr viel länger bis die Zusammenhänge klar werden. Es handelt sich um eine enge persönliche, aber destruktive Beziehung zu einem suchtkranken beziehungsweise traumatisierten und/oder Borderline-Menschen.

❯ **Co-Abhängigkeit ist eine Beziehungs-Störung, in der sich eine Person von einem erkrankten Menschen in selbstschädigender Weise abhängig macht.**

Ein Co-Abhängiger definiert sich selbst und seinen Wert über andere Menschen und orientiert sich an der Meinung anderer. Er ist bemüht, dass es anderen gut geht, fühlt sich verantwortlich für das Wohlergehen des Partners und vergisst und verzichtet auf seine eigenen Bedürfnisse. Diese Helfer-Rolle kann zur totalen Selbstverleugnung führen.

Co-Abhängigkeit in einer Borderline-Beziehung unterliegt einer eigenen Dynamik. Nach Diagnosestellung ist der Partner oft sehr motiviert zu helfen und den anderen zu retten. Das Gefühl, durch Aufgabe der eigenen Bedürfnisse, besondere Nachgiebigkeit, Konfliktvermeidung und Anpassung den Borderline-Partner heilen zu können, führt rasch in die Position der Co-Abhängigkeit.

Die längerfristigen Folgen beim Retter sind oftmals Beeinträchtigung der Lebensqualität und der Lebensfreude, der Leistungsfähigkeit bis hin zu schwerwiegenden seelischen Problemen, psychosomatischen Erkrankungen und chronischen Schmerzzuständen.

Oft wird das Problem vor Freunden und dem Berufsumfeld verheimlicht, der Angehörige meint, den Partner decken zu müssen und nimmt sich damit selbst die Chance, Unterstützung zu finden und isoliert sich komplett von der Außenwelt.

Fehlverhalten des Borderline-Partners wird immer verziehen, Ausreden dafür gesucht. Das kann so lange gehen, bis der gesunde Partner selbst zusammenbricht – seelisch oder körperlich – oder mit Frustration und nachfolgender Wut, Hass und schließlich Verzweiflung und Hoffnungslosigkeit aufgibt.

Der Borderline-Partner spürt die schleichend entstehenden Gefühle des Partners lange bevor dieser sich ihrer bewusst ist und reagiert darauf mit Panik, Wut und letzten Endes mit totaler Entwertung der zuvor idealisierten Person. Diese Falle muss aber nicht zuschnappen!

Mit der Bereitschaft beider Partner zur Selbstreflexion, Veränderung und einer eventuell erforderlichen Therapie kann es auch anders laufen. Für den Betroffenen ist es wichtig, einen

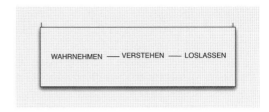

◨ **Abb. 5.13** Trias

Therapeuten mit Erfahrung mit der Borderline-Störung und ein spezifisches Therapiekonzept zu bekommen. Für Angehörige kann eine Therapie entlasten und helfen, eigene Anteile und Defizite zu klären. Vorab sollen folgende Punkte für Sie Hinweis und Anregung sein:

- Befreien Sie sich von der Vorstellung, dass Sie Ihren Borderline-Partner heilen und retten können!
- Nehmen Sie sich und Ihre Bedürfnisse wahr und respektieren Sie diese (Achtsamkeit)!
- Übernehmen Sie nicht die gesamte Verantwortung für die Beziehung!
- Verlangen Sie von Ihrem Partner, dass auch er an sich und der Beziehung arbeiten muss – Eigenverantwortung!
- Verleugnen Sie die Tatsache, dass Ihr Partner eine Borderline-Störung hat nicht und versuchen Sie nicht, alle Probleme zu verbergen und nach außen hin zu decken!
- Machen Sie sich klar, dass Sie Ihrem Partner so nicht helfen, sondern ihn daran hindern sich adäquate Hilfe zu suchen!
- Selbsthilfegruppen von Angehörigen oder therapeutisch geführte Angehörigengruppen können Sie unterstützen.
- Wenn Sie allein nicht mehr zurechtkommen, suchen Sie therapeutische Hilfe.
- Beachten Sie die Trias (◨ Abb. 5.13)! Nur so bekommt Ihr Partner eine Chance auf adäquate Unterstützung und Heilung und Sie eine Möglichkeit auf eine erfüllte Beziehung ohne Schaden zu nehmen und sich selbst aufzugeben.

5.8.10 Scheitern der Beziehung. Wenn die Beziehung trotz allem – oder deswegen – schiefgeht

Wenn trotz aller Bemühungen die Beziehung nicht mehr lebbar ist, ist es oft auch für den Nicht-Borderline-Partner enorm schwierig, sich zu lösen. Die Hoffnung, dass es wieder so wie früher wird oder der Gedanke „wenn ich mich noch mehr anstrenge, entsteht wieder die Nähe, die ich so vermisse" oder der Trost „eigentlich bin ja gar nicht ich gemeint, sie kann doch nichts für ihre Krankheit", machen die Trennung oft lange Zeit nicht möglich. Die ständige gedankliche und emotionale Fixierung auf den Betroffenen hält gefangen.

Die Erinnerung an Höhenflüge, wie sie nie zuvor erlebt wurden, einer intensiven Nähe und Verbundenheit, lassen den Partner weit über seine eigenen Grenzen gehen und in sogenannten schlechten Zeiten ausharren, wenn nur zwischendurch auch die guten kommen.

Doch das Gleichgewicht kann kippen und die Zeiten anhaltender Probleme und vernichtender Streitsituationen immer länger und mehr werden. Angst vor den Reaktionen des Partners, vor verbalen und körperlichen Angriffen, können die Beziehung begleiten. Möglicherweise sind auch Kinder involviert, die geschützt werden müssen.

Wenn der Borderline-Betroffene nicht bereit ist, an sich zu arbeiten oder eine Therapie zu machen, ist der Partner alleine nicht in der Lage, auf Dauer die Situation zu ertragen ohne psychische und körperliche Symptome zu bekommen. Stresssymptome, psychosomatische Erkrankungen, Resignation und Depression können die Folge sein. Suchen Sie in diesem Fall unbedingt therapeutische Hilfe!

Wenn Sie beginnen, über Trennung zu sprechen oder diese zu vollziehen, müssen Sie möglicherweise mit höchst aversiven Reaktionen rechnen: Drohungen, emotionale Erpressungen, Selbstverletzungen bis hin zu Suizidversuchen werden Ihnen großen Druck machen und auch berechtigte Sorge um den Ex-Partner erschwert Ihr Vorhaben.

Erstellen Sie unbedingt einen Notfallplan, versichern Sie sich, dass andere Familienangehörige, Freunde oder Therapeuten für Ihren Partner da sind, wenn Sie ihn verlassen, damit nicht Angst und Schuldgefühle Ihnen den notwendigen Schritt verwehren.

Wenn Ihr Partner mehr zum Ausagieren als zur Selbstverletzung neigt, müssen Sie damit rechnen, dass Sie verleumdet werden, dass eventuell versucht wird, Ihnen beruflichen Schaden zuzufügen oder Gefahr für Ihre Sicherheit besteht. In diesem Fall kann es notwendig sein, einen Anwalt zuzuziehen und Schutzmaßnahmen zu ergreifen.

5.8.11 Nach der Beziehung

Es kann sein, dass es sehr lange dauert, bis Sie in der Lage sind, wieder eine neue Beziehung einzugehen. Je länger Sie um die Beziehung gekämpft haben, desto schmerzlicher ist der Verlust, den Sie jetzt verkraften müssen.

Hilflosigkeit, Trauer, Wut und manchmal auch borderlineähnliche Stimmungsschwankungen und Gefühlsüberflutungen sowie Angstzustände, Depressionen und Rückzug sind möglich. Die Reaktion im Freundeskreis ist nicht immer hilfreich, das Verstehen einer so intensiven Beziehung kaum möglich, wenn man sie nicht erlebt hat. Oft wird Erleichterung erwartet, Freude, endlich frei zu sein – stattdessen empfinden Sie Verlust und Trauer. Dieses Falschverstanden-Werden führt dazu, dass Sie sich isoliert fühlen und den ehemaligen Partner noch mehr vermissen.

Geben Sie sich Zeit zu trauern – um die schönen Dinge, die Sie verloren haben, um den Menschen, den Sie trotz allem geliebt haben und um die Sehnsüchte, die sich nicht erfüllt haben. Dies alles loszulassen ist schmerzhaft und braucht Zeit. Geben Sie sich auch Zeit, die Wunden heilen zu lassen und auch die schrecklichen Dinge, die Sie erlebt haben, zu verarbeiten.

Erst dann versuchen Sie Ihre eigenen Anteile am Verlauf und Scheitern der Beziehung zu erkennen und daran zu arbeiten. Geben Sie sich dabei nicht die Schuld und grübeln Sie nicht, ob es nicht doch anders gekommen wäre, wenn Sie nur noch mehr von sich selbst verleugnet, sich angestrengt, mehr Verständnis gehabt hätten.

Wenn Ihr Partner die Trennung nicht akzeptiert, setzen Sie klare Grenzen und erwecken Sie keine Hoffnungen. Auch Ihr Partner hat ein Recht einen Schlussstrich ziehen und das Erlebte verarbeiten zu können.

Sollte der Borderline-Partner Sie verlassen haben, respektieren sie seine Entscheidung und versuchen Sie nicht, ihn zu bedrängen.

Wenn Sie Ihren Partner als – ohne Sie – lebensunfähig sehen, ihn weiter retten wollen, ohne Rücksicht auf seine Entscheidung und Ihre eigenen Gefühle sowie um jeden Preis bei ihm bleiben wollen, ist es Zeit, dass Sie hinterfragen, warum Sie so empfinden und was dahinter steht. Ist Ihr Partner wirklich lebensunfähig? Gibt es niemand anderen, der sich kümmern kann? Sind Sie unentbehrlich? Was empfinden Sie, wenn Sie plötzlich der Verantwortung enthoben sind? Können Sie loslassen?

Hinterfragen Sie Ihre eigenen Gefühle und Motivationen, erleben Sie Ihren Verlust bewusst mit allen emotionalen und realen Konsequenzen. Wenn Sie dazu professionelle Hilfe brauchen, ist das ganz normal.

> Das Ende einer Borderline-Beziehung, egal wie und durch wen sie endet, ist nicht mit einer üblichen Trennung gleichzusetzen. Tiefe Gefühle, gemeinsame Höhen und Tiefen von enormer Intensität, positive und negative Extreme fordern beide Partner bis zur Grenze des Erträglichen und manchmal auch darüber hinaus.

Wenn Sie gelernt haben sich selbst zu respektieren, Ihre Gefühle anzuerkennen und Ihr Leben wieder in den Griff zu bekommen, wird es Ihnen auch möglich sein, nicht das Störungsbild, sondern Ihren ehemaligen Partner in allen seinen Facetten zu sehen, die schönen Erinnerungen zu bewahren und neu zu beginnen.

Sollten Sie in den Medien, in Gesprächen und leider auch manchmal noch unter sogenannten „Experten" den Borderliner als zerstörerisches Monster dargestellt finden, dann sind wir sicher, dass Sie es besser wissen und auch zu den Menschen gehören, die helfen, diesem falschen und diskriminierenden Mythos ein Ende zu setzen.

Beispiel

„Als ich meine Frau kennen lernte, hatte ich bereits viele Beziehungen hinter mir. Doch plötzlich war alles anders! Es war als wäre die Welt bunter, aufregender; ich war fasziniert und rund um die Uhr mit ihr zusammen und beschäftigt. Sie war total anschmiegsam, wollte nur mit mir zusammen sein und überraschte mich ständig. Wir hatten sogar genau die gleichen Interessen. Ich hätte nie gedacht, dass ich eine Frau finden würde, die Bergsteigen und Motorradfahren genauso begeistert wie mich. Wir heirateten nach drei Monaten und ich war unendlich glücklich.

Ich hatte meine Arbeit lange vernachlässigt und so musste ich in den nächsten Monaten viel und oft auch spät abends arbeiten. Anfangs war meine Frau unglücklich, wenn ich spät heim kam, dann fing sie an, mich zu verdächtigen, dass ich eine andere hätte, mir nachzuspionieren und mich mehrmals vor meinen Kollegen zu blamieren. Alle Liebesbeteuerungen halfen nicht, sie wurde immer wütender und fing sogar an mich zu beschimpfen und mit Gegenständen nach mir zu werfen. Ich war wie vor den Kopf gestoßen, ich erkannte meine Frau nicht wieder. Zwischendurch war sie verzweifelt, beschuldigte sich selbst und schwor, nie wieder so zu sein. Aber das hielt nie lange an.

Als ich zur Versöhnung einen wunderschönen Wanderurlaub gebucht hatte, schleuderte sie mir entgegen, dass sie Berge hasse und sich vor Motorrädern fürchtete. Ich stand vor einem Rätsel. Ihr Verhalten wurde immer schlimmer und immer öfter fand ich sie alkoholisiert zu Hause vor. Ich blieb immer länger in der Arbeit, weil ich es einfach nicht mehr aushielt.

Eines Tages hatte sie zum Alkohol Tabletten genommen und einen Abschiedsbrief geschrieben. Sie kam ins Krankenhaus und ich war verzweifelt und voller Schuldgefühle. Sie kam mit einer Latte an Medikamenten wieder heim und der Alltag begann von vorne. Als ich es nicht mehr ertrug, stellte ich sie vor die Alternative: Therapie oder Scheidung. Sie versprach mir alles, was ich wollte, machte mehrere Therapieversuche, wechselte Therapeuten, auch kurze Spitalsaufenthalte wurden häufiger. Meine Freunde rieten mir zur Trennung, meine Familie wollte mit ihr nichts mehr zu tun haben. Ich suchte einen ihrer Therapeuten auf, der mir die Diagnose ‚Borderline' bestätigte. Was soll ich tun? Ich kann sie doch nicht verlassen, wenn sie krank ist und nichts dafür kann! Was, wenn sie sich wirklich umbringt? Ich wünsche mir so sehr, dass sie gesund wird, aber ich weiß nicht, wie lange ich noch durchhalte." (H.)

Beispiel

„Die Beziehung zu ihr war außergewöhnlich. Keine Beziehung vor bzw. nach ihr wies nur annähernd diese Intensität auf. Das elektrisierende Element war die Hochschaubahn der Gefühle. Einmal der Himmel auf Erden, dann ewige Verdammnis ohne Chancen für die Zukunft. Kein Indikator, keine Warnsignale, immer das Lauern auf den nächsten Eklat. So war Planung (Un-)Glückssache, kein Verhalten meinerseits konnte eine Berechenbarkeit bewirken. Und trotzdem – nichts hätte mich von ihr wegbringen können. Beidseitige (Selbst)Zerstörung bis zur körperlichen Erschöpfung. Der Suchtcharakter begann zu dominieren. Je mehr Außenwiderstand von der Umgebung kam, desto öfter erfolgte ein Näherrücken, ohne die unheilige Allianz irgendwie zu stabilisieren zu können. Die Frage der ,Schuld' stellte sich schon längst nicht mehr. Das gegenseitige Misstrauen wuchs – die Aggressionshandlungen steigerten sich bis hin zu körperlicher Gewalt. In Erwartung der ,täglichen Katastrophen' entwickelte sich ein ,intaktes Zusammenleben' auf all den Beziehungstrümmern. Bei all der Anarchie gab es feste Regeln, die zu umgehen, das größte Sakrileg darstellte.

Schwierig wurde unser Verhältnis, wenn allzu viel Nähe entstand. Das Leben in zukünftigen Projekten half über die unerträgliche Gegenwart hinweg. Dass alles schlussendlich scheiterte, überraschte niemand wirklich. Es lag nicht an dem gegenseitigen Bemühen, wohl aber an der Unmöglichkeit die Verantwortung füreinander übernehmen zu können, denn man(n) konnte es ja nicht einmal für einen selbst. Alltag, Beruf, Familie, mit den damit verbundenen Aufgaben und Verpflichtungen, taten ein Übriges, dass Monotonie und Routine das Zusammenleben auf eine Zweckgemeinschaft des Nebeneinanders verkommen ließ. Warum nicht trennen, wenn alles so schrecklich ist? Warum nicht zu der beschaulichen Normalität von früher zurückkehren? Weil diese Adhäsionskräfte doch so stark waren, dass Trennung einer Flucht gleichgekommen wäre. Dieses Aufgeben des geliebten Menschen, dieses Eingeständnis, die Liebe zu ihr sollte einer Vernunft des Weiter- und Überlebens weichen müssen, setzte rationale Handlungsmöglichkeiten außer Kraft.

Keine Erniedrigung war so groß, keine Verletzung so schwer, dass dieser ,Kampf' zu Ende gehen durfte. Es drohte das riesige Loch der Sinnlosigkeit, die mit der Vertreibung aus dem ,Paradies' einhergehen musste. Diese Angst zwang uns, sicher aus verschiedenen Gründen, aneinander festzuhalten. Dieses ,Klammern' perpetuierte die Konflikte, die immer weniger ausgetragen, geschweige denn ausdiskutiert wurden. Auch zwischenzeitliche Trennungsversuche brachten keine Besserung. Das Ende war banal, blieb ohne Pointe. Die dritte Person (3. Mann) eröffnete den Weg zu ,Entclinchung' (grauenhaftes Wort), sodass ein Aufatmen meinerseits die Folge war. Es tut so gut (Vorsicht: Reim) als der Verlassene die Walstatt, als offizieller Verlierer, in Wirklichkeit als der heimliche Gewinner, verlassen zu dürfen. Des Mitleids der anderen sicher (wir haben dich immer gewarnt!) musste ich mir auch lange nicht eingestehen, dass ohne diesen ,Trennungsgrund' ich es bis heute nicht geschafft hätte, von ihr zu gehen!" (XY)

Beispiel

„Meine große Jugendliebe war eine Borderlinerin. Ich habe zwei Jahre lang Himmel und Hölle erlebt, war nach dem unvermeidlichen Ende der Beziehung am Boden zerstört und hatte plötzlich viele Symptome meiner Ex-Freundin selbst. Ich konnte die Leere spüren, die sie hinterlassen hatte, den Schmerz, versuchte es selbst mit Schneiden und anderen Verletzungen. Zum Glück habe ich meine Musik und viele Freunde. Ich habe es geschafft heraus zu kommen, aber es hat lange gedauert und war sehr schmerzhaft. Lange Zeit war ich nicht bereit nahe Beziehungen einzugehen und hatte Angst vor neuerlichen Verletzungen. Ich habe versucht, meine Gefühle in Worte und in Musik zu fassen, das hat mir geholfen und wird hoffentlich auch anderen helfen, die in meiner Situation sind." (S. R. S.)

» Losing control

feel my heart beating
forever in your soul
feel my heart seizing
forever out of control
see my heart bleeding
dripping down the hole
feel despair breeding
forever unstoppable
feed when I'm feeding
anger on the whole
grieve when I'm grieving
on there goes the show
hear the silence, of the night
in the flick'rin' city light,
your heart is warm, but you're alone,
you're all, all alone
the moon is laughing, through the mist,
judging you, like your on the list
but in the end, but in the end,
they're all gone, and you're all alone
darkness defeats the ray of light,
you're cast away, you lost the fight,
no chance was there to have ever won,
but you know for sure, we're alone
see what I'm seeing
together on we go
bleed when I'm bleeding
forever I am you, all alone
I look in the mirror
and all I see a faint reflection
of what I used to be
the sun has risen
shining in my face
just another day
gone to waste
forgotten the future
forgotten the pasta miraculous present
fading at last
numbed by depression
my deep obsession
vivid imagination
drifting into hallucination
no more tears to shed
nothing to confess
all the lines I've read

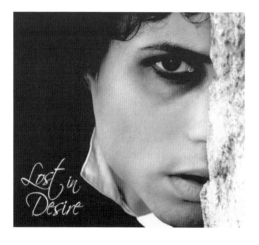

■ Abb. 5.14 Lost in Desire. (Mit freundlicher Genehmigung)

it's all a mess
the sheets are stained
ringing shallow
void remains
poison's swallowed
'cause I lost my heart
I lost my soul
I lost my temper
now I'm losing control
Spoiled thoughts
A wicked mind
A broken heart
All that is mine
So picturesque, so beautiful
Put on the mask, the world is fooled
Until that day, it all comes down
To wash away that wicked frown

(Stephan R. Sutor, ■ Abb. 5.14)

Beispiel

„Als ich gebeten wurde, einen Text über die Beziehung mit meiner Borderline-Partnerin zu schrei-ben, dachte ich, das ist doch ganz einfach – ich bin glücklich und wir haben eine tolle Beziehung! Dann habe ich versucht das Besondere in Worte zu fassen: Der Beginn unserer Beziehung war – wie so oft beschrieben – ein Höhenflug der Gefühle, und doch war es mehr. Es verband und verbindet uns noch immer eine Liebe mit der Bereitschaft gemeinsam ein Leben zu starten mit allen Höhen und Tiefen. Die Tiefen kamen, manchmal mit einer Heftigkeit, die uns den Boden unter den Füßen wegzog. Nachträglich betrachtet, gab es zwar Auslöser, doch die Dynamik war sehr oft nicht zu steuern. Wir gaben beide nicht auf – wir spürten unsere Zusammengehörigkeit und unsere Liebe und wir wussten, wenn wir beide nicht aufgeben, werden wir die Dämonen besiegen. Wir nahmen beide professionelle Hilfe in Anspruch! Wir scheuten uns nicht Dinge, auch wenn sie nicht angenehm waren, beim Namen zu nennen und unsere Individualität nicht aufzugeben. Wir sind nun schon viele Jahre ein Paar, wir haben viele Gemeinsamkeiten und das wirklich Schöne ist – es gibt Augenblicke, da verstehen wir einander ohne Worte und … die Partnerschaft wird zur Quelle für unsere Schaffenskraft! Unser Leben ist voll Dynamik und Kurzweil, manchmal turbulent und wie eine Freundin sagt, facettenreich. Soll ich nun sagen, wir haben es geschafft? Ich denke, das sind nicht die richtigen Worte dafür – denn … Meine Beziehung schaffe ich nicht – meine Beziehung lebe ich! … Ich liebe meine Partnerin und ich möchte keine Sekunde unseres gemeinsamen Lebens missen." (A.)

5.8.12 Bedeutung der Diagnose Borderline

Gerade im Bereich der zwischenmenschlichen Beziehung und Kommunikation stellt sich die Frage, wie viel Einfluss hat die Diagnose Borderline-Störung auf den Patienten selbst und seine Angehörigen. Macht es einen Unterschied? Wenn ja, welchen? Ist der Partner dadurch ein anderer Mensch geworden? Wie viel Einfluss hat die öffentliche Meinung? Wie aufgeklärt sind wir?

Aus unserer Sicht ist der wichtigste Aspekt der Diagnosestellung die Möglichkeit, dass der Betroffene eine spezifisch dafür geeignete Therapie erhält und zu einem für dieses Störungsbild speziell ausgebildetem Therapeuten kommt. Erfahrungsgemäß reagieren Partner, die bereits lange mit der chaotischen Beziehung kämpfen, aber nicht aufgeben wollen, erleichtert, wenn das Problem einen Namen bekommt und behandelbar ist. Die Chance gemeinsam die Beziehung neu zu schaffen, gibt vielen wieder Hoffnung.

Die Gefahr, die mit der Diagnosestellung einhergeht, geht von Menschen und Medien aus, die oft Halbwahrheiten, Unkenntnis über das Störungsbild und Sensationslust verbinden, um ein Borderline-Bild zu zeichnen, das weder der Realität entspricht noch dem Leid dieser Menschen gerecht wird. Wir hoffen, dass dieses Buch dazu beiträgt Horrorszenarien und -bilder zu verbannen und durch Wissen, Verständnis und wissenschaftlich haltbare Information zu ersetzen.

5.8.13 Freunde

Freunde sind zwar nicht täglich und rund um die Uhr mit Borderline-Verhalten konfrontiert, können aber durchaus Impulsdurchbrüche und Emotionsstürme miterleben und involviert werden. Stimmungsschwankungen, plötzlicher Rückzug und die ständige Nähe-Distanz-Problematik können die Freundschaft belasten.

Einerseits wendet sich möglicherweise der Betroffene um Hilfe und Verständnis an Sie, andererseits auch der Partner oder auch die Kinder. Es ist nicht leicht, dazwischenzustehen und Stellung beziehen zu müssen, vor allem, wenn nach der Versöhnung auf alle Fälle eine Partei böse ist.

Freunde können sich leichter emotional abgrenzen als Partner, aber Verantwortung und oft auch Vereinnahmung führen zur Überforderung vor allem enger Freunde. Im Grunde ist es auch hier wichtig – wie in der Partnerbeziehung – Grenzen zu setzen, aber auch herauszufinden, wie weit man sich einlassen möchte.

Sollte in irgendeiner Form Gefahr für einen der Beteiligten bestehen, ist ein Einschreiten auch ohne Einwilligung der Betroffenen notwendig – eine schwierige Entscheidung zwischen Loyalität und Verantwortungsbewusstsein.

Wenn Sie sich allerdings auf eine Borderline-Freundschaft einlassen, können Sie trotz der sicher immer wiederkehrenden schwierigen Zeiten damit rechnen, dass Ihr Freund für Sie da ist, wenn Sie ihn brauchen. Die Basis einer sicheren Freundschaft kann für einen Borderline-Betroffenen in stürmischen Zeiten Halt bedeuten und in manchen Fällen sein Leben retten.

Beispiel

„Ich bin 16 und gehe ins Gymnasium. In meiner Klasse ist ein Mädchen, das sich schneidet, manchmal sogar am WC in der Schule. Eigentlich war sie seit der Volksschule meine Freundin, aber seit sie angefangen hat, sich bei Partys zu betrinken und heimlich Gras zu rauchen, kann ich mit ihr nicht mehr so gut. Eigentlich macht sie mir voll Angst. Manchmal wird sie ohne Grund urwütend, dann heult sie wieder tagelang oder ignoriert uns alle. Die anderen wollen mit ihr nichts mehr zu tun haben, aber ich kenne sie schon so lange, dass ich mir echt Sorgen mache. Die Mutter einer anderen Freundin ist Ärztin und wir haben mit ihr darüber gesprochen. Sie meint, dass sie dringend Therapie braucht, aber ihre Eltern merken nichts und ich will sie auch nicht vertratschen. Da habe ich dann im Chat gefragt, ob jemand auch solche Erfahrungen hat und einer hat mir geschrieben, dass meine Freundin wohl ein ‚Bordie' ist und mir einen Chat-Room darüber empfohlen. Eigentlich sieht es so aus, als würde das alles passen, was dort so geredet wird. Ich traue mich aber nicht, mit anderen darüber zu reden. Vielleicht spreche ich sie selbst einmal darauf an. Hoffentlich bekommt sie dann keinen Wutanfall; eigentlich fürchte ich mich manchmal vor ihr und wünsche mir, dass endlich irgendwer von den Lehrern oder ihrer Familie draufkommt." (J.)

Beispiel

„Ich habe eine Borderline-Diagnose und war einige Wochen stationär im Krankenhaus, weil ich zu viele Tabletten und Alkohol gemischt hatte und nicht mehr leben wollte. Jetzt bin ich in Therapie und gehe weiter ins Skills-Training, das ich im Krankenhaus kennengelernt habe. Es hilft mir und genauso hilft mir der Kontakt zu den anderen in der Skills-Gruppe. Ich wusste nicht, dass es Menschen gibt, die genauso empfinden wie ich und das ist tröstlich. Eigentlich sollten wir uns außerhalb der Gruppe nicht treffen und schon gar nicht über Selbstverletzungen und solches Zeug reden. Habe ich trotzdem gemacht, da ich mich mit einem Mädchen aus der Gruppe sehr angefreundet habe. Ich nenne sie nur X, das ist ihr sicher lieber. Also anfangs hatten wir eine Menge Spaß, aber dann kam sie immer mehr auf Ideen, die mir eigentlich Angst machten. Sie wollte nachts zu Fuß über die Autobahn laufen, kurz vor einem Zug über Gleise rennen uns so. Vorher trank sie eine Menge Red Bull und Wodka. Ich wollte nicht als Feigling dastehen und machte anfangs mit, doch dann wurde es immer ärger. Wenn ich heimkam, war ich so unter Spannung, dass alle Skills nicht halfen und ich wieder zu schneiden begann. Ich fing an, die Gruppe zu meiden und wollte nicht mehr hinaus um X nicht zu sehen. Ich wollte auch mit niemandem reden und nichts tun. Mein Arzt sagte, ich wäre depressiv und ich bekam Tabletten. Aber eigentlich wollte ich wieder zur Gruppe. Nach einigen Wochen nahm ich meinen Mut zusammen und sprach mit der Skills-Trainerin. Aber da war X nicht mehr in der Gruppe, weil sie wieder im Spital war. Meine früheren Freundinnen wollen zum Teil nichts mit mir zu tun haben oder sie bemitleiden mich. Vor ‚Bordie-Freundschaften' habe ich ein bisschen Angst, auch wenn das die einzigen sind, die mich verstehen. Ich hoffe, ich finde die richtige Freundin für mich." (K.)

5.8.14 Borderline-Kinder und -Jugendliche

Bei Kindern mit Borderline-Störung ist es wichtig, möglichst frühzeitig Grenzen zu setzen und Fehlverhalten nicht zu tolerieren und zu entschuldigen. Stabilität und Konsequenz sind notwendig, damit sich das Kind bzw. der Jugendliche orientieren und am Vorbild lernen kann.

Eine störungsspezifische Therapie ist unumgänglich und sollte so früh wie möglich beginnen, nicht nur um dem Betroffenen optimale Chancen zu geben, sondern auch um die Familie zu entlasten und zu unterstützen. Meist brauchen Eltern selbst professionelle Unterstützung, in der sie Hilfestellung bekommen, wie sie mit ihrem Kind umgehen können.

Um die Schuldgefühle, die die meisten Eltern empfinden, zu relativieren, ist es wichtig, dass Eltern über das Störungsbild Bescheid wissen (▶ Kap. 2, Psychoedukation), ihren Anteil reflektieren lernen, aber nicht die Verantwortung für genetische und neurobiologische Faktoren übernehmen. Weder Eltern noch Kinder haben ihre Beziehung frei gewählt, noch können sie sich scheiden lassen.

Abgesehen von vielen Punkten, die auch auf Partnerbeziehungen zutreffen, ist die Problematik für Eltern noch erschwert durch Schuldgefühle und Selbstzweifel. Oftmals versucht eine ganze Familie, das Problem nicht nach außen dringen zu lassen, verunmöglicht dadurch ein sinnvolles therapeutisches Setting und gerät ohne es zu merken in die Co-Abhängigkeit.

Da für Minderjährige Aufsichtspflicht besteht und die Eltern die volle Verantwortung tragen, ergeben sich neben den emotionalen auch oft juridische und sachbezogene Probleme. In der DBT gibt es bereits eigene Manuale für DBT und Skills-Training, die speziell für die Bedürfnisse von Jugendlichen zugeschnitten sind. Leider gibt es im Umfeld von Borderline-Jugendlichen nicht nur besorgte und therapiewillige Eltern.

Alle Menschen, die mit Kindern und Jugendlichen arbeiten, haben die moralische Verpflichtung hinzusehen, wenn ein Kind verhaltensauffällig wird, sich zurückzieht, ein plötzlicher Leistungsabfall zu bemerken ist, selbstschädigendes (Selbstverletzung, Essstörung, High-risk-Verhalten) oder aggressives Verhalten auftritt.

Marsha Linehan beschreibt das Umfeld, das für die Borderline-Entwicklung typisch ist, in ihrer Biosozialen Theorie (▶ Kap. 3).

Jeder Hinweis auf Missbrauch, der zu frühzeitigem Entdecken und therapeutischer Aufarbeitung führt, gibt dem Kind oder Jugendlichen eine bessere Chance im späteren Leben zurecht zu kommen und keine chronifizierte posttraumatische Belastungsstörung oder Borderline-Störung zu entwickeln.

Beispiel

„Meine Tochter Claudia (35) reißt mich sehr oft mit, wir schaukeln zeitweise miteinander extrem hoch, dann wieder eine zeitlang ruhig und gleichmäßig dahin. Das ruhige Mitschwingen gibt mir wieder Kraft und dann höre ich schon mal ‚bist meine ganz tolle Mami, danke für deine Liebe, hab Geduld mit mir.' Wenn wir hoch oben sind (sie reißt mich mit und ich fühle meine Erregung) und Claudia extremes Verhalten zeigt, versuche ich etwas später das Verhalten zu kritisieren worauf dann Vorwürfe komme wie etwa: ‚Geh bitte mach nicht so ein Drama draus, in meiner Kindheit hast du und mein Vater nur geschrien und gestritten.' Ich spüre dann ihre übertriebene Abwertung, habe Schuldgefühle und bin traurig, dass sie die Kindheit so erlebt hat. Sie hat abgenommen, hat nun die Figur eines Models, steht vor mir und klagt über ihren Körper und ihr Alter. Sie leidet, sie nimmt sich so ‚schrecklich' wahr. Ich fühle mich hilflos. Habe ich ihr zu wenig Liebe entgegengebracht? Hat sie meine Liebe denn nicht gespürt? Sie ist wütend auf ihren Mann, er beachtet sie zu wenig. Sie kauft sich teure Kleider, geht viel aus und kommt spät heim. Die Kinder (drei Jahre und fünf Jahre) bringt der Vater ins Bett – meistens. Es kommt zu argen Auseinandersetzungen zwischen den beiden. In dieser Zeit fand ich keinen Zugang zu meiner Tochter, doch unlängst bekam ich ein SMS: ‚Mami, danke, hab dich lieb, ja in gewisser Weise sollte ich anders vorgehen.'" (L.)

Beispiel

„Was Bigi, meine 16-jährige Stieftochter, für mich bedeutet: Im Moment vorrangig Belastung, da keine Woche vergeht ohne action mit ihr oder ohne sie. Es scheint, als lebe man mit einem Hausgeist zusammen – wer hat von meinem Tellerchen gegessen – sie ist zwar da, kommt und geht jedoch wann sie will, ohne Gruß, ohne Mitteilung, wohin sie geht und wann sie wiederkommt, sie nimmt alles, sie benutzt alles, etc. … ist aber sonst in der Familie nicht präsent – auch nicht zu den gemeinsamen Mahlzeiten. Meine Gefühle schwanken zwischen Hilflosigkeit, ausgeliefert sein, Ohnmacht und Zorn darüber, dass die Situation so ist wie sie ist und ich nichts dagegen tun kann – sie hat Macht und weiß das auch auszuspielen – vor allem ihrem Vater gegenüber, der seit jeher bei Durchführung einer angedrohten Konsequenz ein schlechtes Gewissen hat. Andererseits ist da Sorge um sie. Wie will sie mit diesem Verhalten ihr Leben meistern – beruflich, beziehungstechnisch? Kann man so durchkommen?" (M.)

Beispiel

„Ich habe einen zwölfjährigen Sohn, der als Kind schon als hyperaktiv galt und in letzter Zeit immer ärger wurde. Er ist gewöhnt, dass er fast immer alles bekommt, da ihn sein Vater, mein Ex, sehr verwöhnt, wenn er bei ihm ist. Wenn ich oder mein Lebensgefährte dann einmal nein sagen, bricht das Chaos aus. Er zerstört sogar seine eigenen Sachen, nichts ist vor ihm sicher und auf mich schlägt und tritt er hin. Wir waren beim Kinderpsychologen, in einer Spieltherapie und an der Klinik. Die Diagnose ‚Borderline' bekommt man angeblich in dem Alter nicht, aber ich habe mich viel erkundigt und glaube, dass es das ist. Zuerst war ich entsetzt und dann habe ich mir riesige Vorwürfe gemacht, was ich alles falsch gemacht habe. Vielleicht hätte ich mich nicht scheiden lassen dürfen oder einen neuen Mann nach Hause bringen? Vielleicht waren wir zu gutmütig, zu streng sicher nicht, das wüsste ich ja. Wenn ich meinem Ex sage, er soll ihn nicht so verwöhnen, dann streiten wir nur. Letztes Mal hat er mich vor meinem Sohn angebrüllt, dass ich an allem Schuld wäre, weil ich ihn verlassen hätte und dass sich niemand auf mich verlassen könne. Darum sei er ja für seinen Sohn da. Der wurde so zornig, dass er anfing gegen die Türe zu treten und sich dabei den Fuß verstauchte. Wir fuhren gemeinsam ins Spital und ich dachte mir, dass er trotz der Schmerzen zufrieden war. Leider verletzt er sich seither immer wieder. Es scheint ihm nichts auszumachen, wenn es weh tut. Ich fühle mich dann schrecklich. Mein Partner ist sauer, weil ich für ihn gar keine Zeit mehr habe. Manchmal denke ich, mein Sohn legt es darauf an, uns zu stören. Nächste Woche fangen wir eine Familientherapie an. Das ist meine letzte Hoffnung." (N.)

5.8.15 Geschwister

Geschwisterbindungen sind die längsten, die wir im Leben haben. Die Bedeutung dieser Bindung wird oft unterschätzt, doch bietet sie von Beginn an Lernerfahrung für spätere Beziehungen und Sozialverhalten, gibt die Möglichkeit positive wie negative Erfahrungen gemeinsam zu erleben und sich darüber – oft erst viel später – auszutauschen (◘ Abb. 5.15). Manchmal wird der Kontakt im Erwachsenenleben aus Zeitmangel, Karriere, Familie und vielem mehr, loser, oft erlebt man aber dann im Alter, wie Geschwister wieder zusammen finden und sich gegenseitig unterstützen.

> ❯ Geschwister von Borderline-Betroffenen oder verhaltensauffälligen Kindern fühlen sich oft im Stich gelassen und mit ihren Gefühlen alleine.

Die Aufmerksamkeit der Eltern ist auf das andere Kind gerichtet, Grenzverletzungen bis zum Zerstören der Sachen der Geschwister passieren, ständiger Streit in der Familie macht das Leben auch für Geschwister manchmal zur Hölle.

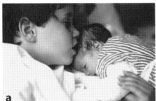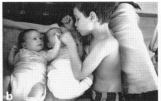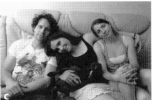

▶ Abb. 5.15a–c Geschwisterbindungen. **a,b** in der Kindheit, **c** 20 Jahre später

Es ist wichtig, dass auch diese Kinder Zeit mit den Eltern oder einem Elternteil verbringen können, in der sie ungeteilte Aufmerksamkeit bekommen und frei über ihre Gefühle und Probleme sprechen können. Sie müssen wissen, dass es in Ordnung ist, wenn sie Wut empfinden und dass sie das Fehlverhalten des Geschwisterkindes nicht kompensieren können und müssen, damit es den Eltern besser geht.

Sie brauchen einen sicheren Ort, wo sie sich jederzeit zurückziehen können und auch Dinge aufbewahren, die ihnen wichtig sind.

Wenn die Geschwisterkinder alt genug dazu sind, sollte man das Krankheitsbild und die Bordeline-Verhaltensmuster erklären, ohne jedoch zu erwarten, dass dadurch negative Gefühle von selbst verschwinden. Möglicherweise kommt es dazu, wenn die Geschwister erwachsen sind. Eine Garantie dafür gibt es keine.

Je mehr Zuwendung das gesunde Kind bekommen hat und je weniger Verantwortung es übernehmen musste, desto eher wird es im Erwachsenenalter in der Lage sein nicht nur kognitiv, sondern auch emotional hinter der Borderline-Betroffenen zu stehen.

Beispiel

„Meine kleine Schwester hat eine Borderline-Störung. Ich habe es erst erfahren, als ich fast erwachsen war und sie in der Pubertät. Da wurde alles noch viel schlimmer. Früher musste ich meine Lieblingssachen vor ihr verstecken, damit sie sie nicht in einem ihrer Wutanfälle zerstörte. Einmal ging sie mit einem Stock auf mich los und war kaum zu bändigen. Da bekam ich mein eigenes Zimmer und mein Vater musste sein Arbeitszimmer räumen. Immer musste ich die Vernünftige sein und nachgeben. Ich war damals ziemlich sauer auf meine Schwester. Als sie in die Pubertät kam und anfing sich zu schneiden, wurde ich gar nicht mehr beachtet. Alle waren in ständiger Panik wegen meiner Schwester. Ich funktionierte ja ohnehin. Ein paar Mal versuchte ich es auch mit Schneiden und Zigaretten, aber es half nichts, tat nur weh. Ich verstand meine Schwester überhaupt nicht. Als sie mit 15 Jahren einmal ins Spital musste, weil sie versucht hatte, sich die Pulsadern aufzuschneiden, hatte ich schon Angst um sie. Sie tat mir auch leid. Eine Psychologin sprach mit der ganzen Familie, auch mit mir und versuchte mir zu erklären, was mit meiner Schwester los war. Sie besprach mit mir die Diagnose und gab mir ein Buch darüber zu lesen. Danach sammelte ich Literatur darüber und versuchte auch Erfahrungen aus dem Internet zu bekommen. Ich verstehe sie jetzt besser, möchte ihr auch helfen, aber es ist ganz schön schwierig und manchmal bin ich noch wütend und enttäuscht, dass ich immer zurück stecken musste und nie jemand für mich da war. Aber das wird sich wohl nie ändern." (O.)

Beispiel

„Meine Schwester ist heute eine Frau mit einem interessanten Beruf, Familie und eigenen Kindern. Ich bin sehr stolz auf sie und wir haben eine innige Beziehung zu einander. Als sie vierzehn Jahre alt war, begann sie sich zurückzuziehen und ihre Fröhlichkeit, die sie als Kind immer hatte, war dahin.

Ich bin selbst nur ein Jahr jünger und wir hatten früher immer alles gemeinsam gemacht. Eines Tages fand ich sie im Bad mit einer Rasierklinge, als sie sich ritzen wollte. Ich war total verängstigt und wusste nicht, was ich tun sollte. Sie flehte mich an, nichts zu sagen. Einige Monate ging das so, dann hielt ich es nicht mehr aus. Ich sagte ihr, dass ich furchtbare Sorgen hätte und zwang sie, gemeinsam mit mir zu den Eltern zu gehen. Es war gar nicht so schlimm und sie bekam sofort Therapie. In den folgenden Jahren gab es viel Auf und Ab, aber ich stand zu ihr und sie hatte großes Vertrauen in mich. Auch wenn sie jetzt voll im Leben steht, wenn sie Sorgen hat oder Angst, in das altbekannte Loch zu fallen, dann stehen wir das gemeinsam durch." (A.)

5.8.16 Borderline-Mütter und -Väter

In diesem Kapitel schreiben wir hauptsächlich über Mütter und Väter, deren Störungsbild so massiv ist, dass defizitäres oder ausagierendes Verhalten zu Entwicklungsstörungen, Problemverhalten seitens der Kinder und massiven Problemen im Erwachsenenalter führen kann.

Darum möchten wir zu Beginn des Kapitels ausdrücklich festhalten, dass eine unterschiedliche Ausprägung und Intensität des Störungsbildes berücksichtigt werden muss und viele Borderline-Eltern sich ihrer Verantwortung bewusst sind und alles tun um ihre Kinder von ihrem eigenen Problemverhalten fernzuhalten und sie davor zu schützen.

Viele berichten sogar, dass erst ihre Kinder ihnen den Mut und die Motivation gegeben hätten, sich dem Problem zu stellen und sich zu verändern.

Da Kinder wie Seismographen, ähnlich Borderline-Menschen, Gefühle wahrnehmen und spüren können, werden sie trotzdem einiges an Intensität und Schwankungen der Gefühle der Eltern erleben, aber bei ausreichender Stabilität, wie sie viele Borderline-Patienten durch eine gelungene Therapie haben können, kann das Kind trotzdem in einem sicheren und liebevollen Umfeld aufwachsen.

> **Nicht jede Borderline-Mutter ist automatisch die „böse Hexe", die ihrem Kind schadet und sein Leben zerstört.**

Von Bedeutung ist, dass Borderline-Menschen, die für Kinder verantwortlich sind, in Therapie gehen und alles tun, um ihren Kindern das geben zu können, was sie selbst so schmerzlich vermisst haben.

Personen, die dem Kind nahestehen und einen sicheren Ort darstellen, können in dieser Zeit sehr hilfreich sein. Wenn sie in den Momenten, in denen der betroffenen Elternteil selbst mit seinen Dämonen kämpfen muss, da sind, dem Kind Zeit und Verständnis schenken, ihm erklären, was passiert – ohne sich gegen die Eltern zu stellen – wird ein Sicherheitsnetz geknüpft, auf das sich das Kind auch in Krisensituationen verlassen kann.

Unreflektiertes und ausgeprägtes Borderline-Verhalten kann allerdings großen Schaden in einer wehrlosen Kinderseele anrichten. Kinder haben keine Möglichkeit, sich zu wehren und sind den Konflikten, der Spannung in der Familie, den meist heftigen Streits der Eltern, der Ambivalenz und Unsicherheit der elterlichen Liebe ausgeliefert.

Ist nur ein Elternteil betroffen, hat der gesunde Partner die Verantwortung, das Kind so gut wie möglich zu schützen.

Aufgrund des oft sprunghaften Beziehungsverhaltens von Borderline-Persönlichkeiten finden wir auch oft alleinerziehende oder geschiedene Mütter sowie Väter, die sich gar nicht kümmern oder mit Besuchsrecht auskommen, in Härtefällen auch um das Sorgerecht kämpfen müssen.

Für alleinstehende Mütter kommen oft noch Existenzsorgen und Ängste dazu, die die Borderline-Problematik noch verschärfen. Im Idealfall eines therapeutischen Settings steht ein Sozialarbeiter oder ein Sozialdienst zur Verfügung, um Hilfestellung zu leisten. Leider ist das nicht immer und überall möglich.

Steht Ausagieren und Aggression im Vordergrund, leben die Kinder in ständiger Angst vor Wutausbrüchen, Auseinandersetzungen und oft auch Gewalttätigkeit. Neigt der betroffene Elternteil eher zur Selbstverletzung und zum emotionalen Rückzug, übernehmen die Kinder frühzeitig die Verantwortung und versuchen ihre Eltern zu beschützen. Oft geben sich Kinder die Schuld für Konflikte in der Familie und fürchten den Verlust der elterlichen Liebe.

Selbst wenn sie im Jugendalter wissen, dass sie nicht die Schuld und Verantwortung tragen, kann das Gefühl bestehen bleiben und auf spätere Beziehungen übertragen werden.

Auch wenn diese Kinder nicht zwangsläufig selbst eine Borderline-Störung entwickeln müssen, haben sie oft Anteile und Verhaltensmuster internalisiert – Schwierigkeiten mit Emotionen, Impulskontrolle, Suchtverhalten und später selbst komplizierte Beziehungen.

Die Identitätsentwicklung kann behindert werden, wenn Kinder nicht wahrgenommen und so akzeptiert werden wie sie sind. Die Schwankungen zwischen den Extremen Zuneigung und Liebe auf der einen und Wut oder für das Kind nicht nachvollziehbare Distanz und Vernachlässigung auf der anderen Seite verwirren und ängstigen es.

Es wird später nur schwer Vertrauen fassen und sich in einer Partnerbeziehung auf den anderen verlassen können. Auf diese Art können Verhaltensmuster weitergegeben werden und Borderline-Verhalten kann von einer Generation auf die nächste übergehen.

Lange Zeit hat man dies als Schicksal oder unveränderbar hingenommen. Doch dank der umwälzenden Erkenntnisse und Forschungen von Marsha Linehan und Otto Kernberg stehen uns heute zwei Therapiekonzepte, die Dialektisch-Behaviorale Therapie (DBT) und die Transference Focused Therapy (TFP), die speziell für das Borderline-Störungsbild entwickelt wurden, zur Verfügung (▶ Kap. 3). Sie geben den Betroffenen, die bereit sind, an sich zu arbeiten und sich zu verändern, eine Chance auf Heilung und ein normales Leben mit erfüllten Beziehungen.

Beispiel

„Mein Vater ist Alkoholiker. Das wusste ich schon meine ganze Kindheit lang. Ich hatte lange große Angst vor ihm, aber eines Tages, als ich 14 war, kam ich dazu, wie er auf meine Mutter losging. Ich brüllte ihn an und schnappte mir ein Messer. Er verließ fluchend das Haus und ging wieder ins Wirtshaus. Bald darauf verschwand er. Das nächste, was wir hörten war, dass er im Knast saß. Er hatte mehrere Prügeleien gehabt und versucht, einen so genannten Freund zu erschlagen. Damals hasste ich ihn abgrundtief. In meinen Augen war er ein Monster. Mit 18 Jahren war ich schon ziemlich heftig drauf mit Alkohol. Ich redete mir ein, dass es mir helfen würde, die Dinge zu vergessen. Anfangs war es auch so, dann trank ich auch härtere Sachen und geriet in eine Schlägerei. Ich hatte nicht angefangen, aber meine Mutter weinte die ganze Nacht und ich fühlte mich elend. Am nächsten Morgen hörte ich, wie der Nachbar zu ihr sagte: ‚Der wird schon wie sein Vater'. Ich war wütend. Auf den Nachbarn, auf den Vater und vor allem auf mich. Ich wollte nicht so sein. Meine Freundin machte sich auch Sorgen und brachte mich zu einem sozialen Dienst, wo man gratis Therapie bekommt. Ich musste erst richtig einen Entzug machen, dann begann die Therapie. Inzwischen ist mir vieles klar, aber mit meiner Wut wird es noch sehr schwierig werden. Aber ich tue alles, um nicht so zu werden wie ‚er'. Angeblich hat er im Knast auch eine psychologische Betreuung bekommen, weil er ein Borderliner ist. Ich weiß zwar jetzt auch, was das ist, aber hassen werde ich ihn immer." (P.)

Beispiel

„Ich bin 24 Jahre alt und seit acht Jahren in Therapie, weil ich eine Essstörung habe. Anfangs war ich stationär, weil ich so wenig Gewicht hatte, jetzt kann ich bereits studieren und lebe alleine. Ich wurde ersucht über meine Gefühle zu meiner Mutter zu schreiben. Das ist viel schwieriger als ich gedacht habe, weil ich sie einerseits sehr liebe und verstehe, aber andererseits manchmal die Wände hoch gehen möchte, wenn sie mich nur anruft und auf megabesorgt tut. Als ich klein war, gab es nur sie und mich. Meistens lieferte sie mich jedoch irgendwo ab und es kam auch vor, dass sie tagelang wegblieb. Das wusste ich vorher nie und hatte immer furchtbare Angst, dass sie nicht wieder kommen würde. Wenn sie dann zurück war, weinte sie, drückte und küsste mich und versprach, mich nie wieder zu verlassen. Bald schon wusste ich, dass das nicht stimmte. Später wohnte dann ein Mann bei uns, sehr bald ein anderer, irgendwann habe ich mich daran gewöhnt. Jetzt war sie nicht mehr so oft weg und manche waren auch recht nett zu mir. Mit meiner Mutter und diesen Männern gab es sehr viel Streit, ich hörte sie nächtelang schreien und toben. Als ich älter war, bemerkte ich, dass sie danach oft schlimme blutige Schnitte an den Armen hatte oder eingebundene Hände. Niemand sagte mir, was los war. Ich hatte Angst um sie, dachte, die Männer würden sie umbringen wollen. Einer, der länger bei uns war, erklärte mir, dass sie das selbst machen würde, wenn sie sich schlecht fühle und dass es eine Krankheit wäre. Erst mit sechzehn gelang es mir, meine Mutter zur Rede zu stellen. Sie sagte mir, dass sie ein Trauma hätte, weil sie als Kind missbraucht worden wäre und nicht anders könne. Zu dieser Zeit begann meine Essstörung. Erst merkte niemand etwas, aber als ich schon sehr abgemagert und blass war, musste meine Mutter in die Schule und wir wurden von einem Schulpsychologen beraten. Bis ich eine richtige Therapie machte, dauerte es noch ca. ein Jahr, in dem meine Mutter und ich uns sehr viel näher gekommen waren, auch wenn ich es manchmal schlecht aushielt. Ihr ging es damit auch sehr schlecht, denn zum ersten Mal überlegte sie, auch eine Therapie zu machen. Ich war sehr froh darüber, denn dann musste ich mir wenigstens nicht alleine Sorgen um sie machen. Ich bin froh, dass ich heute alleine lebe, aber die Angst und Sorge um meine Mutter werde ich nie ganz los." (Q.)

Beispiel

„Das Erleben, einmal die Beste und dann wieder das Letzte zu sein, verunsicherte mich schon als Kind. Es fiel mir dadurch schwer ein Bild von mir selbst zu bekommen. Meine Mutter gab mir z. B. zu verstehen, dass ich aufgrund meines Aussehens und Charakters wohl nie einen Mann finden würde. Ich sei einfach zu dick und sehr kalt. Anderseits lobte sie mich dann vor einer Nachbarin, wie gescheit ich doch sei. Einerseits fühlte ich mich ständig hässlich, dick und unförmig – anderseits wurde ich es auch – zumindest in meinen Augen und in den Augen meiner Mutter. Dann wieder fühlte ich mich gut und stark und empfand tiefe Freude über ihr Lob. Als Kind glaubte ich ihr das alles. Es war aber verwirrend. Es machte mich z. B. traurig, dass nun meine Firmung vorbei war – ‚das letzte schöne Fest in deinem Leben' – da ich ja nie heiraten würde – so wie meine Mutter es prophezeite. Anderseits freute ich mich über das Lob ‚gescheit' zu sein, erfuhr aber auch, dass – wenn ich später im Gymnasium eine Note schlechter als ‚gut' heimbrachte – ich der ‚größte Trottel' sei, so wie sie mich dann bezeichnete. Ich sehe und höre sie noch heute, wie sie dann den ganzen Nachmittag vor sich hinredete, lauter negative Sätze, die ich damals versuchte, nicht mehr zu hören. Es machte mich aber wütend. Sie war einfach nicht zu stoppen. Es half nicht, wenn ich z. B. sagte, sie solle endlich aufhören, da ich für die nächste Prüfung zu lernen hatte. Sie redete und redete. Bei mir resultierte daraus ein Gefühl von Wut, Verachtung, Verzweiflung. Ihre immer wiederkehrenden Selbstmorddrohungen machten mir Angst. Aber Angst machend waren vor allem auch ihre Morddrohungen mir gegenüber. Einmal drohte sie uns alle zu vergiften, ein andermal ging sie mit einem Messer auf mich los. Sie drohte auch, dass sie uns verlassen werde, wieder zurück in ihre Heimat gehe. All das machte mir und meiner Schwester große Angst. Der Zeitpunkt an dem die Diagnose klar wurde …

Ich fragte mich im Laufe meines Lebens immer, welche Diagnose meine Mutter wohl erhalten würde. Es war mir einfach nicht möglich ihr eine zuzuordnen. Es passte einfach so vieles. Erst viel später – im Laufe einer Supervision – kam mir der Gedanke, dass meine Mutter eine Borderlinestörung haben könnte. Ich versuchte einen Selbsttest im Internet für sie auszufüllen – nach DSM IV kam als Ergebnis: ‚Borderlinestörung sehr wahrscheinlich'. Meine Gefühle im Erwachsenenalter zu dem betroffenen Elternteil: Heute, als Erwachsene, kann ich distanzierter auf die Erfahrungen mit meiner Mutter schauen. Es war eine harte Zeit der Arbeit an mir selbst. Meine Geschwister und ich haben unterschiedliche Strategien entwickelt, um heute mit unserer Mutter und der Situation umzugehen. Am besten geht es mir, wenn ich mich bei ihr gefühlsmäßig auf nichts mehr einlasse – weder auf Freude noch auf Ärger auf das was sie tut oder sagt. Es sind auch heute noch diese nonverbalen Signale und die feine Betonung der Wörter, die so verwirrend sind. Ich gehe quasi auf Distanz und lasse sie nicht an mich heran. Ich gebe ihr auch keine bedeutsamen Informationen mehr. Dadurch kann sie nichts mir Wichtiges zerstören. Manchmal tut sie mir auch leid; sie hat es in ihrem Leben mit sich nicht leicht gehabt – und hat es auch heute noch nicht. Aber ich würde ihr das nie sagen, denn sie würde mir mein Angebot – bildlich gesprochen – aus der Hand schlagen; wenn nicht gleich, dann später. Ich bin sicherer geworden, was die meine Wahrnehmung meiner Mutter angeht. Auch heute spaltet sie noch ihr Umfeld – für die einen ist sie ‚die liebste Freundin' (Anmerkung: eine Zeit lang hält sie diese Maske aufrecht), für die anderen, die sie länger kennen, wird sie zum Verursacher für Gefühlswechselbäder. Wieder andere melden zurück: ‚Achtung, Gefahr. Bleib fern!' Ich habe gelernt – um mich selbst zu schützen – ihr fern zu bleiben." (R.)

Beispiel
„Ich habe die Diagnose ‚Posttraumatische Belastungsstörung mit Borderline-Symptomatik'. Leider erfuhr ich sie erst sehr spät, nach dem 40. Lebensjahr und kam daher erst spät zu einer spezifischen Therapie. In meiner Jugendzeit wurde bei Missbrauch noch gerne ‚weggesehen' und selbstverletzendes Verhalten als störrisch und unerziehbar gewertet. Trotzdem ist es mir gelungen, meine drei Kinder – alleine – groß zu ziehen und sie sind heute erwachsene wundervolle, tolerante und liebevolle Menschen, auf die ich sehr stolz bin. Ich selbst bin jetzt über 50 und lebe mit meiner Partnerin, die mich und meine Kinder genau so liebt wie ich sie und ihren Sohn, seit vielen Jahren zusammen. Trotzdem grüble ich oft nach, wie viel meine Kinder wohl mitschwingen mussten mit meinen Gefühlsschwankungen, instabile Beziehungen und ausufernden Streit miterleben mussten, wie oft sie sicher in Sorge um mich waren trotz aller meiner Bemühungen, meine Probleme von ihnen fern zu halten. Als Geschwister haben sie eine sehr enge und, auch wenn es, wie unter Geschwistern üblich, Streit und Meinungsverschiedenheiten gibt, innige Beziehung. Es war immer eine meiner Prioritäten, ihnen zu zeigen, dass es nichts Wichtigeres gibt als den Zusammenhalt in der Familie und ihnen auch klar zu machen, dass Geschwister die Chance haben, ein Leben lang füreinander da zu sein. Ich hoffe, dass die unerschütterliche Liebe, die ich für sie habe, soviel Halt und Sicherheit geben konnte, wie ich mir das für meine Kinder gewünscht habe und dass sie in die Welt und in ein erfülltes Leben hinausgehen." (S.)

5.9 Kommunikationsstile: Strategien und Übungen

5.9.1 Wahrnehmung

Ein Problem in der Borderline-Kommunikation ist die unterschiedliche Wahrnehmung verschiedener Situationen und Tatsachen. Menschen ohne Borderline-Störung erleben eine bestimmte Situation, entwickeln dazu ein Gefühl und handeln danach – adäquat.

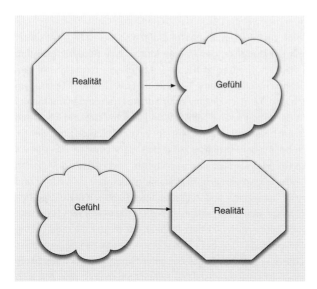

Abb. 5.16 Wechselwirkung Realität – Gefühl

Ein Borderline-Mensch kann plötzlich einem oder mehreren Gefühlen ausgesetzt sein ohne dass es dafür einen momentanen Grund im Hier und Jetzt gibt. Wut, Angst bis zu Panik, Scham und andere aversive Gefühlen sind plötzlich da. Um diesen oft heftigen und irrationalen Gefühlen einen Namen zu geben, findet er eine Realität, die den Gefühlen entspricht – also genau der umgekehrte Vorgang.

Dadurch kann ein und dieselbe Situation von beiden Partnern völlig unterschiedlich wahrgenommen werden. Daraus resultiert auch das Phänomen, dass beide Partner völlig unterschiedliche Erinnerungen derselben Situation haben können – bei späteren Diskussionen ein weiteres Konfliktpotenzial.

> **Gefühlsgesteuerte Prozesse können nicht durch Denken gesteuert werden. Nur durch Denken können keine Gefühle hervorgerufen oder zum Verschwinden gebracht werden.**

In der DBT lernen die Patienten an diesem Punkt die Realitätsüberprüfung einzusetzen – einerseits um das bedrohliche Gefühl des Irrealen zu vertreiben, andererseits um eine Kommunikation auf derselben Ebene möglich zu machen (■ Abb. 5.16).

5.9.2 Übungen zur Realitätsüberprüfung

Um im Zustand der Gefühlsüberflutung in der Realität und Gegenwart bleiben zu können, überprüfen Sie diese:

Sinnesüberprüfung Was sehe, höre, spüre, schmecke und taste ich in diesem Augenblick?

Gefühlsanalyse Was passiert gerade jetzt? Nehmen Sie die Position des inneren Beobachters ein und beschreiben Sie die Situation. Benennen Sie das augenblickliche Gefühl.

Abb. 5.17 Innerer Beobachter

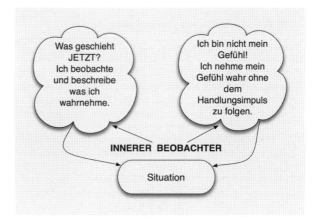

Beobachten Sie das Gefühl wie es kommt und wieder geht – wie eine Welle. Nehmen Sie es wahr ohne zu bewerten (Achtsamkeit). Akzeptieren Sie ihr Gefühl!

Lebensführung Vermindern Sie das Ausmaß an gefühlsgesteuerten Prozessen durch eine gesunde Lebensführung. Achten Sie auf Ihre Schlafgewohnheiten, Ernährung, eventuelle regelmäßige Einnahme verordneter Medikamente, Anforderungen und Belastungen durch die Umwelt (Abb. 5.17).

5.9.3 DEAR und SET nach Linehan (1993)

Die DEAR-Technik stammt von Marsha Linehan und wurde für Borderline-Patienten entwickelt, was nicht heißt, dass diese Art der Kommunikation nicht auch für andere Menschen hilfreich sein kann.

Oft kommt es dazu, dass, wenn der Angehörige lange und konsequent genug diese Technik verwendet, der Borderline-Partner ebenfalls beginnt, diese anzunehmen. Eine Erweiterung dieser Methode finden wir in folgender Sequenz:

» DEAR MAN, GIVE FAST: a set of acronyms where each letter represents a behavior one should employ to be more effective during a conflict resolution process. DEAR stands for: „Describe, express, assert, and reinforce." MAN stands for: „(Be) Mindful, appear confident, and negotiate." GIVE stands for „(be) gentle, (be) interested, validate, and (use an) easy manner." FAST stands for „(be) fair, (don't) apologize, stick to your own values, and (be) truthful" (Linehan 1993).

Die SET-Methode ist ein dreiteiliges Kommunikationssystem, das im St. John's Mercy Medical Center, St. Louis, entwickelt wurde und für akute Krisen gedacht ist, in denen die Patienten nicht in der Lage sind auf einer rationalen Ebene zu kommunizieren. Sie sind vernünftigen Argumenten gegenüber nicht zugänglich und für Außenstehende auch emotional kaum zu erreichen.

SET bedeutet Support (Unterstützung), Empathy (Mitgefühl) und Truth (Wahrheit):

▬ **Support** drückt eine persönliche, besorgte Stellungnahme aus, betont die Gefühle des Angehörigen und soll dem Patienten zeigen, dass er helfen will.
▬ **Empathy**: durch Einfühlsamkeit will man die Gefühle des Patienten respektieren und anerkennen, ähnlich den Validierungsstrategien in der DBT. Es ist wichtig, Empathie

▣ Tab. 5.3 DEAR-Technik (Linehan 1993)

D = Describe	E = Express	A = Assert	R = Reinforce
Die Beschreibung sollte bewertungsfrei erfolgen, so sachlich und objektiv wie möglich. Von der Wortwahl her wird darauf geachtet, keine entwertenden, dem anderen etwas unterstellenden oder hoch emotionalen Ausdrücke zu verwenden.	Wünsche, Ansichten, Gefühle müssen deutlich und verständlich geäußert werden und ich-bezogen sein. Vermeide Ausdrücke wie: „Du hast schon wieder …", „immer bist du …", „nie kannst du …" Sage stattdessen genau wie es dir geht: „Ich habe Angst, wenn ich nicht weiß wann du kommst" oder „Wenn du so mit mir sprichst, fühle ich mich …"	Hier geht es darum, Grenzen zu setzen und darauf zu bestehen, dass diese eingehalten werden. Das bedeutet auch, dass der Angehörige sich für seine persönlich notwendigen Grenzen nicht rechtfertigen muss, sondern das Recht hat, darauf zu bestehen.	Einerseits ist es wichtig, die Folgen negativen Verhaltens klar zu machen, andererseits positives Verhalten, wie zum Beispiel das Einhalten von Vereinbarungen auch entsprechend positiv zu verstärken.

▣ Tab. 5.4 (DEAR) MAN, GIVE FAST

Be mindful	Sei selbstsicher	Use an easy manner	Sei entspannt
Appear confident	Sei achtsam	Be fair	sei fair
Negotiate	Verhandle	Do not apologize	rechtfertige dich nicht
Be gentle	Sei höflich	Stick to your own values	bewahre deine eigenen
Be interested	Zeig Interesse	Be truthful	Werte
Validate	Validiere, zeig, dass es stimmig ist		sei ehrlich und offen

(Einfühlen) nicht mit Mitleid zu verwechseln, denn dies könnte herablassend wirken und – verständlicherweise – Wut hervorrufen. Stephan Zweig beschreibt in seinem Roman *Die Ungeduld des Herzens* (Zweig 1939) Mitleid als unheimliche Anpassungskraft – unser Gefühl benötige immer mehr Mitleid und schließlich mehr als man geben könne. Wenn dann eines Tages der Zeitpunkt käme, an dem man nein sagen müsse, dann hasse einen der andere so sehr als ob man niemals geholfen hätte.

▬ **Truth**: In der Phase der Wahrheit – Offenheit – muss dem Patienten klar gemacht werden, dass er selbst die Verantwortung für sich hat und niemand ihm diese abnehmen kann. Die Konsequenzen seines Verhaltens werden sachlich besprochen – ohne Schuldzuweisungen oder Strafandrohungen.

❯ **Es ist wichtig, Empathie (Einfühlen) nicht mit Mitleid zu verwechseln, denn dies könnte herablassend wirken und – verständlicherweise – Wut hervorrufen.**

Die ersten beiden Aussagen nach SET sind subjektive Aussagen, die dritte zielt bereits auf Problemlösung ab. Es ist wichtig, dass alle drei Phasen in der richtigen Reihenfolge durchlaufen werden, da zum Beispiel ein Borderline-Patient auf das direkte Ansprechen von Lösungsstrategien wahrscheinlich mit der Beschuldigung, der Partner habe kein Verständnis, reagiert.

Generell und bei allen Gesprächstechniken ist es von größter Bedeutung, dass Sprache, Inhalt, Mimik und Körperhaltung übereinstimmen, das heißt für den Borderline-Partner „stimmig" wirken. Durch die borderlinetypische Fähigkeit, inkongruente und nicht authentische Botschaften wahrzunehmen sowie intuitiv zu erfassen, kann das Gespräch, das eigentlich der Klärung dienen sollte, zu großer Verwirrung und entsprechenden aggressiven Reaktionen führen.

5.9.4 Gewaltfreie Kommunikation nach Rosenberg

Eine dritte Kommunikationsform, die wir hier darstellen wollen, ist die gewaltfreie Kommunikation nach Marshall B. Rosenberg (Rosenberg 2007). Rosenberg ist der Gründer des Center for Nonviolent Communication in Sherman, Texas. Seine Arbeit wurde von seinem Lehrer Carl Roger („klientenzentrierte Gesprächstherapie") beeinflusst und enthält Teile der Philosophie der Gewaltfreiheit Gandhis.

Rosenberg versteht seine Methode als Möglichkeit zur Verbesserung zwischenmenschlicher Beziehungen. Sein Konzept findet in Familientherapien, Schulen, Beratungen, aber auch bei Coaching von Firmen, Geschäftsleuten und in diplomatischen Kreisen Verwendung.

Da zwischenmenschliche Kontakte ein Hauptproblem der Borderline-Störung sind, ist es wichtig, dass alle Menschen, die mit Borderline-Partnern leben, selbst lernen, richtig und gewaltfrei zu kommunizieren.

Kommunikation soll so verändert werden, dass aus automatischen Reaktionen bewusste Antworten werden, die auf dem Boden unseres Bewusstseins über dem stehen, was wir wahrnehmen, fühlen und brauchen.

Nach Rosenberg ist der Anspruch an eine gewaltfreie Kommunikation
- Auflösung der alten Muster von Verteidigung, Rückzug und Angriff,
- Reduzierung von Widerstand, Abwehr und gewalttätigen Reaktionen,
- Förderung der Wertschätzung und Aufmerksamkeit,
- Lenkung der Aufmerksamkeit in eine Richtung, wo die Möglichkeit besteht, das zu bekommen, wonach wir suchen,
- Entdeckung der Kraft unseres Einfühlungsvermögens durch die Klärung von Beobachtung, Gefühl und Bedürfnis – statt Diagnose und Verurteilungen.

Im Prinzip ist die Methode in vier Schritte geteilt:
1. Beobachtung: Beschreibung von Situationen und Tatsachen, bewertungsfrei, neutral und ohne eigene Interpretation.
2. Beschreibung der Gefühle, die das Problem oder die Situation ausgelöst haben ohne die Ursache dafür anzusprechen oder Schuld zu zuweisen. Es gibt dabei keine schlechten Gefühle, sondern lediglich Gefühle, die uns sagen, dass ein Bedürfnis nicht erfüllt wurde.
3. Äußern der Bedürfnisse.
4. Formulierung einer konkreten Bitte.

Während DEAR und SET primär für Patienten entwickelt wurde, sehen wir in dieser Methode vor allem einen Ansatz für Angehörige, der die Beziehung zu einem Borderline-Partner erleichtern oder erst möglich machen kann.

Viele Elemente der anderen beiden Techniken und der Dialektisch-Behavioralen Therapie werden Sie hier ebenfalls wieder finden. Im Endeffekt ist es nicht wichtig, welche Technik oder

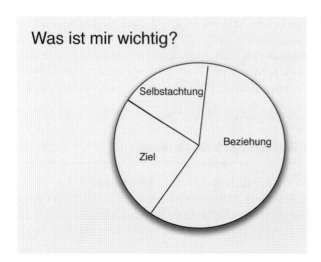

Methode Sie verwenden, wichtig ist, dass Sie die Grundaussage und -haltung verstehen und adäquate Hilfestellung bekommen.

> **Nicht nur der Borderline-Betroffene, sondern auch die Angehörigen brauchen Verständnis und Unterstützung.**

In zwischenmenschlichen Situationen gibt es drei Aspekte
1. das Ziel, das erreicht werden soll,
2. die Beziehung,
3. den Selbstwert.

Bei diesem Beispiel wird großer Wert auf die Beziehung gelegt. Die Erreichung des Zieles hat nicht Priorität. Die Selbstachtung wird hintangestellt.

Sie müssen in jeder Situation neu entscheiden, was Ihnen jeweils am Wichtigsten ist. Sie können sich jedes Mal anders festlegen, denn es gibt kaum Situationen, in denen alle drei Aspekte zu gleichen Teilen abgedeckt werden können.

■ **Übung 1**

Überprüfen Sie mit Hilfe des Beziehungskreises (◘ Abb. 5.18), welcher Aspekt vorherrscht und welcher gestärkt werden muss. Gibt es Faktoren, die Sie hindern, dass Sie sich so verhalten können, wie Sie gerne möchten?
- Wissen Sie nicht, was und wie Sie etwas sagen können?
- Gibt es dysfunktionale Gedanken?
- Können Sie Ihre Gefühle nicht steuern?
- Gibt es sonst Hindernisse?

■ **Übung 2**

Erkennen und verändern von dysfunktionalen Gedanken wie zum Beispiel:
- Ich halte es nicht mehr aus.
- Nichts hilft mir.
- Es wird immer schlimmer.

Ermutigende Selbstgespräche führen:
- Ich akzeptiere die momentane Situation.
- Ich beruhige mich.
- Ich werde es schaffen, morgen ist es vielleicht wieder besser.
- Ruhe/Ablenkung/… hilft am besten.
- Ich lenke meine Aufmerksamkeit auf andere Dinge.
- Ich konzentriere mich auf ein angenehmes Vorstellungsbild (Imagination).

Literatur

Cooley CH (1902) Human nature and the social order. Scribner, New York

Bauer J (2006) Warum ich fühle, was du fühlst. Intuitive Kommunikation und das Geheimnis der Spiegelneurone. Heyne, München

Benecke C, Dammann G (2003) Facial affective behavior of patients with borderline personality disorder. Psychotherapy Research (Submitted)

Bowlby J (2008) Bindung als sichere Basis. Grundlagen und Anwendung der Bindungstheorie. Reinhardt, München

Brambilla P, Soloff PH, Sala M, Nicoletti MA, Keshavan MS, Soares JC (2004) Anatomical MRI study of borderline personality disorder patients. Psychiatry Research 131(2):125–133

Bretherton I (1987) New perspectives on attachment relations: Security, communication, and internal working models. In: Osofsky JD (Hrsg) Handbook of Infant Development. Wiley, New York

Brisch KH (2003) Bindungsstörungen und Trauma. Grundlagen für eine gesunde Bindungsentwicklung. In: Brisch KH, Hellbrügge T (Hrsg) Bindung und Trauma. Risiken und Schutzfaktoren für die Entwicklung von Kindern. Klett-Cotta, Stuttgart

Cichetti D, Beeghly M (1987) Symbolic development in maltreated youngsters. An organized perspective. In: Cichetti D, Beeghly M (Hrsg) Symbolic development in atypical children. Josey-Bass, San Fransisco CA, S 49–68

Damasio AR (1994) Descartes' Irrtum – Fühlen, Denken und das menschliche Gehirn. List, München

Damasio AR (2003) Ich fühle, also bin ich, die Entschlüsselung des Bewusstseins, 4. Aufl. List, München

Davis L (1991) Verbündete. Orlanda, Berlin

Denson TF, Pedersen WC, Ronquillo J, Nandy AS (2009) The angry brain: Neural correlates of anger, angry rumination, and aggressive personality. Journal of Cognitive Neuroscience 21(4):734–744

Dornes M (2008) Psychoanalytische Aspekte der Bindungstheorie. In: Ahnert L (Hrsg) Frühe Bindung. Entstehung und Entwicklung, 2. Aufl. Ernst Reinhardt, München, S 42–62

Dulz B, Jensen M (1997) Vom Trauma zur Aggression – von der Aggression zur Delinquenz. Einige Überlegungen zu Borderline-Störungen.

Dulz B, Benecke C, Richter-Appelt H (Hrsg) (2009) Borderline-Störungen und Sexualität. Schattauer, Stuttgart

Erikson EH (1993) Childhood and Society. New York, W.W. Norton & Company (1959)

Gardner DL, Leibenluft E, O'Leary KM, Cowdry RW (1991) Self-ratings of anger and hostility in borderline personality disorder. The Journal of nervous and mental disease 179(3):157–161

Golemann D (1996) Emotionale Intelligenz. Carl Hanser, Wien

Gray JA, McNaughton N (2000) The neuropsychology of anxiety. Oxford University Press, Oxford

Gross JJ (1998) Antecedent and response-focused emotion regulation: divergent consequences for experience, expression, and physiology. J Pers Soc Psychol 74(1):224–37

Hauenstein S, Bierhoff HW (1999) Zusammen und getrennt wohnende Paare. Unterschiede in grundlegenden Beziehungsdimensionen. Zeitschrift für Familienforschung 11(1):59–76

Horowitz LM, Strauss B, Kordy H (1994) Inventar zur Erfassung interpersoneller Probleme (IIP-D). Hogrefe, Göttingen

Hull L, Farrin L, Unwin C, Everitt B, Wykes T, David AS (2003) Anger, psychopathology and cognitive inhibition: a study of UK servicemen. Personality and Individual Differences 35:1211–1226

James W (1892) Psychology: The briefer course. Holt, New York

Kernberg OF (1998) Borderlinestörung und pathologischer Narzissmus, 10. Aufl. Suhrkamp, Frankfurt am Main

Kiesler DJ (1983) The 1982 interpersonal circle: A taxonomy for complementarity in human transactions. Psychological Review 90:

Kiesler DJ (1986) The 1982 interpersonal circle: An analysis of DSM-III personality disorders. In: Millon T, Klermann GL (Hrsg) Contemporary directions in psychopathologie. Toward the DSM-IV. The Guilford Press, New York

Kluitmann A (1999) Es lockt bis zum Erbrechen. Zur psychischen Bedeutung des Ekels. Forum Psychoanal 15:267–281

Krause R, Benecke C, Dammann G (2006) ffekt und Borderlinepathologie – einige empirische Daten. In: Remmel A, Kernberg OF, Vollmoeller W, Strauss B (Hrsg) Handbuch Körper und Persönlichkeit. Entwicklungspsychologie, Neurobiologie und Therapie von Persönlichkeitsstörungen. Schattauer, Stuttgart, S 201–210

Linden M, Schippan B, Baumann K, Spielberg R (2004) Die posttraumatische Verbitterungsstörung (PTED). Abgrenzung einer spezifischen Form der Anpassungsstörungen. Der Nervenarzt 75:51–57

Linehan MM (1993) Skills training manual for treating borderline personality disorder. Guilford, New York

Maslow AH (1943) A theory of human motivation. Psychological Review Vol 50(4):370–396

Moll J, de Oliveira-Souza R, Moll FT, Ignácio FA, Bramati IE, Caparelli-Dáquer EM, Eslinger PJ (2005) The moral affiliations of disgust: a functional MRI study. Cognitive and behavioral neurology 18(1):68–78

Petermann U, Petermann F (1989) Training mit sozial unsicheren Kindern. PVU, München

Roisman GI, Clausell E, Holland A, Fortuna K, Elieff C (2008) Adult romantic relationships as contexts of human development: A multi-method comparison of same-sex couples with opposite-sex dating, engaged, and married dyads. Developmental Psychology 44:

Rosenberg MB (2007) Gewaltfreie Kommunikation. Junfermann, Paderborn

Satir V (2004) Kommunikation, Selbstwert, Kongruenz. Konzepte und Perspektiven familientherapeutischer Praxis, 9. Aufl. Junfermann, Paderborn (1988)

Sendera A, Sendera M (2012) Skills-Training bei Borderline- und Posttraumatischer Belastungsstörung. Springer, Wien, Heidelberg

Willi J (2004) Die Zweierbeziehung. Spannungsursachen, Störungsmuster, Klärungsprozesse, Lösungsmodelle. Rowohlt Verlag, Berlin

Young JE, Klosko JS (2006) Sein Leben neu erfinden. Wie Sie Lebensfallen meistern. Junfermann, Paderborn

Young JE, Klosko JS, Weishaar ME (2005) Schematherapie. Ein praxisorientiertes Handbuch. Junfermann, Paderborn

Schematheorie

A. Sendera, M. Sendera

A. Sendera, M. Sendera, *Borderline – Die andere Art zu fühlen,*
DOI 10.1007/978-3-662-48003-8_6, © Springer-Verlag Berlin Heidelberg 2016

6.1   Einführung

6.1.1   Schema

Der Begriff „Schema" wird in vielen wissenschaftlichen Disziplinen benutzt. Er stammt aus dem Griechischen und bedeutet generell Struktur oder Grundgerüst. Die Psychologie versteht unter Schema innerpsychische Prozesse, die helfen, Informationen und Interaktionen über die Sinnesorgane wahrzunehmen, in bereits gewonnene Erfahrungen einzugliedern und zu speichern. Hier finden wir den Begriff „Schema" Anfang des 20. Jahrhunderts in Arbeiten von Bartlett und Piaget, letzterer beschreibt die Rolle von Schemata in den verschiedenen Phasen der kognitiven Entwicklung des Kindes (Bartlett 1932; Piaget 1975, 1977).

> **Nach Piaget werden vom ersten Lebenstag an sensomotorische Schemata entwickelt, miteinander koordiniert, ins Gleichgewicht gebracht, automatisiert und internalisiert (Piaget 1975, 1977).**

In der kognitiven Psychologie und der kognitiven Therapie versteht man unter Schema spezifische Regeln, die die Informationsverarbeitung und das Verhalten bestimmen (Beck und Freeman 1995). Eine zentrale Idee der kognitiven Therapie besagt, dass die Wahrnehmung eines Ereignisses die emotionale und physiologische Reaktion sowie das Verhalten beeinflusst.

Beck bezeichnet als Schema eine kognitive Struktur, die Informationen, die auf den Organismus einwirken, untersucht, auswertet und einordnet. Die psychophysiologischen Reaktionsmuster können als Strategien verstanden werden, die das sogenannte Überleben und die Bewältigung von Situationen garantieren.

> **Schemata werden als kognitiver Plan verstanden, die bei der Deutung von Informationen und bei der Lösung von Problemen helfen.**

Psychische Prozesse, die unter bestimmten Reizen aktiviert werden, werden kognitiven und affektiven Schemata zugeordnet. Diese orientieren sich an der gegenwärtigen Erfahrung, werden ständig überprüft und sind bestimmten Aufbaugesetzen und Anpassungstendenzen unterworfen. Schemata beeinflussen die Interpretation von Ereignissen anhaltend. So werden neue Informationen, die mit den bereits vorhandenen übereinstimmen, assimiliert (angeglichen).

Auf der Grundlage einer sogenannten „schematischen Matrix" ist es leicht, sich schnell zu orientieren und Erfahrungen zu kategorisieren. Ein Schema ermöglicht dem Bewusstsein, aus Details sehr schnell ein Ganzes zu erkennen: Blätter, Stengel, Dornen und Blütenform werden zur Rose oder die Art und Weise Wörter zusammenzufügen ergibt einen verständlichen Satz, organisiert die Sprache.

Wenn keine Gemeinsamkeiten gefunden werden und die neuen Informationen den bisherigen Erfahrungen widersprechen, muss das bisherige Schema erweitert oder verändert werden. Das Erlernen einer neuen Sprache erfordert einen neuen linguistischen Plan. Menschen, die emigrieren, müssen ihr kulturelles Schema erweitern.

> **Das Schema wird durch Assimilierung bestärkt, fügt sich zusammen. Das Schema passt sich durch Akkommodation an die neuen Bedingungen der Umwelt an.**

Schemata vereinfachen demnach die komplexe Wahrnehmung und verleihen unseren Vorstellungen Festigkeit und Dauer (Schmidt 1992). Schemamodelle beschreiben, in welcher Weise Denken, Fühlen und Handeln im Gedächtnis abgespeichert, welche Informationen ausgefiltert und welche selektiv verarbeitet werden. Es sind absolut wichtige Glaubenssätze und bedingungslose Überzeugungen über uns selbst, unsere Umgebung, wie wir die Welt sehen und wie die Welt uns sieht. Sie dominieren unsere Handlungen und die Art und Weise Probleme zu lösen. Sie garantieren die Anpassung an Umweltbedingungen und somit das Überleben. Im Laufe der Zeit entstehen Muster, die ein rasches Einschätzen der Situation und eine bestimmte Reaktion gewährleisten.

Schemata
- sind extrem starke und stabile Verarbeitungsmuster, die meist in der frühen Kindheit und im Jugendalter entstehen und sich durch das ganze Leben ziehen.
- lenken und leiten die Gefühls-, Wahrnehmungs-, Interpretations- und Handlungsebene. Es kommt dabei zu einer Verknüpfung von Gefühlen, Gedanken, physiologischen Reaktionen und Handlungsentwürfen.

6.1.2 Affektive Schemata

Der Begriff des „affektiven Schemas" basiert auf der Auffassung, dass vergangene Ereignisse in einer unbewussten emotionalen Reaktion gespeichert sind. Diese Erfahrungen verdichten sich im Laufe des Lebens. Bei Aktivierung, meist durch Situationen, die an die Kindheit erinnern, in denen das betreffende Schema entstanden ist, werden die Betroffenen von starken Affekten überflutet. Diese führen zu diffusen Gefühlen von Bedrohung, Unzufriedenheit sowie zu körperlichen Reaktionen wie Verspannungen, Kopfschmerzen u. a. m. ohne Worte dafür zu haben oder Auslöser zu erkennen. Es lassen sich auch depressive Verstimmungen, Angst, Vermeidungsverhalten und Selbstabwertung davon ableiten. Nach Greenberg (2000) sind frühe Lernerfahrungen nur in emotionalen Schemata gespeichert und können erst bei Aktivierung in der Gegenwart kognitiv verarbeitet werden.

6.1.3 Affektives und kognitives Bezugssystem

Früh entstandene Schemata entwickeln sich durch Feinabstimmung weiter und werden auf spätere Erlebnisse angewendet. Nach der Theorie der Affektlogik enthält jede Art von Aktivität nicht nur kognitive sondern auch emotionale Komponenten (Ciompi 1982, 1998).

Je nach interaktioneller Erfahrung können sich sowohl kognitive als auch affektive Schemata unterschiedlich entwickeln, wobei die affektiven Schemata einen beschleunigenden, modulierenden oder störenden Einfluss auf die Handlungsebene ausüben. Das Wissen über Erlebnisse und bestimmte Abläufe ist in affektiv-logischen Schemata gespeichert, diese haben kognitive Wissensinhalte und affektive Erlebnisse integriert.

6.1.4   Entwicklung dysfunktionaler Schemata

Emotionale Störungen sind oft Folge der Aktivierung früher fehlangepasster (maladaptiver) Schemata, die im Laufe des Lebens gespeichert wurden und dysfunktional sind. Frühe maladaptive Schemata betreffen die eigene Person und die Beziehungen zu anderen Menschen, sind umfassende Überzeugungen und Muster und das Resultat unerfüllter zentraler emotionaler Bedürfnisse. Diese bewirken, dass Umwelt und Interaktionen so wahrgenommen werden, dass sie in das jeweilige Schema passen, das heißt, das Schema bestätigt wird. Sie können lange Zeit latent vorhanden sein und erst durch bestimmte Auslöser aktiviert werden. Sobald sie aktiviert werden, sind sie mit extremen Affekten verbunden. Es kommt durch Fehlinterpretation zu schemakonformen Missverständnissen und zu einer verzerrten Wahrnehmung.

Traumatisierte Menschen verarbeiten zum Beispiel neue Informationen so, dass diese in ihr Schema passen oder diese werden so verändert, dass sie akzeptiert werden können. Viele Opfer entwickeln das Schema: „Ich kann niemanden trauen. Ich bin nirgends sicher". Oft geben sich die Opfer selbst die Schuld, dass sie missbraucht oder misshandelt worden sind. Sie entwickeln ein gestörtes Selbstkonzept und das verminderte Selbstwertgefühl vermittelt die Einstellung: „Ich bin nichts wert".

> Schädigende Kindheitserlebnisse sind meist die Ursache für die Entstehung maladaptiver (früher fehlangepasster) Schemata. Die tiefgreifendsten Schemata haben ihren Ursprung in der Kernfamilie. Später können Peergroups, wichtige Gemeinschaften und die Kultur, in der wir leben, Einfluss bei der Entstehung dieser Schemata haben.

Beispiel
Herr P. hat Angst verlassen zu werden, dass er seine Partnerin verlieren wird. Er lebt in ständiger Furcht, dass seine Partnerin plötzlich verschwindet oder ihn wegen eines anderen Mannes verlässt. Sein Schema lautet: Ich bin nicht liebenswert. Ich muss immer auf der Hut sein. Wenn sie erkennt, wie ich wirklich bin, wird sie mich verlassen. Herr P. klammert an seiner Partnerin, kontrolliert sie ständig, ist misstrauisch und überhäuft sie mit unbegründeten Vorwürfen. Sobald sich seine Partnerin verspätet oder allein etwas unternehmen will, wird sein Verlassenheitsschema aktiviert.
Eine verzerrte Realitätswahrnehmung, die ihn glauben lässt, dass seine Partnerin Dinge nur vorgibt, um ihn zu betrügen und zu verlassen, bestätigen sein Schema, das wiederum erhöht sein Kontrollbedürfnis. Das Schema ist verbunden mit den Gefühlen der Angst, Traurigkeit, Scham, Eifersucht und Wut. Diese Wut ist schwer kontrollierbar und führt zu destruktiven Verhaltensweisen. Wenn das Gefühl abgeklungen ist, ist Herr P. verzweifelt. Er erkennt sein Fehlverhalten und bestärkt sein Schema: „Wenn sie erkennt, wie ich wirklich bin, wird sie mich verlassen".
Herr P. wurde als Kind von seinen Eltern in ein Heim abgeschoben. Während seiner Handwerkslehre wurde er von Gleichaltrigen als Heimkind und Sonderling abgelehnt. Seit einem Jahr lebt er mit seiner Partnerin im gemeinsamen Haushalt. Er sehnt sich nach einer stabilen Beziehung, doch seine ständige Eifersucht, Kontrollsucht und Wutausbrüche gefährden die Beziehung massiv.

Young (Young et al. 2005) nennt vier Bereiche, die Schemata entstehen lassen:
1. Nichterfüllung emotionaler Grundbedürfnisse,
2. traumatische Ereignisse, Missbrauch,

3. Überbehütung, Verwöhnung,
4. selektive Internalisierung oder Identifikation mit wichtigen Bezugspersonen.

Die Defizite durch das Nichterfüllen von Grundbedürfnissen wie Stabilität, Wertschätzung und Liebe führen zu emotionaler Entbehrung oder dem Gefühl von Verlassenheit und Instabilität. Traumatische Erfahrungen fördern die Entwicklung von Schemata wie Misstrauen, Unzulänglichkeit und Scham oder die Anfälligkeit für physiologische Schädigung und Krankheit.

Wächst ein Kind in einem Klima auf, in dem es keine realistischen Grenzen gibt, es zu sehr verwöhnt und bewundert wird, bekommt es ein Zuviel an Autonomie. Schemata der Abhängigkeit und Inkompetenz oder Anspruchshaltung und Grandiosität entstehen.

Der vierte Bereich weist darauf hin, dass Kinder selektiv Verhaltensweisen, Gedanken oder Gefühle wichtiger Bezugspersonen verinnerlichen, einige davon werden zu Schemata oder Bewältigungsstilen.

Ein weiterer Faktor bei der Entstehung von Schemata im Zusammenhang mit traumatischen Ereignissen in der Kindheit ist das emotionale Temperament. Temperamentunterschiede beeinflussen die jeweilige Interaktion zwischen Kind und Umwelt. So reagieren Kinder mit unterschiedlichem Temperament auf ähnliche Ereignisse verschieden. Schüchterne, ängstliche Kinder entwickeln daher andere Überlebensregeln und Schemata als gesellige oder aggressive Kinder. Young konnte nachweisen, dass zum Beispiel Geselligkeit ein wichtiger Wesenszug ist, der Kindern trotz Misshandlungen und Vernachlässigung hilft, sich positiv zu entwickeln.

Eine extrem günstige oder negative Umgebung kann jedoch auch das angeborene Temperament neutralisieren, zum Beispiel kann ein schüchternes Kind durch einen liebevollen Umgang aus sich herausgehen, während ein heiteres Kind sich durch ständige Vernachlässigung zurückzieht und passiv und reizbar werden kann.

> ❯❯ Im Laufe der Zeit entwickeln sich bedingungslose Überzeugungen über die
> eigene Person. Frühe maladaptive Schemata stellen eine Wahrheit dar, die vertraut
> ist, dem Selbstkonzept entspricht und dadurch schwer veränderbar ist.

Die Interpretation von Ereignissen unterliegt einer subjektiven Beeinflussung, Informationen werden so assimiliert, dass das Schema auf jeden Fall bestätigt wird. Derartige Verzerrungen spiegeln die unrealistischen Erwartungen und Ziele wider.

Young entwickelte 18 frühe maladaptive Schemata, die fünf Hauptkategorien, so genannten Schemadomänen, zugeordnet sind: Die 5 Domänen umfassen die Themen:
1. Trennung und Ablehnung,
2. beeinträchtigte Autonomie,
3. Abgrenzungsprobleme,
4. Fremdbezogenheit,
5. Übervorsichtigkeit und Hemmung.

1. Domäne: Trennung und Ablehnung

Die Schemata dieser Domäne unterliegen der Erwartung, dass Sicherheit, Stabilität, Empathie, Zuwendung, Respekt und das Mitteilen von Gefühlen nicht vorhersehbar sind. Die Erfahrungen in der Ursprungsfamilie waren geprägt durch unvorhersehbare Reaktionen, strafendes, beleidigendes sowie ablehnendes Verhalten. Das Klima war meist kalt und distanziert.

Die Schemata umfassen die Bereiche:

- **Verlassenheit/Instabilität**: Menschen, die sich in dieser Lebensfalle befinden, haben ständig Angst, verlassen zu werden.
- **Misstrauen/Missbrauch**: Es werden oft schädigende Beziehungen eingegangen, in der Überzeugung, nichts Besseres verdient zu haben.
- **Emotionale Entbehrung**: Menschen, die dieses Schema haben, glauben, für niemanden wirklich wichtig zu sein. Sie haben das Gefühl, nie genug zu haben.
- **Unzulänglichkeit/Scham**: Hier entsteht das Gefühl, minderwertig und unerwünscht zu sein, nichts wert zu sein, nicht geliebt zu werden.
- **Soziale Isolierung/Entfremdung**: Diese Menschen haben das Gefühl anders als andere Menschen, nicht Teil einer Gemeinschaft zu sein.

2. Domäne: beeinträchtigte Autonomie

Das Schema unterliegt der Auffassung, dass man selbst nicht in der Lage ist, autonom zu entscheiden und alleine und unabhängig zu überleben. In der Herkunftsfamilie wurde jegliches Autonomiebestreben unterbunden. Bezugspersonen waren entweder überfürsorglich oder trauten dem Kind nichts zu. Das Kind wurde nie ermutigt, außerhalb des Familiensystems kompetente Leistungen zu erbringen.

Die Schemata umfassen die Bereiche:

- **Abhängigkeit/Inkompetenz**: Dieses Schema vermittelt das Gefühl, unfähig zu sein und das Alltagsleben nicht ohne Unterstützung von anderen bewältigen zu können.
- **Anfälligkeit für Schädigung oder Krankheit**: Diese Menschen entwickeln eine übertrieben Furcht vor Katastrophen, die man nicht verhindern kann (Katastrophisieren, sinnloses Grübeln).
- **Verstrickung mit anderen/unentwickeltes Selbst**: Hier geben die Menschen ihre Autonomie auf, entwickeln eine starke emotionale Bindung zu Bezugspersonen. Sie entwickeln das Schema, ohne ständige Unterstützung der anderen nicht glücklich sein zu können. Sie haben oft das Gefühl, mit dem anderen verschmolzen sein. Die unzureichende Eigenständigkeit wird oft als Leere und dem Gefühl der mangelnden Identität begleitet.
- **Versagen**: Es entsteht die Überzeugung ständig zu versagen, dumm und nicht gut genug zu sein.

3. Domäne: Abgrenzungsprobleme

Unzulänglichkeit in Bezug auf eigene Grenzen, Verantwortung anderen gegenüber und der Fähigkeit der langfristigen Zielsetzung sind die Folge. Schwierigkeiten die Rechte anderer zu respektieren und zu akzeptieren, Verpflichtungen zu übernehmen, sich persönliche Ziele zu setzen und einzuhalten und Abmachungen einzugehen, kommen hinzu.

Das typische Familienverhalten war Nachgiebigkeit und übertriebene Nachsicht, keine Motivation und Unterstützung langfristige Ziele zu erreichen, keine Grenzsetzung hinsichtlich der Übernahme von Verantwortung. Das Kind hat nie gelernt mit Frustration oder Unzufriedenheit umzugehen, diese wurden immer von anderen aus dem Weg geräumt (fehlende Frustrationstoleranz).

Die Schemata umfassen die Bereiche:

- **Anspruchshaltung/Dominanz**: Menschen mit diesem Schema haben die Überzeugung, etwas Besonderes zu sein. Es fällt ihnen schwer, sich zu disziplinieren.
- **Unzureichende Selbstkontrolle/Selbstdisziplin**: Es gibt Schwierigkeiten, Selbstkontrolle zu übernehmen und Frustration zu tolerieren. Es werden unzureichende Versuche

unternommen die eigenen Impulse zu kontrollieren und eigene Gefühle angemessen auszudrücken.

4. Domäne: Fremdbezogenheit

Das Schema beinhaltet Unterdrückung der eigenen Aggression und der eigenen Bedürfnisse. Es fordert, sich nach anderen zu richten, deren Wünsche und Bedürfnisse zu erfüllen, um von diesen Zuwendung und Liebe zu bekommen oder um die Beziehung aufrecht zu erhalten. Charakteristisch für die Herkunftsfamilie war die Unterdrückung der eigenen Gefühle, um anerkannt und geliebt zu werden. Den Bezugspersonen war der soziale Status oder die soziale Akzeptanz oft wichtiger als die Bedürfnisse und Gefühle des Kindes.

Die Schemata umfassen die Bereiche:

- **Unterwerfung**: Menschen, die dieses Schema entwickelt haben, haben gelernt, dass ihre eigenen Wünsche und Ideen nicht wichtig sind. Im Erwachsenenalter werden dann eigene Bedürfnisse und Sehnsüchte geopfert, um anderen zu gefallen.
- **Selbstaufopferung**: Es findet sich aufopfernde Hingabe für andere ohne die eigenen Bedürfnisse zu berücksichtigen, übertriebenes Bestreben andere nicht zu verletzen, um sich nicht schuldig zu fühlen und egoistisch zu erscheinen. Das Schema erzeugt manchmal das Gefühl, emotional unterversorgt zu sein mit dem Resultat, den andern gegenüber negative Gefühle zu entwickeln, da dadurch Unzufriedenheit und Frustration entsteht.
- **Streben nach Zustimmung und Anerkennung**: Der Selbstwert wird über die Bestätigung von außen bestimmt. Es kommt zu einer Überbewertung von Status, Geld, Aussehen, sozialer Akzeptanz oder Leistung. Um Anerkennung zu erlangen, ist es wichtig, nur mit den Besten und Reichsten zu kommunizieren.

5. Domäne: Übervorsichtigkeit und Hemmung

Es ist erforderlich, spontane Gefühle und Impulse zu kontrollieren. Entscheidungen werden genau überprüft, um Fehler zu vermeiden. Es gibt starre verinnerlichte Regeln, strenge Erwartungen bezüglich der eigenen Leistung und hohe ethische Ansprüche, oft auf Kosten von Glück, Entspanntheit, Gesundheit oder Beziehungen. In der Herkunftsfamilie existierte die Tendenz zu Besorgtheit und Pessimismus. Es könnte eine Menge passieren oder auseinanderfallen, wenn man nicht ständig aufpasst und vorsichtig ist. Leistung, Pflichten und Perfektionismus haben einen hohen Stellenwert. Fehler müssen unbedingt vermieden werden.

Die Schemata umfassen die Bereiche:

- **Negativität/Pessimismus**: Übertriebene Erwartung in Bezug auf die Kontrollierbarkeit von Ereignissen, Dingen und zwischenmenschlichen Beziehungen, ständige Auseinandersetzung mit den negativen Aspekten des Lebens (Schmerz, Verlust, Krankheit, ungelöste Probleme, Fehler, Betrug, Enttäuschung, Konflikte, Blamage u. a. m.) sind präsent. Diese Menschen machen sich ständig Sorgen, sind pessimistisch und entscheidungsschwach.
- **Emotionale Gehemmtheit/Übermäßige Kontrolle:** Menschen mit diesem Schema sind bemüht, ihre Impulse zu kontrollieren, um keine Fehler zu machen.
- **Überhöhte Vorgaben/Übertrieben kritische Haltung:** Menschen in dieser Lebensfalle versuchen den extrem hohen Erwartungen an sich selbst gerecht zu werden. Sie sind der Überzeugung, wenn sie sich nur genug anstrengen, könnten sie perfekt sein und bekommen die Anerkennung, nach der sie sich sehnen.
- **Bestrafen**: Menschen, die den eigenen Vorstellungen oder Standards nicht entsprechen, werden überkritisch und intolerant behandelt. Fehler werden nicht verziehen.

Es gibt 5 Schemadomänen und 18 frühe maladaptive Schemata, die jeweils bestimmten Bedürfnissen zugeordnet werden.

Frühe maladaptive Schemata
- ■ entwickeln sich, wenn zentrale Grundbedürfnisse nicht erfüllt werden,
- ■ entstehen in der Kindheit und Jugend durch Lernprozesse, Erfahrungen, Identifikationen mit Bezugspersonen und durch den Einfluss des jeweiligen Temperaments,
- ■ geben Struktur für das Leben,
- ■ haben Auswirkung auf Partnerwahl und Beziehungsgestaltung.

6.2   Lebensfallen

Jeffrey Young bezeichnet die in der Kindheit entstandenen negativen Muster als Lebensfallen, die sich wie ein roter Faden durch das Leben eines Menschen ziehen (Young und Klosko 2006). Sie werden geprägt durch traumatisierende und schädliche Erfahrungen mit den primären Beziehungspersonen und später mit anderen Kindern und Peergroups. Als Erwachsene rekonstruieren wir immer wieder diese Muster. Sie lassen uns immer wieder in Situationen geraten, die die traumatischen Erfahrungen der Kindheit reaktivieren, entziehen sich jeder kognitiven Einsicht, wirken impulsiv und automatisch und unterliegen somit unrealistischen Vorstellungen, Erwartungen und Forderungen. Sie produzieren dadurch immer wiederkehrende Fehlschläge und sind selbstschädigend.

Lebensfallen

Lebensfallen sind lebenslange Muster oder immer wiederkehrende Themen. Sie sind selbstschädigend, hartnäckig und suchen nach Bestätigung. Bei Aktivierung bestimmen sie unser Denken, Fühlen und Handeln.

Bei der Partnerwahl gerät man durch sogenannte „Lebensfallen" in Beziehungen, die den Erfahrungen in der Kindheit ähnlich sind. Diese werden so organisiert, dass man zum Beispiel immer wieder schlecht behandelt und ignoriert wird oder von anderen abhängig ist (◘ Tab. 6.1).

Menschen mit einer Borderline-Störung haben eventuell die Erfahrung gemacht, dass das Angebot von Fürsorge und Liebe verknüpft ist mit Missbrauchserlebnissen. Oft wiederholt sich in der Partnerschaft dieses Muster und es werden Partner gewählt, die zu potentieller Gewalt neigen. Es kann aber auch sein, dass ehemalige Opfer selbst zum Täter werden und auf Liebe und Fürsorge mit Verletzungen reagieren, im Vordergrund kann dabei das Gefühl von Wut stehen, um das primäre Gefühl von Trauer zu überdecken. Die aufkommende Wut dominiert in vielen Fällen so sehr das Denken und Handeln, dass jede nahe Bezugsperson durch diese Wut bedroht wird. Die Betroffenen selbst fühlen sich oft überfordert und von ihren Partnern in wichtigen Situationen im Stich gelassen.

Tab. 6.1 Lebensfallen bei der Partnerwahl	
Schema	**Partnerwahl**
Verlassenheit/Instabilität	Partner, die nicht erreichbar, ablehnend und unberechenbar sind
Misstrauen/Missbrauch	Partner, die nicht vertrauenswürdig sind, Täterverhalten zeigen
Emotionale Entbehrung	Partner, die kalt und distanziert sind und keine emotionale Zuwendung geben
Abhängigkeit	Partner, die übertrieben beschützend sind
Emotionale Gehemmtheit	Partner, deren Gefühle kontrollierbar sind
Unterwerfung	Partner, die übertrieben dominierend und kontrollierend sind
Bestrafen	Partner, die sich unterwerfen, mit geringem Selbstwertgefühl

Beispiel

Frau N. hat intensive und unkontrollierbare Wutausbrüche in der Auseinandersetzung mit ihrem 15-jährigen Sohn und ihrem Partner. Sie erlebt den Sohn als sehr provozierend und fordernd. Diese Wahrnehmungen lösen bei ihr unkontrollierbare Wut aus. Besonders wenn Frau N. müde und überlastet ist, kommt es zu eskalierendem Verhalten, wobei Frau N. ihren Sohn beschimpft und bedroht. Weitere Wut-Auslöser sind Konflikte mit dem Partner, der kalt und unerreichbar ist.

Wenn sich Frau N. ungerecht behandelt und überfordert fühlt, reagiert sie mit massiver Wut und bedroht ihn. Sie kann diese Wut nicht steuern. Ihr Sohn verschwindet Türen knallend in sein Zimmer und der Partner verlässt meist die Wohnung und geht auf ein Bier. Dies führt bei Frau N. zu Panikzuständen, massiven Schuldgefühlen und unerträglichen Spannungsgefühlen. Sie fühlt sich als Versagerin. Sie ist der Überzeugung nichts zu taugen, ein sinnloses Leben zu führen und nicht mehr leben zu wollen. Meist kann Frau N. diesen Zustand und die Spannung mit Selbstverletzung durchbrechen. Gedanken von Frau N: „Ich werde immer provoziert. Meine Grenzen werden nicht beachtet. Ich bin keine gute Mutter. Niemand nimmt mich ernst." Ihre Überzeugungen/Schemata: „Ich bin eine Versagerin. Ich bin nichts wert". Ihre Gefühle: Angst, Hilflosigkeit, Scham, Wut.

Zur Ursprungsfamilie: Im Laufe der Lebensgeschichte hat Frau N. eine negative Selbstsicht entwickelt. Sie hat gelernt, dass ihre eigenen Bedürfnisse von der Umwelt ignoriert werden. Als Kind fehlten stabile Bezugspersonen, die ihr fürsorglich und wertschätzend begegneten. Sie war bereits sehr früh auf sich selbst gestellt. Das Klima in der Ursprungsfamilie war geprägt von unvorhersehbaren Reaktionen, strafendem, beleidigendem und ablehnendem Verhalten von Seiten des Vaters, der Alkoholiker war. Die Mutter stellte sich nie schützend vor die Tochter.

Zur aktuellen Situation: Im Umgang mit dem eigenen Sohn, der eine verlässliche Mutter bräuchte, werden diese alten Muster aktiviert, da sie glaubt, die Bedürfnisse ihres Sohnes nicht erfüllen zu können. Der aktuelle Partner ist Alkoholiker, unkontrollierbar und in Konfliktsituationen nicht erreichbar, das löst bei ihr Angst aus. Die Schemata verlassen zu werden, allein nicht überleben zu können und nichts wert zu sein werden aktiviert.

Frau N. sitzt in der Lebensfalle, wo sich Bekanntes und Vertrautes in ihre Schemata einfügen und diese bestätigen. Die innere Verarbeitung, Interpretation und Bewertung ihrer Situation ist geprägt von Ziellosigkeit, Überforderung, Anspannung und Selbstabwertung.

6.2.1   Maladaptive Bewältigungsstile

Wie bereits erwähnt, ist die Entstehung der frühen maladaptiven Schemata mit destruktiven oder traumatischen Ereignissen in der Kindheit oder im Jugendalter verknüpft. Um sich an das Schema anzupassen, entwickeln Menschen Überlebensstrategien, um mit dem Schema fertig zu werden, sogenannte Bewältigungsstile oder Bewältigungsreaktionen. Durch den Bewältigungsstil entsteht in bestimmten Situationen immer wieder eine ähnliche Interaktion. Wir unterscheiden Prozesse, die der Aufrechterhaltung, der Vermeidung und der Kompensation von maladaptiven Schemata dienen. Diese Strategien werden meist unbewusst, alternierend und in Kombination angewendet.

Strategien zur Schemabewältigung:
- Überkompensation
- Schema-Vermeidung
- Schema-Erfüllung (Sich fügen)

Überkompensation

Überkompensation eines Schemas bedeutet, sich konträr zum Schema zu verhalten, das Denken, Fühlen und Handeln so zu gestalten, als ob das Gegenteil des Schemas wahr wäre. Menschen, die in der Kindheit zum Beispiel das Schema nichts wert zu sein durch emotionale Vernachlässigung entwickelt haben und dadurch einen verminderten Selbstwert haben, versuchen mit einem übermäßigen Zur-Schau-stellen von Stärke und übertriebenem Geltungsstreben die Anerkennung von anderen zu erlangen. Manchmal kann Überkompensation ein gesunder Versuch sein, gegen das Schema anzukämpfen. In den meisten Fällen bleibt die darunter liegende Verletzlichkeit erhalten und das ursprüngliche Schema wird immer wieder aktiviert (getriggert) und fordert intensiv nach Bewältigung.

Schema-Vermeidung (kognitives und affektives Vermeidungsverhalten)

Hier wird versucht, das Schema durch willentliche oder automatische Prozesse aus dem Bewusstsein zu verdrängen und eine Aktivierung zu vermeiden. Intensive Gefühle und unangenehme Gedanken, die mit dem Schema verbunden sind, werden blockiert, Situationen (Trigger), die bestimmte Schemata auslösen können, vermieden.

Die Erwartungen der Menschen mit dieser Strategie sind so negativ, dass sie, bereits bevor bestimmte Situationen eintreten, alles tun, um sie zu umgehen. Typische Sätze von Betroffenen lauten: „Ich will nicht darüber nachdenken. Ich weiß es nicht. Das habe ich vergessen." Dieses Verhalten kann zur Vermeidung ganzer Lebensbereiche wie Partnerschaft, soziale Kontakte, Beruf u. a. m. führen.

Schema-Erfüllung (Sich-fügen)

Diese Strategie verlangt, sich dem Schema bedingungslos aus zu liefern. Situationen werden nur selektiv und verzerrt wahrgenommen und das damit ausgelöste Schema wird als wahr akzeptiert. Der an das Schema gekoppelte emotionale Schmerz wiederholt sich und bestätigt und verstärkt das Schema. Entscheidungen werden getroffen, die den alten Kindheitserfahrungen entsprechen. So kann es durch eine spezielle Partnerwahl zu aus der Kindheit vertrauten Verhältnissen kommen.

Ein Kind, das die Gewalttätigkeit einer wichtigen Bezugsperson nur durch das Zurückstecken der eigenen Bedürfnisse überlebt hat, entwickelt das Schema der bedingungslosen Unterordnung. Diese Menschen suchen sich oft dominante Partner, die eine Eigenständigkeit

Tab. 6.2 Schemabewältigung und Verhalten			
Schema Verlassenheit/ Instabilität	Überkompensation	Schema-Vermeidung	Schema-Erfüllung (Sich-fügen)
Möglicher Gedanke: Ich werde verlassen werden. Gefühl: Angst, Panik	Verhält sich dem Partner gegenüber kontrollierend und besitzergreifend (klammert)	Lässt keine Nähe zu, vermeidet enge Beziehungen	wählt Partner, die emotional nicht erreichbar sind
Schema „Emotionale Entbehrung"	Überkompensation	Schema-Vermeidung	Schema-Erfüllung (Sich-fügen)
Möglicher Gedanke: Ich werde nie die Liebe bekommen, die ich brauche. Ich muss immer stark sein. Menschen sind unberechenbar und gefährlich. Gefühl: Einsamkeit Verbitterung	Hat unrealistische Erwartungen an den Partner, dass dieser alle Bedürfnisse abdecken und erfüllen muss	Vermeidet enge Beziehungen (Rückzugsverhalten)	Wählt Partner, die kalt und distanziert sind und keine emotionale Zuwendung geben.
Schema „Unterwerfung"	Überkompensation	Schema-Vermeidung	Schema-Erfüllung (Sich-fügen)
Möglicher Gedanke: Ich muss die Wünsche anderer erfüllen, sonst werde ich bestraft oder verlassen. Gefühl: Angst, Ärger, Wut	Verhält sich rebellisch oder passiv aggressiv	Vermeidet Beziehungen und Nähe	Unterwirft sich den Wünschen und Bedürfnissen anderer Wählt dominierende Partner

erschweren oder sogar unterbinden. Durch schemageleitete Verhaltensweisen unterwirft sich der Betroffene, auch dann, wenn es anders möglich wäre. Beispiele für Schemabewältigung und Verhalten sind in ◘ Tab. 6.2 aufgeführt.

6.2.2 Schemamodus

Das Konzept der Schemamodi ist ein Konstrukt der Schematherapie. Ein Schemamodus beschreibt den momentanen Zustand des Menschen, dessen Schemata und Bewältigungsreaktionen, die gleichzeitig zu einem bestimmten Zeitpunkt und in einer bestimmten Situation aktiviert werden.

Durch den schnellen Wechsel von einem Schemamodus in einen anderen werden unterschiedliche Schemata aktiviert. Zu jedem Zeitpunkt sind daher bestimmte Schemata aktiv, während andere inaktiv sind. Im Zustand eines Modus werden bestimmte Schemata oder Bewältigungsreaktionen sowie die dazugehörigen Affekte gleichzeitig aktiviert.

Young fasst die Schemamodi in vier Kategorien zusammen:

- **Kind-Modus**

Der Kind-Modus lässt sich beschreiben als verletzbares, verärgertes, impulsives oder glückliches Kind. Der Modus verärgertes Kind gleicht dem Affekt eines sehr wütenden Kindes.

Mögliche aktivierte Schemata:
- Verlassenheit/Instabilität
- Misstrauen/Missbrauch
- Emotionale Entbehrung
- Unterwerfung

- **Dysfunktionaler Bewältigungsmodus**

Der dysfunktionale Bewältigungsmodus ist der des sich fügenden, distanzierten oder überkompensierenden Beschützers. Dazu zählt der Modus „distanzierter Beschützer, der jegliche Emotion blockiert und Nähe meidet" (Rückzugsverhalten).
Mögliche aktivierte Schemata: Abgetrenntheit und Ablehnung

- **Dysfunktionaler Eltern-Modus**

Der dysfunktionale Eltern-Modus ist gekennzeichnet vom strafenden/kritischen Elternteil oder fordernder Elternteil
Mögliche aktivierte Schemata:
- Unterwerfung
- Unzulänglichkeit/Scham
- Bestrafen
- Misstrauen/Missbrauch im Sinne von Täterverhalten

- **Modus „Gesunder Erwachsener"**

Kein dysfunktionales Schema ist aktiviert.

> In der Therapie soll der Modus „gesunder Erwachsener" gestärkt werden, um dysfunktionale Modi zu verändern bzw. zu neutralisieren.

6.3   Schemamodell der Borderline-Störung

Das Charakteristische der Schemata bei Menschen mit einer Borderline-Störung ist, dass diese vielfältig, extrem ausgeprägt sind und oft konträr aktiviert werden. Betroffene wechseln schnell von einem intensiven affektiven Zustand in einen anderen und haben, sobald sie sich in einem Modus befinden, keinen Zugang zu den anderen Anteilen ihrer Person. Bei zeitgleicher Aktivierung konträrer, widersprüchlicher Schemata, werden aversive Spannungszustände wahrgenommen, die ein lösungsorientiertes Handeln blockieren.

Wenn dann noch in Beziehungen sich widersprechende maladaptive Schemata einander begegnen, sind Konflikte und Eskalationen vorprogrammiert. Erschwerend ist, dass Borderline-Betroffene oft kein stabiles Bild von ihren Beziehungspartnern haben, da dieses sich nach dem jeweiligen Modus und den aktivierten Schemata ändert.

Das Modusmodell der Borderline-Störung bezieht sich auf die Modi:
- Verletztes Kind, verbunden mit Hilflosigkeit, eigene Bedürfnisse zu befriedigen und Schutz zu bekommen.
- Verärgertes Kind, wobei Betroffene impulsiv zur Befriedigung eigener Bedürfnisse handeln oder ihren Gefühlen in unangemessener Weise Luft machen.
- Strafender Elternteil, der das Kind-Ich, wenn es den Wunsch nach Erfüllung eigener Bedürfnissen hat, Gefühle adäquat zum Ausdruck bringt oder fehlerhaftes Verhalten zeigt, bestraft.

◘ Tab. 6.3 Schemamodell in Korrelation zu den diagnostischen Kriterien nach DSM-IV. (Young et al. 2005)

Diagnostische Kriterien nach DSM-IV	Aktueller Schemamodus
Verzweifeltes Bemühen, ein tatsächliches oder vermutetes Verlassenwerden zu vermeiden	Modus „verlassenes Kind"
Ein Muster von instabilen und intensiven zwischenmenschlichen Beziehungen, das sich durch einen Wechsel zwischen extremer Idealisierung und Abwertung auszeichnet	Alle Modi, die schnell wechseln und die Instabilität sowie die Intensität hervorrufen!
Identitätsstörung: eine ausgeprägte und Instabilität des Selbstbildes oder der Selbstwahrnehmung	Einerseits der Modus „distanzierter Beschützer" anderseits ständiger Modi-Wechsel, sodass kein stabiles Selbstbild entstehen kann
Impulsivität in mindestens 2 potenziell selbstschädigenden Bereichen (zum Beispiel Geldausgeben, Sex, Substanzmissbrauch, rücksichtsloses Fahren, Fressanfälle) Wiederholte suizidale Handlungen, Suiziddrohungen	Sowohl der Modus „verärgertes und impulsives Kind" als auch der Modus „distanzierter Beschützer", um sich selbst zu beruhigen oder die emotionale Taubheit („numbness") zu durchbrechen
Wiederholte suizidale Handlungen, Suiziddrohungen oder -andeutungen oder selbstverletzendes Verhalten	Alle vier Modi!
Affektive Instabilität, die durch eine ausgeprägte Orientierung an der aktuellen Stimmung gekennzeichnet ist (zum Beispiel starke episodische Niedergeschlagenheit, Reizbarkeit oder Angst, üblicherweise wenige Stunden bis (selten) wenige Tage anhaltend)	Schneller Wechsel aller Modi begünstigt durch die genetisch bedingte Verletzlichkeit
Chronisches Gefühl der Leere	Modus „distanzierter Beschützer"
Unangemessene, starke Wut oder Schwierigkeiten, Wut oder Ärger zu kontrollieren (zum Beispiel häufige Wutausbrüche, andauernder Ärger, wiederholte Prügeleien)	Modus „verärgertes Kind"
Vorübergehende, stressabhängige paranoide Vorstellungen oder schwere dissoziative Symptome	Alle vier Modi, begünstigt durch die Heftigkeit der begleitenden Affekte

▬ Distanzierter Beschützer, der Bedürfnisse und Gefühle blockiert, Beziehungen als Schutz vor Verletzung meidet.
▬ Der gesunde Erwachsene – dieser Modus soll gefördert und gestärkt werden.

Young (Young et al. 2005) setzt in seinem Schemamodell die diagnostischen Kriterien der Borderline-Störung mit den jeweils aktivierten Schemamodi in Beziehung (◘ Tab. 6.3).

❯ Generell kann gesagt werden, dass die Veränderung maladaptiver Schemata in einer Therapie sinnvoll und möglich ist.

Die Schematherapie basiert auf dem Konzept der begrenzten elterlichen Fürsorge, wobei der Therapeut bemüht ist, die Kernbedürfnisse des Patienten zu erkennen und bedingt zu erfüllen. Dazu gehören Wärme, Akzeptanz, Validierung von Bedürfnissen und Gefühlen. Die Förderung der Autonomie ist ebenfalls ein Schwerpunkt der Therapie. Der Therapeut setzt Grenzen und gibt Orientierungshilfen sich gefürchteten Bildern und Themen zu nähern. Im Laufe der Behandlung besteht die Möglichkeit, die eigenen Schemata zu identifizieren.

Therapeutische Beziehung

In der stabilen therapeutischen Beziehung, in der der Therapeut die Gefahren der möglichen Auslösung seiner eigenen Schemata und Bewältigungsstile kennt, lernen Patienten
sich neu zu orientieren.

Der Weg ist lang und durch manche Fallstricke erschwert, doch Betroffene werden ermutigt,
authentisch Bedürfnisse und Emotionen auszudrücken, echte Nähe und Vertrauen zu entwickeln und stabile Beziehungen zu Partnern einzugehen.

Literatur

Bartlett FC (1932) Remembering. University Press, Cambridge
Beck AT, Freeman A (1995) Kognitive Therapie der Persönlichkeitsstörungen, 3. Aufl. Beltz, Weinheim
Ciompi L (1982, 1998) Affektlogik. Über die Struktur der Psyche und ihre Entwicklung. Ein Beitrag zur Schizophre-
    nieforschung. 5. Aufl. Klett-Cotta, Stuttgart
Greenberg L (2000) Von der Kognition zur Emotion in der Psychotherapie. In: Sulz SKD Von der Kognition zur Emo-
    tion. CIP, München
Piaget J (1975) The origin of intelligence in children. International Universities Press, New York. (Deutsch: Das Erwa-
    chen der Intelligenz beim Kinde. Klett-Cotta, Stuttgart. 1. Aufl. 1936)
Piaget J (1977) The development of thought. Equilibration of cognitive structure. Viking Press, New York
Schmidt SJ (1992) Der Kopf, die Welt, die Kunst. Konstruktivismus als Theorie und Praxis. Böhlau, Köln
Young JE, Klosko JS (2006) Sein Leben neu erfinden. Wie Sie Lebensfallen meistern. Junfermann, Paderborn
Young JE, Klosko JS, Weishaar ME (2005) Schematherapie. Ein praxisorientiertes Handbuch. Junfermann, Paderborn

Achtsamkeit

A. Sendera, M. Sendera

A. Sendera, M. Sendera, *Borderline – Die andere Art zu fühlen*,
DOI 10.1007/978-3-662-48003-8_7, © Springer-Verlag Berlin Heidelberg 2016

7.1   Achtsamkeit in der Therapie

Dem Thema Achtsamkeit widmet Marsha Linehan im Therapiekonzept der DBT viel Aufmerksamkeit. Durch die Integration und Anpassung dieser Methode, aus dem Zen entnommen, hat sie die Borderline-Therapie revolutioniert. Sie hat die deutlich strukturbildenden Elemente genützt und diese in das Manual des Skills-Trainings eingebaut.

Linehan kombiniert Achtsamkeit mit Expositionstechniken, um einerseits den Patienten aufzufangen, andererseits ein Öffnen der speziellen Gefühlswelt von Borderline-Patienten möglich zu machen. Für uns stellt die Achtsamkeit das zentrale Modul des Skills-Trainings dar, das, nachdem es eingeführt wurde, die Therapie laufend begleitet und auch danach nie in Vergessenheit geraten sollte.

Auch in der Traumatherapie nach Luise Reddemann werden Teile der Achtsamkeit übernommen: die Akzeptanz der Vergangenheit und Realität als Voraussetzung für die Traumabewältigung.

Achtsamkeit ist nicht nur Teil vieler spiritueller Disziplinen des Ostens wie Zen, Vipassana oder Yoga, sondern hat auch Eingang in unterschiedliche Therapieschulen gefunden wie in die Dialektisch-Behaviorale Therapie, die achtsamkeitsbasierte Stressreduktion nach Kabat-Zinn, die MBCT („mindfulness-based cognitive therapy") speziell für depressive Patienten, die Akzeptanz-Verhaltenstherapie bei generalisierter Angststörung, körpertherapeutische Ansätze wie zum Beispiel die Hakomi-Methode nach Ron Kurtz, schmerztherapeutische Konzepte und Ansätze in der Suchtforschung (Marlatt 1994).

7.2   Stressbewältigung durch Achtsamkeit nach Kabat-Zinn

MBSR („mindful-based stress reduction") wurde von Jon Kabat-Zinn entwickelt, der an der Universität von Massachusetts die Stress Reduction Clinic gründete und viele Jahre leitete (Kabat-Zinn 2006). Paul Grossmann führte eine Metaanalyse zur Wirksamkeit von „mindfulness" durch und bezeichnet diese als kostengünstige und zugleich effektive Therapie bei chronischen Störungen. Der Therapieerfolg hält nachweislich über einen längeren Zeitraum an, es kommt zu Veränderungen der Beschwerden, aber auch zu Veränderungen in der Selbstwahrnehmung und Einstellung zur Krankheit (Grossmann et al. 2006).

Darüber hinaus findet MBSR Anwendung im pädagogischen Bereich, im Spitzensport und bei vielen Menschen, die lernen wollen mit vorhandenem Stress umzugehen oder diesem vorzubeugen. Nach Kabat-Zinn ist das Ziel, dass ein Mensch zur Heilung sein eigenes Potenzial entdecken und nützen lernt. Die Grundpfeiler sind Bewusstheit und Gelassenheit.

❯ Es ist nicht die Situation, die Stress verursacht, sondern unsere Reaktion darauf.

7.3   MBSR-Methode

❯ Der Mittelpunkt ist das intensive Training der Achtsamkeit – die Schärfung der Wahrnehmung für den eigenen Körper und bewusstes Atmen.

Der Atem ist immer präsent und ermöglicht es, sich jederzeit im Hier und Jetzt zu verankern. Ziel ist zunächst Ruhe. Darauf folgend werden Geräusche, Gedanken, Gefühle und Körperempfindungen wahrgenommen. Diese werden weder analysiert noch bewertet, sondern betrachtet – wie sie entstehen, vorüberziehen und vergehen können.

Dies ermöglicht den Unterschied zu erkennen zwischen dem augenblicklichen Standpunkt und der Wunschvorstellung, die Realität richtig einzuschätzen und zu erkennen, wohin und wie sehr wir getrieben sind.

> Stress wirkt sich auf Körper und Seele aus, die resultierenden Beschwerden und Erkrankungen sind zahlreich.

MBSR wird eingesetzt in der Behandlung von chronischen Schmerzerkrankungen, Depressionen (MBCT), Borderline-Störung, Abhängigkeitserkrankungen sowie Aufmerksamkeitsstörungen und chronischer Erschöpfung.

Es gibt heterogene Gruppen, das heißt die Teilnehmer haben unterschiedliche Stresssymptome, eventuell ist auch die Teilnahme an einer symptomspezifischen Gruppe sinnvoll. Eine weitere Möglichkeit ist die Prophylaxe von Burn-out – mit ein Grund, warum wir auf dieses Programm in unserem Buch näher eingehen.

Zielsetzung sowohl für Patienten als auch für alle, die das Programm als Vorbeugung oder Verbesserung der Lebensqualität ansehen:

- Verminderung oder Vorbeugung psychischer oder somatischer stressbedingter Beschwerden,
- Akzeptanz von Situationen, Beschwerden oder Erkrankungen, die im Moment nicht veränderbar sind,
- bessere Stressbewältigung und Selbstkontrolle,
- Erkennen der jeweils situativ richtigen Distanz und Abgrenzung,
- bessere Wahrnehmung von Emotionen und Körperempfindungen,
- Erlernen von individuell stimmigen Entspannungsmöglichkeiten.

MBCT („mindfulness-based cognitive therapy") ist ein spezielles Programm, um das Rückfallrisiko depressiver Patienten zu senken. Im Vordergrund steht der Ansatz, negative Gedankenspiralen (Grübeln) rechtzeitig zu erkennen, die Gedanken zu akzeptieren ohne sich mit ihnen zu identifizieren. In der DBT gilt für Borderline-Patienten der Leitsatz: „Ich bin nicht mein Gefühl", auch hier mit dem Ziel, nicht mit dem Gefühl zu verschmelzen und überrollt zu werden.

7.4   Achtsamkeit und therapeutische Haltung

Eine therapeutische Haltung im Sinne der Achtsamkeit bedeutet
- eine akzeptierende und bewertungsfreie Haltung sowohl dem Patienten als auch alldem gegenüber, was dieser in die Therapie bringt,
- eine laufende Selbstwahrnehmung und Selbstregulation,
- das Schaffen eines sicheren Raumes für den Patienten,
- der empathischer Kontakt mit dem Patienten bei gleichzeitiger Wahrung der richtigen – beobachtenden – Distanz und Achtsamkeit auf eigene Gefühle und Gedanken,
- die Auseinandersetzung mit eigenen Möglichkeiten und Ressourcen,
- Geduld und Herstellen einer heilsamen Beziehung mit der Möglichkeit, den inneren Weg des Patienten mitzugehen und ihn seine eigenen Lösungen finden zu lassen.

Gerade Borderline-Patienten stellen ihre Therapeuten auf eine harte Probe, da sie dessen Schwächen oft auf subtilste Weise erspüren können.

❯ Nicht nur Borderline-Patienten können von der Achtsamkeit profitieren.

Alle Menschen, die unter Druck stehen, Stress aushalten, eine chronische Krankheit, Schmerzen ertragen müssen und überfordert sind, brauchen Unterstützung. Zweifellos stehen Angehörige, Freunde und alle Menschen, die therapeutisch oder im Sinne von Pflege und Sozialarbeit mit Borderline-Patienten zu tun haben, in einem Spannungsfeld, das oft Eigentherapie, Gruppenerfahrung und laufende Supervision notwendig macht.

In ▶ Abschn. 7.5 möchten wir die Geschichte und Methode des Zen näher darstellen, Chancen sich selbst helfen zu lernen, zur inneren Ruhe zu finden, den inneren Beobachter zu aktivieren und die richtige Distanz zu finden, um im Spannungsfeld von Borderline-Beziehungen leben und überleben zu können.

Wir haben – unabhängig von den meditativen und philosophischen Aspekten der Zen-Meditation – einige pragmatische Punkte zusammengestellt, wie man zur Umsetzung der Achtsamkeit im Alltag finden kann.

Sich möglichst oft auf den Augenblick konzentrieren   Sagen Sie störenden Gedanken ein energisches „Stopp". Kommen Bilder oder Szenen, von denen Sie wissen, dass sie sich negativ auf Sie auswirken und Ihr Stopp reicht nicht aus, versuchen Sie sich vorzustellen, Sie hätten Karten für einen Kinofilm, den Sie absolut nicht sehen wollen – geben Sie die Karten an der Kasse zurück und verweigern Sie den Film.

Den Moment genießen   Genießen Sie das, was Sie im Moment zufrieden macht und versuchen Sie zumindest vorübergehend – anfangs nur für kurze Zeit – Sorgen loszulassen, die Vorstellung wie etwas oder jemand zu sein hat, vorüberziehen zu lassen. Finden Sie etwas, das im Moment möglich ist (eine Pflanze, eine Landschaft, eine alltägliche Tätigkeit) und betrachten Sie diese mit allen Ihren Sinnen.

Kontakt fühlen   Im Zustand der Achtsamkeit fühlen wir uns mit allen in Kontakt statt einsam. Bewerten Sie das Verhalten Ihrer Mitmenschen nicht. Versuchen Sie auch hier Ihre Sinne einzusetzen und – zum Beispiel Ihren Partner – als Ganzes und vorurteilsfrei wahrzunehmen. Bewerten Sie eine Situation nicht als richtig oder falsch, sondern versuchen Sie einen Schritt zurückzugehen und sie von außen zu betrachten.

Achtsamkeit und Eile sind nicht vereinbar   „Multitasking" ist ein Begriff, der uns noch mehr und schneller in den Burn-out treibt. Überlegen Sie, wann es wirklich notwendig ist, mehrere Dinge gleichzeitig zu tun. Nehmen Sie alltägliche kleine Freuden nicht als selbstverständlich, sondern dankbar an. Bei der Rosinenübung zum Beispiel betrachtet man zuerst die Rosine, dann betastet man sie, riecht daran und zerkaut sie anschließend langsam, um den Geschmack bewusst zu genießen. Ein Achtsamkeitstagebuch kann helfen, sich bewusst zu machen, wie viel – oder wie wenig – Zeit notwendig ist, um Ihrem Leben eine neue Qualität zu geben.

Schulung des intuitiven Wissens.   Beobachten Sie, ob Sie mehr auf Ihr Gefühl oder mehr auf Ihren Verstand hören. Gehen Sie innerlich einen Schritt zurück und versuchen Sie, die Balance herzustellen.

◘ **Abb. 7.1** Fließband

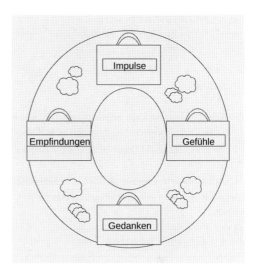

Achtsamkeit für Körperempfindungen Achten Sie auf die Körperhaltung im Sitzen, beim Gehen, beim Stehen und im Liegen. Achten Sie auf Ihre Atmung. Verändern und variieren Sie die Positionen, das Tempo oder den Rhythmus, zum Beispiel gehen Sie, eventuell im Freien, in Ihrem Tempo. Spüren Sie die Bewegung ihres Körpers, wie Ihre Füße den Boden berühren und wie Ihre Arme mitschwingen. Zählen Sie wie viele Schritte Sie beim Einatmen und wie viele Schritte Sie beim Ausatmen machen. Verändern Sie das Tempo und zählen Sie dabei die Schritte. Nehmen Sie bewusst wahr, wie Sie gehen: aufrecht, gebückt, mit gesenktem Kopf … Verändern Sie Ihre Haltung beim Gehen und beobachten Sie, ob sich etwas verändert. Achten Sie auf Ihre Körperhaltung in bestimmten Situationen. Nehmen Sie wahr, wo Ihre Muskulatur angespannt ist, ob Ihre Körperhaltung aufrecht oder gebeugt ist. Achten Sie auf Ihre Atmung, ob diese flach ist, kurz und rasch oder ob Sie tief in den Bauch atmen. Achten Sie auf Ihre Mimik. Verändern Sie Haltung, Anspannung, Atmung und/oder Mimik und Beobachten Sie, ob sich etwas verändert.

Tiefes Atmen und dem Atem folgen Setzen Sie sich eventuell im Lotussitz auf den Boden und atmen Sie gleichmäßig und ruhig aus und ein. Folgen Sie mit Ihrer Aufmerksamkeit dem Atem und sagen Sie sich bewusst: „Ich atme langsam und tief aus … Ich atme langsam ein …" Begleiten Sie Ihre Atmung mit einem leichten Lächeln.

Fließbandübung Beginnen Sie die Übung, indem Sie sich bequem hinsetzen und eventuell die Augen schließen. Lenken Sie Ihre Aufmerksamkeit nun auf Ihren Körper und nehmen Sie wahr, was Sie spüren. Nach circa zwei Minuten beginnen Sie die Gedanken wahrzunehmen, die Ihnen durch den Kopf gehen. Versuchen Sie nun, Gedanken, Gefühle, Impulse und Körperempfindungen auseinanderzuhalten. Lassen Sie diese wie auf einem Fließband vorbeiziehen, damit diese jeweils der richtigen Schachtel zugeordnet werden können (◘ Abb. 7.1).

7.5   Achtsamkeit und Zen

Nach Thich Nhat Hanh gibt es zwei Arten, Geschirr zu spülen, nämlich Geschirr zu spülen, um sauberes Geschirr zu haben oder Geschirr zu spülen, um Geschirr zu spülen (Thich Nhat Hanh 2002).

> ➤ Achtsamkeit ist kein bestimmtes Tun, sondern eine Lebenshaltung, bei der unsere Aufmerksamkeit, bewertungsfrei, auf den gegenwärtigen Augenblick gerichtet ist. Sie kann Ruhe, Stille und Wachheit zugleich vermitteln.

Es wird möglich, einen Schritt zurückzugehen und eine Situation von außen zu betrachten sowie Muster und Alternativen zu erkennen.

7.5.1   Geschichte des Zen

Nach der Überlieferung beginnt die Geschichte des Zen, als Shakyamuni Buddha (geboren 563 v. Chr. in Nepal) vor seinen Schülern auf dem Geierberg sprach, um ihnen anhand einer roten Blüte den Weg der Erlösung darzulegen. Er drehte die Blüte zwischen seinen Fingern hin und her. Seine Schüler verstanden ihn nicht, außer Kashyapa, der die Blüte sah und lächelte. Er hatte verstanden und war zur Erleuchtung gelangt.

Die Aussage des japanischen Zenmeisters Daisetz Teitaro Suzuki hilft, diese Überlieferung zu verstehen. Er beschreibt die Methode des Zen als die Fähigkeit, in einen Gegenstand selbst einzudringen und diesen sozusagen von innen zu sehen.

Eine Blume sehen bedeute zur Blume zu werden, die Blume zu sein, als Blume zu blühen und sich an Sonne und Regen zu erfreuen. Nur dann könne die Blume zu ihm sprechen und er ihre Geheimnisse kennen. Indem er sich in der Blume verlöre, erkenne er sein Ich ebenso wie das der Blume.

Zen, wie es heute bekannt ist, wurde von vielen Kulturen beeinflusst. Im 6. Jahrhundert kam Zen als Meditationsbuddhismus nach China, wo er zum Chan-Buddhismus wurde und Elemente des Daoismus und Konfuzianismus enthält. Eine große Zahl von Schriften, Gesprächen und Koans stammt aus dieser Zeit.

Die Lehre wurde im 12. und 13. Jahrhundert von Eisai und Dogen nach Japan gebracht, wo eine weitere Wandlung stattfand. Im 19. und 20. Jahrhundert kam es zu einschneidenden Veränderungen in Japan und zur Begründung einer neuen Art des Zen, der Europa und Asien erreichte, wo im 20. Jahrhundert sogar christliche Mönche und viele Laien sich dieser Meditationsform zuwandten. In der Gegenwart wirken die im Westen am bekanntesten Zen-Lehrer wie Thich Nhat Hanh, Claude AnShin Thomas und Tetsugen Bernard Glassman Roshi.

7.5.2   Ethik des Zen

Im Mittelpunkt des Zen steht die Überzeugung, dass man anderen Lebewesen nur dann helfen kann, wenn man sich selbst befreit hat. Die Zuwendung zu allen Lebewesen erwächst aus der inneren Einsicht im Laufe der Zen-Praxis von selbst durch die Erkenntnis, dass im Kosmos alles miteinander verbunden ist und jede helfende wie auch jede zerstörende Tat auf einen selbst zurückfällt. Es gibt kein „falsch" und „richtig", kein „gut" und „böse", auch keine Gebote und

Verbote, mit Ausnahme der Verpflichtung Leben zu schützen: Es muss in jeder Situation einzeln entschieden werden – eine große Verantwortung für den Handelnden selbst.

7.5.3 Lehre

Oft heißt es, dass Zen nichts biete – keine bestimmte Lehre, keine Religion, keine Geheimnisse, keine Antworten. Damit soll die Illusion genommen werden etwas Nützliches zu erwerben. Es entzieht sich jeder Vernunft, wird oft als irrational empfunden und gleichsam zieht es doch viele Intellektuelle und Wissenschaftler an.

> ❯ **Zen bedeutet, das Leben in all seiner Fülle zu leben und mit geschärften Sinnen wahrzunehmen – zu essen, wenn man hungrig ist, schlafen, wenn man müde ist.**

Zen hat kein Ziel, es bietet einerseits nichts, andererseits alles: das ganze Universum. Der Buddha sagt, der beste Weg, sich eine gute Zukunft zu sichern, liege darin, sich so gut wir können um die Gegenwart zu kümmern. Deshalb ist es wichtig, jeden Moment unseres Alltags mit Achtsamkeit zu verbringen und Verständnis und Mitgefühl für alle Wesen zu entwickeln.

Im Buddhismus wird der Zustand der Zerstreutheit als Mangel an Achtsamkeit bezeichnet, ein Zustand, in dem unser Geist in der Vergangenheit oder Zukunft weilt, während der Körper in der Gegenwart ist. Die Meditation dient dazu, Geist und Körper zu vereinen, um im gegenwärtigen Moment zu leben. Achtsamkeit ist die Energie, die wir dafür brauchen.

7.5.4 Praxis des Zen

Ein Zenmeister des 11. Jahrhunderts, Yüan-Wu, sagt über die Zen-Erfahrung, dass man sich innerlich leer machen und in Übereinstimmung mit dem Äußeren bringen muss, um auch im hektischen Treiben dieser Welt in Frieden zu sein. Die Praxis besteht einerseits im Zazen (japanisch: za = sitzen, zen = Versenkung), andererseits aus der Konzentration auf den Alltag.

Eine Variante des Zazen ist Kin-hin, Zazen im Gehen. Beim Zazen geht es nicht darum, dass wir Gedanken gewaltsam ausschalten müssen, sondern sie bewusst machen, beobachten und vorüberziehen lassen wie Wolken am Himmel. Wir haben Gedanken, aber wir identifizieren uns nicht damit. Ebenso haben wir Gefühle, aber wir **sind** nicht unsere Gefühle. Es geht darum, Vorstellungen und alte Muster loszulassen um frei zu werden.

Zazen Beim Zazen, dem Sitzen in Versunkenheit auf einem Kissen, gibt es zwei Möglichkeiten. Das Sitzen im Lotussitz ist wie im Yoga: gerader, vollkommen entspannter Rücken, Nacken und Kopf sollten in einer Linie mit der Wirbelsäule verlaufen, die Hände ineinander gelegt sein, wobei sich die Daumenspitzen leicht berühren (◘ Abb. 7.2). Die Augen sind geschlossen oder leicht geöffnet und zum Boden gesenkt.

Auch der Halblotussitz ist möglich, nach einigen Wochen Übung finden Sie diese Haltung vielleicht bequem (◘ Abb. 7.3).

Die für uns einfachere Sitzhaltung ist die sogenannte „japanische Haltung", bei der die Beine nicht verschränkt werden, die Füße locker neben einander liegen und beide Knie die Matte berühren. Die linke Hand liegt mit der Innenfläche nach oben in der rechten (◘ Abb. 7.4).

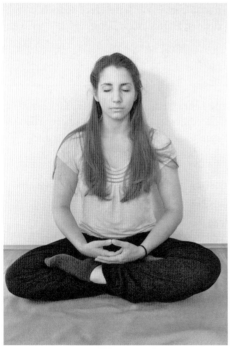

◘ **Abb. 7.2** Lotussitz

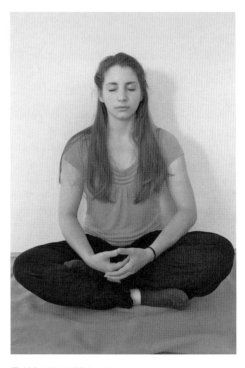

◘ **Abb. 7.3** Halblotussitz

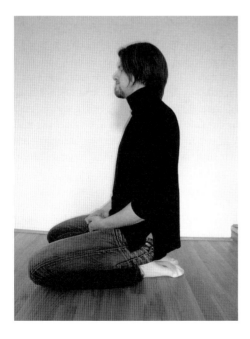

◘ **Abb. 7.4** Japanische Haltung

In Gruppen kann es auch durchaus möglich sein, auf einem harten Sessel zu üben. Bei allen Varianten sollte man versuchen, die Gesichtsmuskeln zu entspannen und ein leichtes Lächeln zu zeigen. Während der Atemübungen versucht man zu entspannen, die aufrechte Haltung zu bewahren und alles andere los zu lassen. Für den Anfang werden zwanzig bis dreißig Minuten ausreichen, um zur Ruhe zu kommen.

Koans Ein Koan ist ein Zen-Rätsel, dessen unmittelbare Erfahrung zur Erleuchtung führen kann. Es wird jedes logische Denken durchbrochen und herkömmliche Denkstrukturen werden verlassen. Thich Nhat Hanh formuliert vierzehn Übungen zur Achtsamkeit:

1. Offenheit,
2. nicht an Ansichten haften,
3. Freiheit des Denkens,
4. Bewusstheit für Leiden,
5. gesund und einfach leben,
6. mit Ärger umgehen,
7. glücklich im gegenwärtigen Augenblick verweilen,
8. Gemeinschaft und Kommunikation,
9. wahrhafte und rechte Rede,
10. Schutz der Sangha (Übung des Verstehens und Mitfühlens),
11. rechter Lebenserwerb,
12. Ehrfurcht vor dem Leben,
13. Freigiebigkeit,
14. rechte Lebensführung.

Thich Nhat Hanh ist ein vietnamesischer Zen-Meister und gehört zu den bekanntesten buddhistischen Zen-Lehrern. Er hat in Frankreich die Gemeinschaft Plum Village gegründet und viele leicht lesbare und gut verständliche Bücher über Zen-Meditation geschrieben, die wir allen, die sich mit diesem Thema näher beschäftigen wollen, empfehlen können.

7.5.5 Achtsamkeit für Gefühle

Im Buddhismus werden drei Arten von Gefühlen beschrieben: angenehme, unangenehme und neutrale Gefühle. Die Übungen sollen diese aber nicht bewerten, sondern einfach nur wahrnehmen und sich ihrer bewusst werden. Leid entsteht erst dann, wenn wir Schmerz negativ bewerten und zum körperlichen Schmerz noch Angst und Verzweiflung kommt.

❯ Leid entsteht durch die Bewertung von Schmerz.

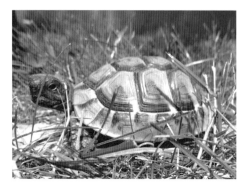

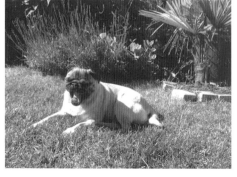

◻ **Abb. 7.5** Entschleunigung   ◻ **Abb. 7.6** Entspannung

7.5.6   Achtsamkeit in zwischenmenschlichen Beziehungen

Wenn wir in der Gegenwart leben, haben wir die Möglichkeit, unsere Mitmenschen bewusst wahrzunehmen und für sie ganz da sein zu können.

Thich Nhat Hanh spricht von Mantras, magischen Formeln, die, achtsam und konzentriert geübt, in Beziehungen positive Energien bringen und Verständnis zeigen können. Zum Beispiel:
- Ich bin ganz für dich da!
- Ich weiß, dass du da bist und bin glücklich!

Im Umgang mit Ärger schlägt er folgendes Mantra, eingebaut in eine Atemübung, vor:
- Einatmend bin ich mir meines Ärgers bewusst.
- Ausatmend lächle ich meinem Ärger zu.

In Plum Village wurde ein Friedensvertrag entwickelt, den wir mit unseren Partnern, aber auch mit uns selbst abschließen können. Möglicherweise finden Sie dies übertrieben, aber auch wenn Sie nur Teile davon oder den Denkansatz mitnehmen, kann das bereits hilfreich sein.

Borderline-Persönlichkeiten sind durchaus vertragsfähig, wie wir über viele Jahre hinweg erfahren konnten. So ist oft auch in der Therapie die Unterzeichnung eines Therapievertrages vorgesehen (Sendera und Sendera 2007). Sprechen Sie mit Ihrem Partner über diese Gedankenansätze, vielleicht ist die eine oder andere Umsetzung auch für ihn möglich oder Sie können Ihre eigenen Variationen des Vertrages gemeinsam erstellen und noch andere Vereinbarungen mit hineinnehmen, wie zum Beispiel eine Time-out-Regelung (◻ Abb. 7.5 und 7.6).

> ❯ Werden Sie langsamer, Entschleunigung ist nicht nur ein Modewort, sondern
> eine wichtige Lebenshilfe.

Friedensvertrag nach Thich Nhat Hanh (2004)
Für den Fall, dass ich verärgert bin, stimme ich Folgendem zu:
- Ich werde alles unterlassen – sei es durch Worte, Gesten oder Taten-, was weiteren Schaden verursachen oder den Ärger eskalieren lassen könnte.
- Ich werde meinen Ärger nicht unterdrücken.

- Ich werde bewusstes Atmen üben und versuchen, zu meinem inneren Frieden zurückzu-kehren.
- Ruhig und innerhalb von 24 Stunden werde ich der Person, die meinen Ärger ausgelöst hat, meinen Ärger und mein Leiden schriftlich oder mündlich mitteilen.
- Ich werde bei der anderen Person um ein Gespräch in (zum Beispiel) einer Woche ersu-chen, um den Vorfall zu besprechen.
- Ich werde nicht sagen „Ich bin nicht ärgerlich, ich leide nicht, es ist alles in Ordnung".
- Ich nehme mir Zeit, in Ruhe und mit klarem Blick, mein Leben im Alltag zu betrachten. Ins-besondere betrachte ich, ob ich selbst ungeschickt oder unachtsam war, ob ich durch mein Verhalten und durch in der Vergangenheit wurzelnde Gewohnheiten die andere Person verletzt habe, ob die andere Person ebenfalls leidet, wie ihr Umgang damit meinen Ärger wachsen lässt, wie der andere sich von der Last des Leidens zu befreien versucht, dass ich nicht wirklich glücklich sein kann, solange der andere leidet.
- Ich werde mich sofort entschuldigen, wenn ich Unachtsamkeit oder Ungeschicklichkeit bei mir bemerkt habe.
- Ich werde das vereinbarte Gespräch verschieben, wenn ich mich nicht ruhig genug fühle.

Literatur

Grossmann P, Niemann L, Schmidt S, Walach H (2006) Ergebnisse einer Metaanalyse zur Achtsamkeit als klinischer Intervention. In: Heidenreich T, Michalek J (Hrsg) Achtsamkeit und Akzeptanz in der Psychotherapie. dgvt, Tü-bingen
Kabat-Zinn J (2006a) Gesund durch Meditation. Fischer, Frankfurt
Kabat-Zinn J (2006b) Zur Besinnung kommen. Arbor, Freiamt
Marlatt A (1994) Addiction, Mindfulness and Acceptance. In: Hayes S, Jacobsen N, Follette V, Dougher M (Hrsg) Ac-ceptance and change. Content and Context in Psychotherapy. Context Press, Reno, NV, S 175–197
Sendera A, Sendera M (2007) Skills-Training bei Borderline- und Posttraumatischer Belastungsstörung. Springer, Wien
Thich Nhat Hanh (2002) Das Wunder der Achtsamkeit. Theseus-Verlag, Berlin
Thich Nhat Hanh (2004) Jeden Augenblick genießen. Theseus-Verlag, Berlin

Serviceteil

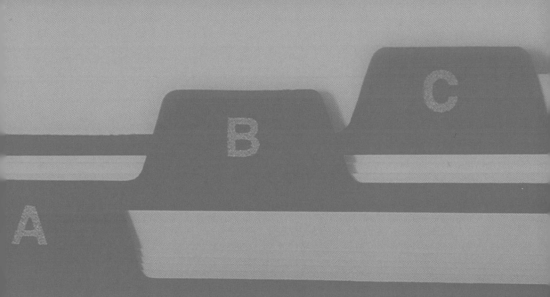

A. Sendera, M. Sendera, *Borderline – Die andere Art zu fühlen*,
DOI 10.1007/978-3-662-48003-8, © Springer-Verlag Berlin Heidelberg 2016

Weiterführende Literatur

Ahnert L (Hrsg) (2008) Frühe Bindung. Reinhardt, München

APA – American Psychiatric Association (1994) Diagnostic and statistical manual of mental disorders (DSM-IV). APA, Washington, DC

Bachmann I (2005) Der gute Gott von Manhattan. Der Hörverlag, München

Bandelow B (2006) Celebrities. Vom schwierigen Glück, berühmt zu sein. Rowohlt, Reinbek

Bartlett FC (1932) Remembering. Cambrige University Press, Cambrige

Bauer J (2008) Prinzip Menschlichkeit. Warum wir von Natur aus kooperieren. Heyne, München

Bauer J (2008) Warum ich fühle, was du fühlst. Intuitive Kommunikation und das Geheimnis der Spiegelneurone. Heyne, München

Beck A, Freeman A (1995) Kognitive Therapie der Persönlichkeitsstörungen, 3. Aufl. Beltz, Weinheim

Beck CJ (2000) Zen im Alltag. Deutsche Erstausgabe. Knaur, München (Nachf. Amerikanische Originalausgabe, Everyday Zen. Harper u. Row, New York)

Bohus M (2002) Die Borderline-Störung. Hogrefe, Göttingen

Bowlby J (2008) Bindung als sichere Basis. Grundlagen und Anwendung der Bindungstheorie. Reinhardt, München

Bretherton I (1987) New perspectives on attachment relations: Security, communication, and internal working models. In: Osofsky JD (Hrsg) Handbook of Infant Development. Wiley, New York

Brisch KH (2003) Bindungsstörungen und Trauma. Grundlagen für eine gesunde Bindungsentwicklung. In: Brisch KH, Hellbrügge T (Hrsg) Bindung und Trauma. Risiken und Schutzfaktoren für die Entwicklung von Kindern. Klett-Cotta, Stuttgart

Brunner R, Resch F (2009) Borderline-Störungen und selbstverletzendes Verhalten bei Jugendlichen. Vanderhoeck u. Ruprecht, Göttingen

Ciompi L (1998) Affektlogik. Über die Struktur der Psyche und ihre Entwicklung. Ein Beitrag zur Schizophrenieforschung, 5. Aufl. Klett-Cotta, Stuttgart

Clarkin J, Yeomans F, Kernberg O, Buchheim P, Damman G (2002) Psychotherapie der Borderline-Persönlichkeitsstörung, Manual zur psychodynamischen Therapie. Schattauer, Stuttgart

Coid JW (1993) An affective syndrome in psychopaths with borderline personality disorder? British Journal of Psychiatry 162

Cooley CH (1902) Human nature and the social order. Scribner, New York

Cowdry R, Gardner D, O'Leary K, Leibenluft E, Ribinow D (1991) Mood variability: A study of four groups. American Journal of Psychiatry 148:

Craig AB (2009) Perspektiven. Wie fühlst du dich – jetzt? Die vordere Insula und das menschliche Bewusstsein. Nature Reviews Neuroscience 10:

Damasio AR (1994) Descartes' Irrtum – Fühlen, Denken und das menschliche Gehirn. List, München

Damasio AR (2003) Ich fühle, also bin ich, die Entschlüsselung des Bewusstseins, 4. Aufl. List, München

Davis L (1995) Verbündete, 2. Aufl. Orlanda Frauenverlag, Berlin

Derdak F (Hrsg) (1995) Notizen der Weisheit TAO. St. Gabriel, Mödling

Detert P (2008) Auf der Kippe: Wenn Ärzte, Justiz und Gesellschaft versagen – mein extremes Leben mit der Borderline-Krankheit. Heyne, München

Dickinson E (1986) Gedichte. Deutsch/Englisch. Reclam, Ditzingen

Dilling H, Mambour W, Schmidt MH (Hrsg) (1993) Internationale Klassifikation psychischer Störungen, ICD. Huber, Bern

Dornes M (2008) In: Ahnert L (Hrsg) Frühe Bindung. Entstehung und Entwicklung, 2. Aufl. Ernst Reinhardt, München

Dulz B, Jensen M (1997) Vom Trauma zur Aggression – von der Aggression zur Delinquenz. Einige Überlegungen zu Borderline-Störungen. Persönlichkeitsstörungen 4:

Ehlers A (1999) Die Posttraumatische Belastungsstörung, Fortschritte in der Psychotherapie Bd. 8. Hogrefe, Göttingen

Fiedler P (1997) Persönlichkeitsstörungen, 3. Aufl. Beltz, Weinheim

Fried E (1996) Es ist was es ist. Wagenbach, Berlin

Frith CD, Frith U (1999) Interacting minds – a biological basis. Science 286:

Gneist J (1997) Wenn Hass und Liebe sich umarmen. Das Borderline-Syndrom. Piper, München

Golemann D (1996) Emotionale Intelligenz. Carl Hanser, Wien

Green A (1977) The borderline concept. In: Hartocollis P (Hrsg) Borderline personality disorders. International Universities Press, New York

Greenberg L (2000) Von der Kognition zur Emotion in der Psychotherapie. In: Sulz SKD (Hrsg) Von der Kognition zur Emotion. CIP, München

Grossmann P, Niemann L, Schmidt S, Walach H (2006) Ergebnisse einer Metaanalyse zur Achtsamkeit als klinischer Intervention. In: Heidenreich T, Michalek J (Hrsg) Achtsamkeit und Akzeptanz in der Psychotherapie. dgvt, Tübingen

Hauenstein S, Bierhoff HW (1999) Zusammen und getrennt wohnende Paare. Unterschiede in grundlegenden Beziehungsdimensionen. Zeitschrift für Familienforschung 1:

Heffernen K, Cloitre M (2000) A comparison of posttraumatic stress disorder with and without borderline personality disorder among women with a history of childhood sexual abuse – Etiological and clinical characteristics. Journal of Nervous and Mental Disease 188:

Henson RN, Shallice T, Dolan RJ (1999) Right prefrontal cortex and episodic memory retrieval: a functional MRI test of monitoring hypothesis. Brain 122:

Herman JL, Perry C, van der Kolk BA (1989) Childhood trauma in borderline personality disorder. American Journal of Psychiatry 146:

Hesslinger B, Philipsen A, Richter H (2004) Psychotherapie der ADHS im Erwachsenenalter. Ein Arbeitsbuch. Hogrefe, Göttingen

Horowitz LM, Strauss B, Kordy H (1994) Inventar zur Erfassung interpersoneller Probleme (IIP-D). Hogrefe, Göttingen

James W (1892) Psychology: The briefer course. Holt, New York

Janssen PL (2001) Psychoanalytische Konzepte der Borderline-Struktur. In: Dammann G, Janssen PS (Hrsg) Psychotherapie der Borderline-Störungen, Krankheitsmodelle und Therapiepraxis – störungsspezifisch und schulenübergreifend. Thieme, Stuttgart

Kabat-Zinn J (1994) Wherever you go there you are. Hyperion, New York

Kabat-Zinn J (2006) Gesund durch Meditation. Fischer, Frankfurt

Kabat-Zinn J (2006) Zur Besinnung kommen. Arbor, Freiamt

Kaysen S (2000) Durchgeknallt, das Buch zum Film. Columbia Pictures. Genehmigte Lizenzausgabe. Weltbild, Augsburg

Kernberg OF (1993) Psychodynamische Therapie bei Borderline-Patienten. Hans Huber, Bern

Kernberg OF (1998) Borderlinestörung und pathologischer Narzissmus, 10. Aufl. Suhrkamp, Frankfurt/Main

Kiesler DJ (1983) The 1982 interpersonal circle: A taxonomy for complementarity in human transactions. Psychological Review 90:

Kiesler DJ (1986) The 1982 interpersonal circle: An analysis of DSM-III personality disorders. In: Millon T, Klermann GL (Hrsg) Klermann Contemporary directions in psychopathologie. Toward the DSM-IV. The Guilford Press, New York

Kohut H (1968) Narzißmus. Eine Theorie der psychoanalytischen Behandlung narzißtischer Persönlichkeitsstörungen. Suhrkamp, Frankfurt

Kreismann JJ, Straus H (2000) Ich hasse dich – verlass mich nicht. Die schwarzweiße Welt der Borderline-Persönlichkeit, 10. Aufl. Kösel, München

Lahann B (2008) Heillose Traurigkeit. Portrait Brigitte Schwaiger. In: Süddeutsche Zeitung 1.11.2008

Linden M, Schippan B, Baumann K, Spielberg R (2004) Die posttraumatische Verbitterungsstörung (PTED). Abgrenzung einer spezifischen Form der Anpassungsstörungen. Der Nervenarzt 75:51–57

Linehan MM (1996) Dialektisch-Behaviorale Therapie der Borderline Persönlichkeitsstörung. CIP, München

Linehan MM (1996) Trainingsmanual zur Dialektisch-Behaviorale Therapie der Borderline-Persönlichkeitsstörung. CIP, München

Linehan MM, Heard HL (1993) Impact of treatment accessibility on clinical course of parasuicidal patients. In: Reply to RE Hoffmann. Archives of General Psychiatry 50:157–158

Linehan MM, Armstrong HE, Suarez A, Allmon D, Heard HL (1991) Cognitive-behavioral treatment of chronically parasuicidal borderline patients. Archives of General Psychiatry 48:1060–1064

Linehan MM, Dimeff LA, Reynolds SK et al (2002) Dialectical behavior therapy versus comprehensive validation therapy plus 12-step for the treatment of opioid dependent women meeting criteria for borderline personality disorder. Drug Alcohol Depend 67:

Linehan MM, Heard HL, Armstrong HE (1993) Naturalistic follow-up of a behavioral treatment for chronically parasuicidal borderline patients. Archives of General Psychiatry 50:971–974

Linehan MM, Tutek DA, Heard HL, Armstrong HE (1994) Interpersonal outcome of cognitive-behavioral treatment for chronically suicidal borderline patients. American Journal of Psychiatry 151:1771–1776

Loranger AW (1999) International Personality disorder (IPDE): DSM-IV and ICD-10 modules. FL: Psychological Assessment Resources, Odessa

de Smedt M (Hrsg) (1994) Notizen der Weisheit ZEN. St. Gabriel, Mödling

Maguire EA, Gadian DG, Johnsrude IS, Good CD, Ashburner J, Frackowiak RSJ, Frith CD (1997) Navigation related structural change in the hippocampi of taxi drivers. Proc Natl Acad Sci 17:18

Marlatt GA (1994) Addiction, mindfulness, and acceptance. In: Hayes SC, Jacobson NS, Follette VS, Dougher MJ (Hrsg) Acceptance and change: Content and context in psychotherapy. Context Press, Reno NV, S 175–197

McEwen BS, Sapolsky RM (1995) Stress and cognitive function. Current Opinion in Neurobiology 5:

Millon T (1987) On the geneses and prevalence of the borderline personality disorder: A social learning theses. Journal of Personality Disorders 1:

Millon T (1996) Disorders of personality DSM-IV and beyond. Wiley, New York

Parfy E, Schuch B, Lenz G (2003) Verhaltenstherapie. Moderne Ansätze für Theorie und Praxis. Facultas, Wien

Petermann U, Petermann F (1989) Training mit sozial unsicheren Kindern. PVU, München

Piaget J (1975) Das Erwachen der Intelligenz beim Kinde. Klett-Cotta, Stuttgart

Piaget J (1977) The development of thought. Equilibration of cognitive structure. Viking Press, New York

Potreck-Rose F, Jacob G (2008) Selbstzuwendung, Selbstakzeptanz, Selbstvertrauen, 5. Aufl. Klett-Cotta, Stuttgart

Rahn E (2002) Borderline. Ein Ratgeber für Betroffene und Angehörige. Psychiatrie-Verlag, Köln

Rauch SL, van der Kolk BA, Fisler RE, Alpert NM, Orr SP, Savage CR, Fischman AJ, Jenike MA, Pitman RK (1996) A Symptom provocation study of posttraumatic stress disorder using positron emission tomography and script driven imagery. Archives of General Psychiatry 53:

Reddemann L (2001) Imagination als heilsame Kraft. Klett-Cotta, Stuttgart

Reisenzein R, Meyer WU, Schutzwohl A (1995) James and the physical basis of emotion. A comment on Ellsworth. Psychological Review 102:

Revenstorf D, Burkhard P (Hrsg) (2001) Hypnose in Psychotherapie, Psychosomatik und Medizin. Manual für die Praxis. Springer, Berlin

Roisman GI, Clausell E, Holland A, Fortuna K, Elieff C (2008) Adult romantic relationships as contexts of human development: A multi-method comparison of same-sex couples with opposite-sex dating, engaged, and married dyads. Developmental Psychology 44:

Rösel M (2007) Wenn lieben weh tut, 3. Aufl. Starks-Sture, München

Rösel M (2007) Wie der Falter in das Licht. Starks-Sture, München

Rosenberg MB (2007) Gewaltfreie Kommunikation. Junfermann, Paderborn

Roth G (1994) Das Gehirn und seine Wirklichkeit: kognitive Neurobiologie und ihre philosophischen Konsequenzen. Suhrkamp, Frankfurt/Main

Roth G (1999) Fühlen, Denken, Handeln – wie das Gehirn unser Verhalten steuert. Suhrkamp, Frankfurt/Main

Rugg MD, Fletcher PC, Frith CD et al (1996) Differential activation of the prefrontal cortex in successful and unsuccessful memory retrieval. Brain 119:

Sachsse U (1995) Die Psychodynamik der Borderline-Persönlichkeitsstörung als Traumafolge. Forum Psychoanal

Schäfer U, Rüther E, Sachsse U (2006) Borderline-Störungen. Ein Ratgeber für Betroffene und Angehörige. Vanderhoeck u. Ruprecht, Göttingen

Schmahl C, Greffrath W, Baumgärtner U (2004) Differential nocireceptive deficits in patients with Borderline personality disorder and selfinjurious behaviour. Laser evoced potentials, spatial discrimination of noxious stimuli and pain ratings. Pain 110:470–479

Schmidt SJ (1992) Der Kopf, die Welt, die Kunst. Konstruktivismus als Theorie und Praxis. Böhlau, Köln

Schwaiger B (2006) Fallen lassen. Czernin, Wien

Sendera A (2003) Fertigkeitentraining. Unveröffentlichte Dissertation. Universität Liechtenstein, Triesen

Sendera A, Sendera M (2007) Skills-Training bei Borderline- und Posttraumatischer Belastungsstörung, mit CD-Rom, 2. Aufl. Springer, Wien

Sendera M, Sendera A (2015) Chronischer Schmerz. Springer, Heidelberg

Sendera M, Sendera A (2015) Chronischer Schmerz. Schulmedizinische, komplementärmedizinische und psychotherapeutische Aspekte. Springer, Heidelberg

Shin LM, Kosslyn SM, McNally RJ, Alpert NM, Thompson WL, Rauch SL, Macklin ML, Pitman RK (2001) Visual imagery and perception in posttraumatic stress disorder. Biol Psychiatry 50:

Soloff PH (1998) Symptom-oriented psychopharmacology for personality disorders. Journal of Practical Psychiatry and Behavioral Health :3–11

Sterba R (1934) Das Schicksal des Ich im therapeutischen Verfahren. Internationale Zeitschrift für Psychoanalyse 20:

Stern A (1938) Psychoanalytic investigation of and therapy in Borderline group of neuroses. Psychoanalytic Quarterly 7:

Strauß B, Buchheim A, Kächele H (Hrsg) (2002) Klinische Bindungsforschung. Schattauer, Stuttgart

Sulz SKD, Lenz G (Hrsg) (2000) Von der Kognition zur Emotion. CIP, München

Hanh TN (2002) Das Wunder der Achtsamkeit. Theseus, Bielefeld

Hanh TN (2004) Jeden Augenblick genießen. Theseus, Bielefeld

Voitsmeier A (2001) Stationäre psychodynamische erfahrungs-orientierte Therapie bei Borderline-Störungen: Das Grönenbacher Modell. In: Dammann G, Janssen JI (Hrsg) Psychotherapie der Borderline-Störungen. Thieme, Stuttgart

Willi J (2004) Die Zweierbeziehung. Spannungsursachen, Störungsmuster, Klärungsprozesse, Lösungsmodelle. Rowohlt, Berlin

Winnicott DW (1973) Vom Spiel zur Kreativität. Klett-Cotta, Stuttgart

Winnicott DW (1984) Reifungsprozesse und fördernde Umwelt. Kindler, München

Young J, Klosko JS, Weishaar ME (2005) Schematherapie. Ein praxisorientiertes Handbuch. Junfermann, Paderborn

Young JE, Klosko JS (2006) Sein Leben neu erfinden. Wie Sie Lebensfallen meistern. Junfermann, Paderborn

Zanarini MC, Frankenburg FR, Dubo ED, Sickel AE, Trikha A, Levin A, Reynolds V (1998) Axis I comorbidity of borderline personality disorder. Am J Psychiatry 155(12):1733–9

Zanarini MC et al (1998) Axis II comorbidity of borderline personality disorder. Comprehensive Psychiatry 39(5):

Zimbardo PG (1995) Psychologie, 6. Aufl. Springer, Berlin Heidelberg New York Tokyo.

Zweig S (1995) Ungeduld des Herzens. Fischer, Frankfurt

Stichwortverzeichnis

V

Z

Printing: Ten Brink, Meppel, The Netherlands
Binding: Ten Brink, Meppel, The Netherlands